Psychological Intervention
for Insomnia

Psychological Intervention
for Insomnia

Psychological Intervention
for Insomnia

Psychological Intervention
for Insomnia

失眠的
心理学干预

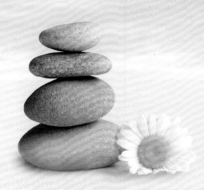

主　编　王镝藩　李世俊　肖利军

编　者（按姓氏笔画排序）

王镝藩　田慧溢　齐　琦　孙晓宁　李世俊

肖利军　林炳燕　林夏漪　国　文　官剑武

赵　媛　胡随馨　倪立桐　曹豆豆

人民卫生出版社
·北京·

图书在版编目（CIP）数据

失眠的心理学干预/王镝藩，李世俊，肖利军主编
. —北京：人民卫生出版社，2023.3
ISBN 978-7-117-34549-1

Ⅰ.①失… Ⅱ.①王…②李…③肖… Ⅲ.①失眠 –
生理心理学②失眠 – 精神疗法 Ⅳ.①R749.7②B845

中国国家版本馆 CIP 数据核字（2023）第 035966 号

人卫智网	www.ipmph.com	医学教育、学术、考试、健康，
		购书智慧智能综合服务平台
人卫官网	www.pmph.com	人卫官方资讯发布平台

失眠的心理学干预

Shimian de Xinlixue Ganyu

主　　编：王镝藩　李世俊　肖利军
出版发行：人民卫生出版社（中继线 010-59780011）
地　　址：北京市朝阳区潘家园南里 19 号
邮　　编：100021
E - mail：pmph @ pmph.com
购书热线：010-59787592　010-59787584　010-65264830
印　　刷：北京华联印刷有限公司
经　　销：新华书店
开　　本：787×1092　1/16　印张：22
字　　数：428 千字
版　　次：2023 年 3 月第 1 版
印　　次：2023 年 3 月第 1 次印刷
标准书号：ISBN 978-7-117-34549-1
定　　价：129.00 元

打击盗版举报电话：010-59787491　E-mail：WQ @ pmph.com
质量问题联系电话：010-59787234　E-mail：zhiliang @ pmph.com
数字融合服务电话：4001118166　E-mail：zengzhi @ pmph.com

主编简介

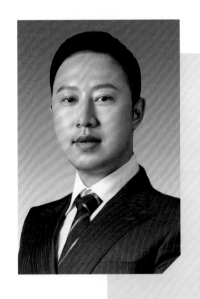

王镝藩

　　解放军总医院研究生院心理咨询与服务中心负责人，临床心理学与野战内科学专家，认知行为学接纳承诺疗法（ACT）中国传承人。长期从事临床心理学教学与科研、心理治疗（咨询）实务与培训工作。围绕失眠、情绪、专注力、压力与职业倦怠、物质成瘾（如吸烟、药物）等领域开展理论研究和实践应用，擅长认知行为学接纳承诺疗法（ACT）、心理正念与冥想、沙盘分析等心理学技术。中国心理学会军事心理学专业委员会青年委员、国家医疗卫生心理治疗师、中国首批注册心理咨询师、国家二级心理咨询师；获国家发明专利 2 项，软件著作权 4 项，以第一作者/通信作者发表中英文科技论文10 余篇，主编论著 2 部，研发主流心理学教学课程 15 套，获中央军委后勤保障部优秀电教教材奖一等奖。

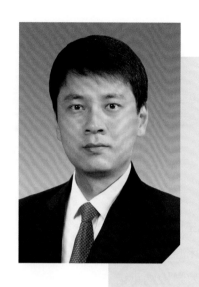

李世俊

　　解放军总医院第一医学中心放射诊断科副主任医师,副教授,哈佛医学院医学硕士,影像医学与核医学博士,入选北京市"科技新星"计划,医学青年拔尖人才,医学科技创新先进个人。从事神经结构与功能影像、脑认知功能变化与精神疾病关系的研究。研发国内首个光学磁共振导航及特殊环境下增氧装置。主持国家自然科学基金(面上项目、青年基金)和科技部国家重点研发计划、北京市自然科学基金、北京市脑计划队列研究、首都卫生发展科研专项等10余项国家及省部级科研项目;第一完成人获省部级成果奖3项;授权国家专利、软件著作权10余项;发表论著30余篇(单篇最高影响因子 Radiology 29.146),副主编/参编专著6部;医学工程学专业委员会医疗设备创新研究分会主任委员、北京医学会放射学分会儿科学组委员、中国康复医学会脑功能检测与调控康复专业委员会委员。

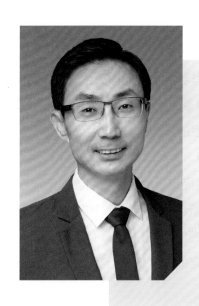

肖利军

解放军总医院第三医学中心医学心理科主任，心理学博士，硕士研究生导师。中国心理卫生协会理事、妇女健康与发展专业委员会候任主任委员，中国心理学会军事心理学专业委员会委员，曾多次参加如汶川抗震救灾等重大行动，获得关于睡眠方向的课题重点资助，专注睡眠与应激相关研究领域。

序

在大多数情况下,心理问题相关的情绪障碍和失眠有着复杂的双向关系,比如抑郁和焦虑会引发失眠,失眠也会引发抑郁和焦虑情绪。本书着重介绍了心理问题相关的失眠障碍和心理学解决方案及相关研究进展,从源头上分析失眠的原因,为失眠治疗提供了更多不同解决方案,有助于推动心理学在失眠治疗领域的应用。

编者根据多年临床心理咨询经验和科学研究经历,将经过反复验证和完善的干预方案呈现给读者,用最形象直观的方式进行介绍讲解、成因分析和干预指导,推动知识分享和传播。这一方面可以为广大失眠患者尽快摆脱失眠的痛苦提供学习途径,具有较强的实用价值;另一方面,对心理治疗师和医学相关从业人员也有一定的参考价值,这也是本书的独特优势所在。

失眠的治疗是一个长期的过程,如何在医学治疗的基础上进行有效的心理学干预补充,已经受到越来越多的重视。本书不仅对心理学领域的失眠干预理论、干预技术、如何应用、贡献与局限等进行了全面的整理和分析,还囊括了睡眠、失眠和心理学干预方法的基本理论知识,内容丰富、全面、普适。无论是从内容上还是结构上,都做到了适用和满足不同人群的需求。

概括来讲,本书充分发挥心理学干预的优势与特色,其丰富的理论知识和详细的案例指导,不仅可以作为广大普通失眠患者解除失眠痛苦的自学用书,从而为睡眠健康保驾护航,也可以作为心理治疗师、非睡眠专业的临床医生、护理人员、学校相关教职人员、辅导员、学生、心理学从业(爱好)者学习了解失眠治疗的参考用书。

陆 林

中国科学院院士

2023 年 3 月

前言

失眠是最常见的睡眠障碍之一，与很多精神疾病也有密切的联系，失眠会促进抑郁、焦虑、酗酒等精神障碍的发生，失眠患者患上抑郁症的风险以及产生自杀想法和行为的风险均增加一倍。失眠的发生对于社会、家庭和个体会产生较为严重的负面影响。

目前，关于失眠的治疗，多依赖于药物，但药物的副作用以及可能产生的耐受和依赖性使患者对药物治疗有极大的抵触心理。非药物治疗中的心理和认知行为治疗虽然易于被患者接受，但受其治疗过程复杂、周期长、费用高，且对治疗师专业水平要求高的局限，在临床中患者依从性欠佳，目前应用并不广泛。面对社会和市场的现实状况和需求，本书从心理学的角度为失眠治疗提供干预解决方案，致力于推动睡眠健康和失眠心理和认知行为治疗的普及，为失眠治疗的研究发展增添活力。

本书开篇几章对失眠相关的知识、研究内容及未来发展方向进行了全方位的概括介绍，比如睡眠的发生机制和功能、失眠的发生机制和研究现状进展、心理问题相关的失眠分类和成因剖析、特殊人群的失眠和失眠常用监测评估方法等，为失眠和睡眠问题相关研究提供了一定的参考和概览，给读者进行了基本睡眠健康和失眠知识的普及，为接下来呈现的心理学干预指导方案的学习奠定扎实的理论基础，做好铺垫。

本书的重点是结合临床实际案例为常见失眠问题提供心理学领域的干预指导，对心理学领域的干预理论、干预技术、如何应用、贡献与局限等进行了全面的整理和分析，比如正念认知疗法（MBCT）、正念减压疗法（MBSR）、接纳承诺疗法（ACT）、心理催眠干预方案、音乐疗法、沙盘疗法、绘画疗法和光照疗法等心理疗法，读者可以根据不同的情况，选取不同的治疗方案。内容上将治疗师干预过程通过故事方式呈现，便于读者理解治疗师的思路和技术处理。后几章不仅系统梳理了各个流派的干预方法，还对其干预过程中需要注意的问题、伦理标准和前沿研究进行了周密的归纳总结和讨论，内容丰富全面，具有一定的实操指导意义。

王镝藩　　李世俊　　肖利军

2023 年 3 月

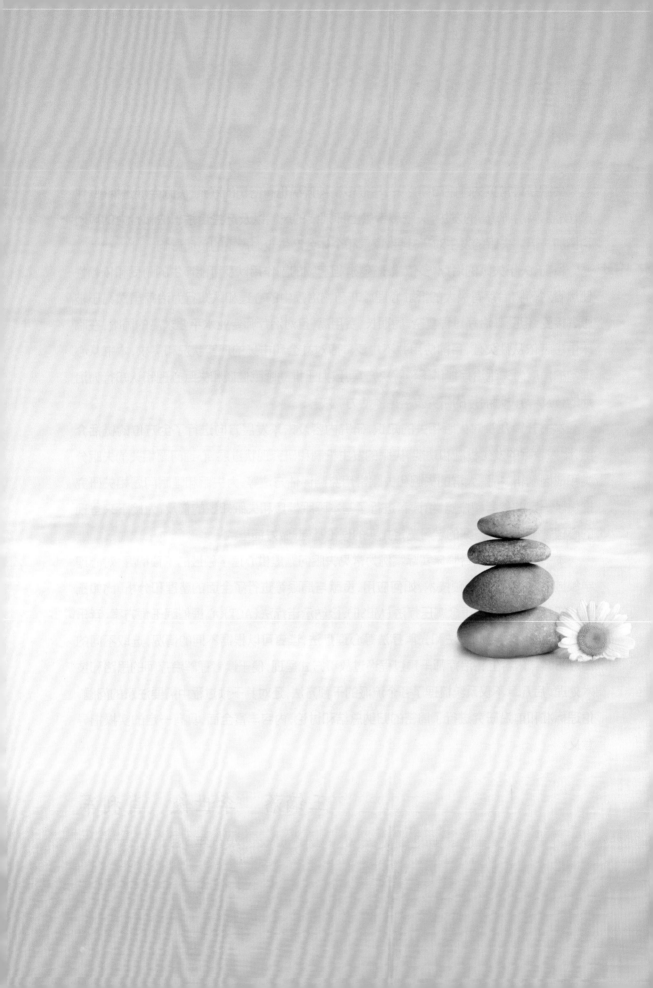

目录

12

第十二章　其他干预理论与解决方案　313

睡眠

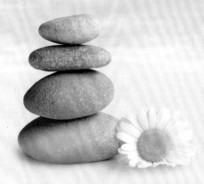

睡眠是人类生存的基本生理过程之一,良好睡眠是保证身心健康的重要基石,早期发现与及时治疗失眠,不仅能够帮助机体恢复正常的睡眠与觉醒节律,而且有助于发挥睡眠的各种生理心理功能。随着经济和社会需求的增长,失眠的问题越来越受到人们的重视。有研究表明睡眠质量差与重度抑郁症、双相情感障碍、广泛性焦虑症和身体障碍存在关系,而且睡眠质量是比睡眠时长更重要的心理和整体健康指标,规律的睡眠与觉醒节律有利于调节机体免疫功能,维持各系统功能处于稳定状态。因此,维护健康睡眠、预防睡眠障碍、早期识别与治疗睡眠障碍,应该引起社会的高度重视。需要在全社会大力普及睡眠相关的健康知识,并在医学卫生和心理学领域大力提高对睡眠相关疾病的诊断和治疗干预水平。

2001 年,国际精神卫生和神经科学基金会将每年 3 月 21 日定为"世界睡眠日(World Sleep Day)",致力于引起公众对睡眠和睡眠质量的重视和关注。自 2002 年以来,我国在全国范围内广泛开展了"世界睡眠日"的系列宣传活动,现已成为全国性的科普日之一。近年来,相关学术组织和研究工作者积极投身于建立睡眠科普网站并发表睡眠科普文章,为普及和提高大众的睡眠科学知识、提高睡眠质量、正确预防和治疗睡眠相关疾病,起到了积极的推动作用。

第一节　睡眠的发生

相比于觉醒状态,睡眠时机体功能状态呈现一系列显著变化,表现为持续一定时间的各种有意识主动行为消失,对外界环境刺激的反应能力减弱,并且可以迅速从睡眠状态转换到觉醒状态。睡眠时脑功能状态呈现出显著的周期性变化,常被分为不同时期。

一、睡眠分期

得益于脑电技术的发展,1875 年,英国生理学家 Richard Caton 第一次从家兔和猴的脑上记录到电活动。1929 年,德国精神病学家 Berger H 首次记录到了人类的脑电波,并发现人类脑电波在睡眠和觉醒状态下存在显著差异,自此人们开始了客观认识睡眠的过程。1953 年,美国芝加哥大学的 Aserinsky 和 Kleitman 发现婴儿在安静睡眠后出现周期性快速眼球运动。随之证明快速眼球运动时脑电波与觉醒时的类似,这一发现明确肯定了人类睡眠存在两种类型,即非快速眼球运动(non-rapid eye movement,NREM)睡眠和快速眼球运动(rapid eye movement,REM)睡眠,后者曾被称为快波睡眠(fast wave sleep)或异相睡眠(paradoxical sleep,PS)。目前,可以根据多导睡眠监测(polysomnography,PSG)、眼动图和肌电图(EMG)方法明确区分 NREM 睡眠与 REM 睡眠。

非快速眼球运动(non-rapid eye movement,NREM)睡眠有助于促进生长、消除疲劳及恢复体力。快速眼球运动(rapid eye movement,REM)睡眠与幼年动物神经系统的成熟关系密切,REM 睡眠有利于建立新的突触联系,帮助促进和巩固记忆活动,适当比例的 REM 睡眠有利于促进精力的恢复。

(一)脑电波分类

根据脑电图记录的脑电频率和幅度的不同,通常可以将其分为 delta(δ)、theta(θ)、alpha(α)、beta(β)和 gamma(γ)五个频率段(图 1-1)。

1. delta(δ)节律　频率范围约 0.5~3.5Hz,幅度约 100~200μV,在颞叶、枕叶较显著。δ 节律主要出现在深睡眠或昏迷期。此时,皮质失去感觉输入,即皮质活动与丘脑活动分离。

2. theta(θ)节律　频率范围约 4~7Hz,幅度约 50~100μV,在颞叶、顶叶较显著。θ 节律主要出现在浅睡眠期(NREM 睡眠第 2 期)。

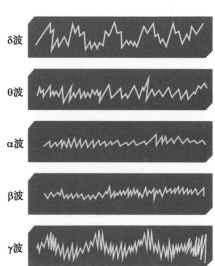

图 1-1　脑电图的记录及波形

3. alpha(α)节律 频率范围约 8~13Hz,幅度约 30~50μV,在枕叶较显著。α 节律在成人闭眼、放松的觉醒状态下出现。

4. beta(β)节律 频率范围约 13~30Hz,幅度约 30μV,在额叶、顶叶较明显。β 节律主要出现于脑活动活跃状态如主动思考时。

5. gamma(γ)节律 频率范围 >30Hz,无特定幅度范围。γ 节律可能与意识和知觉有关,即联系不同脑区的输入信息形成相关的概念,它是皮质-皮质和皮质-丘脑-皮质环路活动的反映。有证据表明,γ 节律起源于快放电型的 γ-氨基丁酸(γ-aminobutyric acid,GABA)能中间神经元。

(二)睡眠分期及其特征

睡眠分为 NREM 睡眠和 REM 睡眠。一般习惯根据睡眠深度的不同,将人类 NREM 睡眠细分为以下 4 期(图 1-2)。

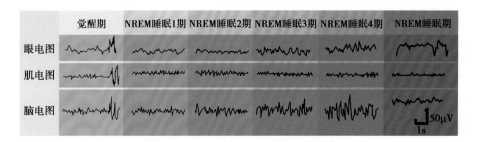

图 1-2 健康成人觉醒与睡眠不同阶段的脑电图波形示意图

1. NREM 睡眠 1 期 脑电图中,α 波波幅普遍降低,波形不整,连续性差,后期频率可稍慢,出现低幅 θ 波和 β 波,但以 θ 波为主。此时,个体处于意识不清醒状态,对周围环境的注意力已经丧失。

2. NREM 睡眠 2 期 在低幅脑电波的基础上,出现周期为 100~300ms、波幅为 100~300μV "纺锤波"(亦称双顶峰波、顶尖波或中央尖波)。此时,个体全身肌张力降低,几乎无眼球运动。

3. NREM 睡眠 3 期 该期开始出现中或高幅 δ 波,但 δ 波所占比例在 50% 以下。肌张力进一步受抑制。此时,个体睡眠程度加深,不容易被唤醒。

4. NREM 睡眠 4 期 该期 δ 波的波幅进一步增加,频率变慢且不规则,δ 波所占比例超过 50%。此时肌张力低下,个体处于深度睡眠,难被唤醒。

一般而言,人类 NREM 睡眠 1~2 期被称为浅 NREM 睡眠,NREM 睡眠 3~4 期为深 NREM 睡眠,NREM 睡眠 3~4 期又称为慢波睡眠(slow wave sleep,SWS),成年人绝大部分的深 NREM 睡眠出现在上半夜,而下半夜则以浅 NREM 睡眠为主。健康年轻成年人每天平均睡眠 8 小时左右,深度 NREM 睡眠的总时间平均不超过"全夜睡眠总时间"的 15%~20%。动物的 NREM 睡眠不被明确区分,整个 NREM 睡眠基本等同于人类慢波睡眠。2007 年,美国睡眠医学会(American Academy of Sleep Medicine,AASM)经过反复研究与论证,制定了新的睡眠分期标准,新标准沿用了旧标准中有关睡眠分期的基本划分规则,但是将 NREM 睡眠中的 3 期与 4 期睡眠合称为第 3 期睡眠,不再对其进行进一步划分。

REM 睡眠脑电活动呈现低波幅混合频率波以及间断出现 θ 波,与觉醒期的特征相似,但 REM 睡眠时眼电活动显著增强(50~60Hz),肌电活动显著下降甚至消失,尤其颈后及四肢肌肉的抑制更显著,呈姿势性肌张力弛缓状态,由此可以与觉醒相区别。

(三)夜间睡眠结构

健康成年人整夜的睡眠变化不大,并呈现出特定的睡眠结构,过程中 NREM 睡眠和 REM 睡眠交替发生。睡眠是从觉醒状态首先进入 NREM 睡眠,从 1 期开始,1 期持续约 3~7 分钟,然后进入 2 期,2 期持续约 10~25 分钟,接着进入 3~4 深睡眠期,此期从几分钟到一小时不等。深睡眠期结束后,睡眠又回到 2 期或 1 期(浅睡眠期)。然后,转入第 1 次 REM 睡眠,完成第 1 个睡眠周期。第 1 个睡眠周期的 REM 睡眠通常持续时间短暂,约 5~10 分钟。随后又顺序地从 NREM 睡眠开始,从浅(1、2 期)—深(3、4 期)—浅(1、2 期),进入第 2 次 REM 睡眠(图 1-3)。从一个 REM 睡眠至下一个 REM 睡眠平均相隔时间为 90 分钟,婴儿的时间间隔约为 60 分钟。一般成年人每晚约有 4~6 个上述周期。在整个夜间睡眠的后半程,深度 NREM 睡眠逐渐减少,REM 睡眠时间逐渐延长。

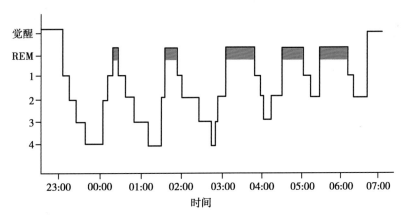

图 1-3 正常成年人睡眠结构图

值得注意的是,除 NREM 睡眠与 REM 睡眠的循环交替外,NREM 睡眠阶段的各期与 REM 睡眠均可以直接转变为觉醒状态。但健康成年人不会直接由觉醒状态进入 REM 睡眠期,而只能先转入 NREM 睡眠期,再进入 REM 睡眠期。

二、睡眠发生机制

目前认为，觉醒、NREM 睡眠和 REM 睡眠此三个不同脑功能状态受脑内觉醒发生系统、NREM 睡眠发生系统和 REM 睡眠发生系统控制。觉醒、NREM 睡眠和 REM 睡眠所构成的周期性变化是脑内各相关系统相互作用的动态平衡结果。

（一）觉醒发生系统

一般认为，觉醒状态的维持与网状结构上行激活系统及其他脑内觉醒系统活动有关。其他觉醒发生系统包括蓝斑核去甲肾上腺素能神经元系统、背缝核 5-羟色胺能神经元系统、黑质多巴胺能神经元系统、结节乳头体核组胺能神经元系统和外侧下丘脑区的促食欲素能神经元系统等。

1. 脑干网状结构　网状结构（reticular formation）是由 Dieter 首先提出的，它是指在延髓、脑桥和中脑的被盖区内，神经纤维纵横穿行，相互交织成网状纤维束，束间有各种大小不等的细胞，灰白质交织的结构。它的活动可直接影响睡眠、觉醒和警觉等。研究表明，反复刺激正在睡眠中的猫的延髓、脑桥和中脑网状结构时，慢波很快转变为清醒时的快波。刺激外周传入神经，也可诱发同样的行为和脑电觉醒。如果破坏了中脑被盖中央区的网状结构，而未伤及周边部的特异性上行传导束，动物可进入持续性昏睡状态，脑亦呈现持续的慢波。因此认为，在脑内有一上行网状激活系统（ascending reticular activating system，ARAS），维持大脑皮质的觉醒状态。

网状结构大部分神经元的上行和下行投射可能是利用谷氨酸作为神经递质。许多麻醉药物都是通过阻断谷氨酸的传递途径发挥效应，阻断了上行网状激活系统和下行网状-脊髓易化系统（reticulo-spinal facilitatory system）。

2. 蓝斑核去甲肾上腺素能神经元　斑核（locus coeruleus，LC）位于三叉神经中脑核的腹侧、第四脑室底与侧壁交界处的室底灰质的腹外侧区，在脑桥中上部沿界沟向上伸展到中脑下丘下缘平面。在 LC 的腹外侧有一中型细胞分散分布的区域，称为蓝斑下核（peri-locus coeruleus alpha，peri-LCα）。LC 神经元的轴突分为升、降支，在行程中反复分支，广泛分布于脑及脊髓的各部位。LC 发出的上行神经纤维经前脑、脑干，投射至大脑皮质，促发觉醒。LC 神经元放电活动在觉醒期活跃，NREM 睡眠时减弱，REM 睡眠时停止。

3. 背缝核 5-羟色胺能神经元　背缝核（dorsal raphe nucleus，DRN）（特别是中缝背核和中央上核）是脑内 5-羟色胺（5-hydroxytryptamine，5-HT）能神经元分布的主要部位。与 NA 能神经元一样，DRN 的 5-HT 能神经元放电在觉醒期最为活跃，NREM 睡眠时减弱，REM 睡眠时停止，表明其具有促觉醒的作用。但是，5-HT 能神经元的兴奋似乎与缺乏意识的觉醒状态更相关，诸如动物梳理毛发或是其他一些刻板的节律运动。它们还可能通过抑制促觉醒系统其他核团削弱大脑皮质的兴奋性。应用选择性 5-HT 再摄取抑制剂氟西汀，机体表现出日间思睡、夜晚活动增加、肌张力提高等复杂生理活动。

4. 中脑多巴胺能神经元 中脑多巴胺（dopamine，DA）能神经元位于黑质致密部、被盖腹侧区和红核后区，其神经纤维投射到纹状体、基底前脑及皮质，对维持觉醒具有一定作用。研究发现，在觉醒和 REM 睡眠期可见 DA 能神经元的活性增加，但其活化度似乎并不随着 REM-NREM 睡眠周期的时相转变而变化。中脑黑质多巴胺能系统破坏后，动物仍能觉醒，但对新异刺激不再表现出探究行为。由此推测，DA 对正常觉醒的作用可能是通过与其他神经递质系统相互作用而实现的。但是，外源性促进 DA 能神经传递的药物可能对睡眠-觉醒及 REM-NREM 睡眠周期有影响。例如，可卡因通过阻断 DA 和 NA 的再摄取、苯丙胺（安非他明）刺激 DA 的释放，均可以增加觉醒和减少睡眠。因此，这两种方法可以用于治疗猝倒症和 DA 能功能低下相关的思睡症状，如帕金森病的思睡症状。

5. 脑桥-中脑乙酰胆碱能神经元 脑干内有两群胆碱（acetylcholine，ACh）能神经元，分别位于脑桥嘴侧、中脑尾侧的背外侧被盖核（laterodorsal tegmental nucleus，LDT）及脚桥被盖核（pedunculopontine tegmental nucleus，PPT）。两者发出的上行纤维与网状结构的投射纤维相伴行，最终向背侧延伸到丘脑及向腹侧延伸到下丘脑和基底前脑，刺激大脑皮质兴奋。LDT 和 PPT 的神经元放电在觉醒时活跃，NREM 睡眠时减弱，REM 睡眠又重新活跃。免疫组化研究同样表明，ACh 能神经元的 *c-fos* 基因表达在睡眠剥夺后随着 REM 睡眠增加而呈现反弹。但是，引起大脑皮质兴奋的 ACh 能神经元放电并不伴随觉醒行为的产生：脑干网状结构胆碱能系统被阿托品阻断后，动物脑电呈同步化睡眠慢波，但行为上不表现睡眠。例如，在脑桥中脑被盖给予 ACh 激动剂卡巴胆碱，可兴奋大脑皮质，伴随肌张力弛缓（类似于 REM 睡眠），但并不诱导睡眠发生。ACh 通过直接兴奋中继核的烟碱受体（N 受体）和毒蕈碱（M_1）受体，或通过抑制含 GABA 的丘脑网状核神经元的毒蕈碱（M_2）受体间接作用，兴奋丘脑皮质中继核，促进大脑皮质兴奋。通常，在 ACh 与 NA 介导的神经传递中存在着一种平衡，两类神经元的活性调节着觉醒状态与肌张力及 REM 睡眠脑皮质的兴奋性。

6. 下丘脑结节乳头核组胺能神经元 中枢组胺能神经元的胞体集中在下丘脑后部的结节乳头核（tuberomammillary nucleus，TMN），其纤维广泛投射到不同脑区，同时也接受睡眠中枢——腹外侧视前区（ventrolateral preoptic area，VLPO）发出的抑制性 GABA 能及甘丙肽（galanin，GAL）能神经纤维支配。TMN 神经元的自发性放电活动随睡眠与觉醒周期而发生频率变化。觉醒时放电频率最高，NREM 睡眠期减缓，REM 睡眠期中止。脑内组胺的释放也呈明显的睡眠-觉醒时相依赖性，清醒期的释放量是睡眠期的 4 倍。组胺受体分为 H_1、H_2、H_3 和 H_4 四种亚型。常见的第 1 代 H_1 受体阻断药有明显的嗜睡作用。阻断 H_1

受体或抑制组胺合成酶降低脑内组胺可诱发睡眠,利用 H_1 受体基因敲除动物,发现 H_1 受体是控制中途觉醒的重要受体,药物阻断 H_1 受体,中途觉醒次数显著减少。促食欲素、EP_4 激动剂、H_3 受体拮抗剂等都可激动组胺系统而引起觉醒。

7. 下丘脑促食欲素能神经元 促食欲素(orexin,又称 hypocretin),是 1998 年发现的具有促进摄食和促醒作用的神经肽。研究表明,促食欲素能神经元主要密集地投射到 LC、DRN、TMN、LDT 和皮质等,下丘脑侧部的促食欲素纤维也投射到 TMN,能够促进觉醒相关递质的释放,兴奋大脑皮质,减少睡眠,增加与维持清醒。同时,促食欲素能神经元作为 VLPO 最大的纤维传入者,通过与 VLPO 的交互联系,在睡眠与觉醒周期的调控中也可能发挥着重要作用。此外,顺行追踪法证明促食欲素神经元直接接受来自视交叉上核的投射。这条通路可能是昼夜节律系统参与睡眠与觉醒周期调节的解剖学基础之一。因此,中枢促食欲素系统对睡眠与觉醒的调控以及其周期性变化都起着关键的作用。

8. 基底前脑 基底前脑(basal forebrain)是指端脑和间脑腹侧的一些结构。基底前脑 ACh 能神经元对维持大脑皮质的兴奋具有很重要的作用。它们接受来自脑干及下丘脑觉醒系统的纤维投射,进而广泛地投射到大脑皮质。电生理研究显示,基底前脑的 ACh 能神经元在觉醒和 REM 睡眠期活跃,放电频率与脑电 γ 波及 θ 波的强度呈正相关,与 δ 波的强度呈负相关。光遗传学实验证明,选择性兴奋这部分数量不到基底前脑细胞总数 5% 的 ACh 神经元就可以导致小鼠 NREM 睡眠向觉醒或 REM 睡眠转换。由此认为,基底前脑的 ACh 能神经元与觉醒和 REM 的产生有关。

综上所述,脑干网状结构、蓝斑核去甲肾上腺素能神经元、背缝核 5-羟色胺能神经元、中脑多巴胺能神经元、脑桥-中脑乙酰胆碱能神经元、下丘脑 TMN 组胺能神经元、促食欲素能神经元和基底前脑等众多脑区和递质系统参与了对觉醒的调控。值得一提的是,脑干和下丘脑的觉醒促进系统之间亦有广泛的纤维联系,最终上行经基底前脑(腹侧通路)和丘脑(背侧通路)达到大脑皮质,发挥其启动和维持觉醒的效应。

(二)NREM 睡眠发生系统

NREM 睡眠发生系统包括下丘脑的腹外侧视前区(ventrolateral preoptic area,VLPO)和下丘脑内侧视前核(median preoptic nucleus,MPN)。其中 VLPO 在 NREM 睡眠发生中占有主导地位。丘脑、基底神经节、边缘系统部分结构和大脑皮质在 NREM 睡眠的诱发和维持方面也发挥一定作用。另外,脑干内背侧网状结构和孤束核可能存在 NREM 睡眠相关神经元。孤束核主要通过影响与睡眠发生和自主神经功能有关的边缘前脑结构的功能而发挥作用。

1. 下丘脑腹外侧视前区 VLPO 位于下丘脑前部视前区腹外侧,是调节睡眠的关键核团之一。在觉醒转向 NREM 睡眠过程中,VLPO 神经元放电频率增加,VLPO 的兴奋和睡眠量呈正相关。选择性破坏 VLPO,睡眠量下降。

VLPO 的不同区域对睡眠的影响并不相同。根据神经元分布方式不同,VLPO 可分为"密集区"和"弥散区"。毁损 VLPO 密集区可使 δ 波减少 60%~70%,NREM 睡眠时间减少 50%~60%,NREM 睡眠时间与残留神经元数量呈正比。毁损 VLPO 弥散区可导致 REM 睡眠明显减少,而对 NREM 睡眠影响很小。

VLPO 神经元发出的纤维投射到多个觉醒相关神经元及脑区。VLPO 在睡眠的启动和维持过程中,主要是以抑制性的 GABA、甘丙肽(galanin)作为神经递质。VLPO 密集区的神经元发出神经纤维到 TMN,弥散的神经元投射神经纤维到脑干的 LC 和 DRN。VLPO 神经元也能投射到胆碱能的 PPT 和 LDT。VLPO 也接受组胺能、NA 能、5-HT 能神经元的纤维支配,但目前的研究尚未发现 DA 能神经及基底前脑、脑干的 ACh 能神经元纤维投射到 VLPO。离体脑片电生理研究发现,NA 和 5-HT 可直接抑制 VLPO 的 GABA 能神经元。组胺可通过中间神经元,间接抑制 VLPO 的 GABA 能神经元。睡眠中枢 VLPO 和主要觉醒系统之间在解剖上存在着紧密的相互联系,这种结构上的联系可能导致功能上的交互抑制,形成一个双稳态反馈环路,触发睡眠与觉醒两种稳定型模式交替出现,而避免产生中间状态。

视交叉上核(suprachiasmatic nucleus,SCN)是哺乳动物的昼夜节律中枢(详见本节"觉醒与睡眠发生系统的调节"),在睡眠-觉醒周期中发挥着重要的调控作用。尽管 SCN 至 VLPO 的神经投射很稀少,但最近的研究发现,SCN 发出的神经纤维可通过亚室旁带(subparaventricular zone,SPZ)腹侧中继,投射纤维到下丘脑背内侧核(dorsomedial hypothalamic nucleus,DMH),DMH 进而发出神经纤维投射到 VLPO 及下丘脑外侧促食欲素能神经元,以调节睡眠与觉醒。由此推测,SCN 可能以 DMH 为中转站对 VLPO 传递睡眠节律信号。特别需强调的是,尽管 VLPO 是目前被公认的 NREM 睡眠发生核心脑区,但最近的实验表明,即使 VLPO 被毁损一段时间后,NREM 睡眠仍然发生,这提示 NREM 睡眠发生机制远较人们认识的复杂。

2. 基底前脑及视前区 GABA 能神经元　与睡眠促进相关的 GABA 能神经元主要分布在基底前脑、视前区(preoptic area,POA)。例如,基底前脑和 POA 的 GABA 能神经元由背侧投射纤维到下丘脑后侧促食欲素能神经元,下行纤维投射到组胺能神经元和 LC 的 NA 能神经元,促进睡眠。有别于基底前脑的 ACh 能和谷氨酸能神经元,基底前脑及 POA 的 GABA 能神经元在睡眠期放电明显高于觉醒期,在睡眠剥夺后的睡眠恢复期这些神经元的 *c-fos* 基因表达明显增加。以上研究提示,基底前脑及 POA 对于促进睡眠具有重要作用。与其他 GABA 能神经元不同,基底前脑及 POA 的 GABA 能神经元活性受很多觉醒性递质的影响。药理学研究显示,NA 可兴奋基底前脑 ACh 能神经元,而抑制非 ACh 能神经元。

基底前脑及 POA 的 GABA 能神经的兴奋性在觉醒期被 NA 所抑制,随着 LC 的 NA 能神经元放电减弱,GABA 能神经元去抑制而活化,促进 NREM 睡眠。

3. 丘脑的 GABA 能神经元　1986 年,Lugaresi E 等在致死性家族失眠症患者尸检中发现,丘脑前部腹侧核和内背侧核严重退变,而其他脑区仅有轻度退行性改变。由此推断,丘脑前部在睡眠调节中发挥重要作用。NREM 睡眠中的纺锤波起源于丘脑。大鼠和猴的丘脑网状核中大部分是 GABA 能神经元。1990 年,Steriade 和 McCarley 认为 NREM 睡眠 2 期中纺锤波是丘脑网状核中 GABA 神经元与丘脑-皮质神经元之间相互作用的结果。从脑干投射到丘脑的 ACh 能神经纤维,可使网状核 GABA 能神经元超极化,并随即阻断纺锤波的发放。大脑皮质是 NREM 睡眠发生的执行机构,深睡期的 δ 波活动的幅度和数量反映大脑皮质的成熟程度,δ 波的出现总是在丘脑-皮质神经元超极化时出现,因此任何使丘脑-皮质神经元去极化的因素皆可阻断 δ 波。

4. 基底神经节、大脑皮质、边缘系统　基底神经节和大脑皮质可能也与睡眠的启动和维持有关。1972 年,Vilablanca 等研究发现,去除动物的皮质和纹状体,完整保留低位脑干和间脑前区,睡眠周期发生异常,NREM 睡眠明显减少。此研究提示,基底神经节和大脑皮质在睡眠的诱发和维持方面可能发挥了一定作用。另外,电刺激尾状核与额叶皮质可引发皮质同步化活动和睡眠发生。毁损双侧前脑皮质可导致睡眠明显减少。破坏尾状核也会使睡眠暂时性下降。神经解剖学研究发现,下丘脑前部、视前区的睡眠相关结构与伏隔核、杏仁体等边缘前脑结构存在着联系。毁损大鼠的内侧伏隔核神经元,可导致 NREM 睡眠总量减少、频率降低以及 REM 睡眠增加。基底神经节、前脑皮质、边缘系统内相关区域参与 NREM 睡眠发生和维持机制目前还不清楚,有待进一步研究和证实。

综上所述,NREM 睡眠发生系统主要脑区为 VLPO 和基底前脑、视前区、丘脑的脑区的 GABA 和甘丙肽神经元。但 NREM 睡眠发生系统尚未最后真正确定,最新的研究提示,GABA 能神经元也局限分布于脑干网状结构中。睡眠期的 GABA 能神经元被选择性活化,进而抑制促觉醒系统的神经元。例如,尾侧延髓网状结构的 GABA 能神经元及甘氨酸能神经元在 REM 睡眠期放电活跃,其神经纤维投射到脊髓,抑制脊髓运动神经元。脑干 GABA 神经元亦在一定程度上参与 NREM 睡眠的发生。

(三) REM 睡眠发生系统

REM 睡眠启动的关键部位在脑干,尤其是脑桥和中脑附近的区域。通过微电极记录神经元的电位活动,在这些区域鉴定出两类神经元:一类神经元的电位活动在觉醒期间保持静止,而在 REM 睡眠之前和 REM 睡眠期间明显增加,称为 REM 睡眠启动(REM-on)神经元;另一类神经元则恰好相反,在觉醒期间发放频率较高,在 NREM 睡眠中逐渐减少,而在 REM 睡眠中保持静止,称为 REM 关闭(REM-off)神经元。

REM-on 神经元主要是 ACh 能神经元,分布在脑桥-中脑连接部位的 LDT、PPT。另外,peri-LCα 谷氨酸能神经元近年亦被认为是 REM-on 神经元。REM-on 神经元不仅对 REM 睡眠有"启动"作用,引起脑电的去同步化快波,诱发脑桥-膝状体-枕叶波(ponto-geniculo-occipital,PGO)和快速眼球运动,而且还能通过传出纤维兴奋延髓巨细胞核,后者经腹外侧网状脊髓束兴奋脊髓的抑制性神经元,引起四肢肌肉松弛和肌电的完全静寂。REM-off 神经元主要是 5-HT 能、NA 能神经元,胞体位于脑干(如 DRN、LC),神经纤维向大脑内广泛投射。

现在推测,脑干 REM-off 神经元和 REM-on 神经元之间的交互作用模型可能调节了 REM 睡眠的发生和维持。该学说认为,REM-off 神经元对 REM-on 神经元起着抑制作用,而 REM-on 神经元对 REM-off 神经元起着兴奋作用。但这个模型仅提出了 REM 睡眠产生的大概机制,仍不能清楚阐明 REM 睡眠启动和维持详细机制。

1993 年,Mallick 等人提出了 GABA 能中间神经元参与的交互作用模型。实验发现,GABA 能中间神经元及其各种受体均存在于 LC 核。之后的研究又肯定了 GABA 能中间神经元在 REM 睡眠期间是活跃的,它可以参与抑制 LC 核 NA 能神经元的活动(图 1-4); LC 神经元上也存在着胆碱能受体和胆碱乙酰转移酶。此外,实验表明,GABA 受体拮抗剂荷包牡丹碱(bicuculline)能兴奋脑干内 REM-on 神经元,诱发 REM 睡眠。由此推测,在清醒时,脑干内的 GABA 递质抑制 REM-on 神经元的活动,从而抑制 REM 睡眠。如 GABA 受体激动剂蝇蕈醇(muscimol),能抑制中脑中央导水管灰质外侧部神经元活动,

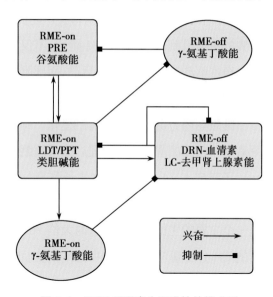

图 1-4　REM 睡眠产生和维持的模式图

诱发 REM 睡眠。组织学上,中脑中央导水管灰质向 peri-LCα 投射 GABA 能神经纤维,并通过 GABA 抑制 peri-LCα 而诱导 REM 睡眠的发生。

另外,研究还发现,觉醒相关结构也能影响 REM-on 和 REM-off 神经元的活动,从而避免了 REM 睡眠在觉醒期间产生。已经知道,猫的脑干网状觉醒诱导区对 REM-off 神经元有着兴奋作用,而对 REM-on 神经元却有着抑制作用。在觉醒期间,觉醒诱导区兴奋 REM-off 神经元,并抑制 REM-on 神经元;而在 REM 睡眠期,GABA 能 REM-on 神经元活动增加,抑制 REM-off 神经元的活动,并最终导致 REM 睡眠的逐渐产生。

综上所述,在 REM 睡眠的发生和维持机制,以及 REM 睡眠与 NREM 睡眠、REM 睡眠和

觉醒状态的相互转化过程中,GABA、胆碱能 REM-on 神经元和 NA、5-HT 能 REM-off 神经元起着十分关键的作用。它们之间存在着相互的纤维联系,彼此影响,构成了一个复杂的网络整体结构。

三、睡眠期的机体功能变化

当机体进入睡眠状态后,机体各系统的功能状态亦发生了显著变化,且具有 NREM 睡眠和 REM 睡眠不同的变化特征。

(一)睡眠期运动系统功能变化

睡眠状态下,随意运动系统(骨骼肌)处于抑制性的静止状态。在 NREM 睡眠期间,躯体的肌肉活动较觉醒期间有轻微的减少。在 REM 睡眠期间,肌肉活动则显著减少甚至消失,这主要是因为支配肌纤维的运动神经元被抑制性神经递质 γ-氨基丁酸或甘氨酸所抑制。在 REM 睡眠阶段,偶尔也会有短暂的肌肉收缩(如抽动或猛地拉动)发生,这些收缩过程与运动神经元被甘氨酸抑制有关。因此,突触后抑制是影响 REM 睡眠期间躯体肌张力消失的主要机制。大部分 REM 阶段,不仅存在运动神经元的抑制,而且还伴随着强烈的运动兴奋性驱动的增加,如眼球运动、面部肌肉抽动、中耳肌活动及四肢小肌肉的抽动。

(二)睡眠期内分泌功能变化

睡眠期内分泌系统有显著的变化。睡眠质量的变化与内分泌功能和代谢紊乱相关,睡眠紊乱引起或加重代谢综合征。改善睡眠质量可能对内分泌与代谢功能有积极的意义。

正常成人 24 小时中垂体生长激素(growth hormone,GH)分泌高峰在进入睡眠后很快出现。无论随后睡眠加强、延迟、打断还是重新诱发,睡眠起始阶段对人 GH 分泌往往总是一个主要的生理刺激。睡眠时大约 70% 的 GH 波动发生在慢波睡眠期,并且在 GH 波动时的 GH 分泌量与慢波睡眠持续时间之间存在正相关性。自发的觉醒打断睡眠后,GH 的分泌会立即受到抑制,这可能与生长抑素的释放增加有关。

血浆促肾上腺皮质激素和/或皮质醇水平从早晨的峰值开始降低,且在午夜接近最低值。血浆促甲状腺激素(thyroid stimulating hormone,TSH)夜间前期开始快速上升并在睡眠开始时达到最高值,睡眠后期逐渐降低,于清晨清醒之后快速回升。

睡眠具有刺激催乳素(prolactin,PRL)分泌的作用。在正常条件下,PRL 水平在中午时最低,下午出现中度增加,在睡眠发动后很快出现明显上升,最后在睡眠的中间阶段达到最高。

(三)睡眠期呼吸功能变化

当考虑睡眠期的呼吸时,稳定 NREM 睡眠包括固定的 2 期、3 期与 4 期时段。不稳定的 NREM 睡眠包括 1 期及 2 期的一小段。呼吸在不稳定的 NREM 睡眠时表现为不规则性,这是由呼吸强度规律性地增减所构成即周期性呼吸。周期性呼吸的持续时间为 10~20 分钟,亦可长达 60 分钟。一般认为一旦睡眠时发生低氧,内源性呼吸调节机制便会引起呼吸强度的变化产生周期性呼吸,利于自我维持血氧水平。

在稳定 NREM 睡眠期,呼吸幅度与频率都十分规则,其呼吸变化指数在所有睡眠周期中最低。与觉醒状态相比,通气量从 1 期到 4 期睡眠逐渐降低。NREM 睡眠时整个气道阻力会大大增加(达 230%),此时肺的弹性与气流容受性并不改变。此外,肺泡通气在 NREM 睡眠时会降低,导致肺泡氧气与动脉氧气含量减少,这些变化与睡眠期代谢率降低有关。

REM 睡眠时呼吸是不规则的,其特征为呼吸幅度和频率的突然变化,且有时可被持续 10~30 秒的中枢性呼吸暂停所打断。呼吸的不规则性与快速眼球运动的出现相关。REM 睡眠时第一个眼球运动的出现导致呼吸幅度的突然降低,呼吸幅度随后会逐渐增加。有学者认为,该呼吸模式为 REM 睡眠所特有。通气量分析显示,与觉醒相比,正常人 REM 睡眠分钟通气量呈现动态降低。但是,与 NREM 睡眠时相比,此期通气量的变化是不一致的,可能与不同类型 REM 睡眠存在相关。此外,在 REM 睡眠时频繁发生的躯体运动可能改变通气水平。

(四)睡眠期心血管功能变化

一般来说,NREM 睡眠时自主神经活动相对稳定,即血压低、心率慢、心输出量和外周血管阻力降低,有利于维持心血管系统的稳定状态。NREM 睡眠时,心率变化的调节由呼吸活动与呼吸、循环中枢之间的协调而实现。

睡眠时心率极富变化性,有明显的心动过缓与心动过快。在 REM 睡眠期,心脏迷走神经传出纤维的活动一般呈抑制状态。

(五)睡眠期性功能变化

阴茎勃起是 REM 睡眠的一个特征现象,人的睡眠相关性勃起间隔 85 分钟发生 1 次,每次持续约 25 分钟,研究者推断睡眠时的勃起可能与 REM 睡眠有关,因为这两个现象的持续时间与周期十分相似。

睡眠时周期性勃起发生在所有正常健康男性中,从婴儿到老年都存在。REM 睡眠时,女性也出现类似的阴蒂周期勃起与阴道血流量增加。尽管这些勃起周期在睡梦中出现,但 REM 睡眠勃起活动与梦的内容并无关联。

四、睡眠期精神心理活动

睡眠期间心理活动仍然存在,但与觉醒时的情况大相径庭,觉醒时的精神心理活动是自我意愿、个体与环境感觉信息相互作用的结果。在睡眠时,躯体与环境感觉信息对人的影响降到最低。睡眠过程中的精神心理活动主要表现为做梦。睡眠与梦的关系很久以来一直备受关注,直至 20 世纪 60 年代,电生理学的发展发现了睡眠类型及梦的生理指标,为睡眠与梦的研究奠定了科学基础。许多研究结果证明,做梦大多在 REM 睡眠期,在 REM 睡眠期被唤醒的睡眠者,有 70%~80% 人报告有梦,而在 NREM 睡眠期被唤醒后,只有 10%~15% 人报告有梦。在 NREM 睡眠的各期被唤醒后,即使有做梦的报告,其梦境也很平淡,生动性差,但概念和思维性较强,睡眠者常常报告在思考某些问题,而不是在做什么。噩梦或惊醒者多发生于 NREM 睡眠第 4 期,此时睡梦者醒后只能陈述恐惧感,不能陈述梦境的全部情节。在 REM 睡眠中,报告正在做梦者可陈述以视觉变幻为主的生动形象的梦境情节,常常还包含有怪异的声音,嗅到气味或做了某些事情,发生的事情都很真切。运用正电子发射断层成像(positron emission tomography,PET)监测脑部血流情况,发现 REM 睡眠期中脑被盖、中脑核、丘脑、基底前脑和间脑结构、杏仁核和海马、内侧前额叶皮质、视觉皮质及前扣带皮质局部区域的代谢增强,眶额叶皮质、背外侧前额叶皮质、后扣带皮质、楔前叶、下顶叶皮质的活动则处于抑制状态。梦发生的解剖部位尚未确定。损伤实验发现,内侧前额叶皮质、前扣带皮质和基底前脑结构与梦发生的频率、活跃性及觉醒时对梦的记忆有关。

第二节　梦

梦是人类非常熟悉的神经生理现象,人类对梦现象的关注由来已久,希腊哲学家亚里士多德认为梦是病魔的征兆;而古代埃及人、罗马人、犹太人则认为梦是来自神的旨意;古代中国人把它当作来自另一个世界的消息。

一、梦的发生

梦,是睡眠中不由自主产生的一系列心理影像和身体的感受。睡眠的每一个阶段都可以有梦,但是只有 REM 睡眠的梦比较鲜明丰富,而容易被记得。一般来说,一个晚上,我们会有 3~5 次梦,大概每 90 分钟 1 次。一场梦的长度,可以短到几秒,也可以长到 20 分钟左右。然而,一般人醒来后,或许 5 分钟不到,就会忘记一半左右的梦;可能不到 10 分钟,就几乎要全忘了。要是前一天晚上没睡醒,或赶着起床出门,会忘得更快。在睡觉时,头脑的短期记忆是不活化的,我们才记不得大多数的梦,最多是记得比平常更激烈或醒来前才做的梦。科学家也指出了一种自动运转的机制——"脑部默认网络",随时都在随机地产生念头、反射、各种习惯和本能反应。在这种运转下,脑部并没有办法真正休息。

研究发现,梦并不是人类才有的本事,鸟类和哺乳类动物也一样会做梦。爱唱歌的斑胸草雀（zebra finch）会在睡梦中重复刚学到的新曲调，老鼠也在梦中重复白天走迷宫的过程。还有研究者去测量蜥蜴的脑波，发现它们的脑部睡着了一样有快速动眼睡眠、深睡各阶段的波动。

在快速动眼睡眠和做梦时，常提到的情绪脑——边缘系统（包括杏仁核和海马回），也就是控制情绪和记忆的位置，相当活跃。而负责理性控制的前额叶相对不活跃。或许这可以解释为什么大多数的梦都是关于我们熟悉的人事物，才会让我们觉得梦是真实的，而梦的内容往往没有合理的情节。美国西储大学的心理学家霍尔（Calvin Hall）历经 30 年研究，整理了男女的 15 000 个梦，包括梦的场景、角色数量、角色性别、情节、内容是令人舒适的还是恐怖的。结果发现，大多数人的梦都是可预期的，而且通常折射了当天或近期生活里的事。

很多文化中也有关于梦的传说，古希腊人相信，梦代表了直接由神明传递而来的信息，把梦当作是一种与灵或神直接交流的管道。就算不是神或灵要转达的信息，对古人而言，梦好像还可以预测命运，也就重视解梦。直到 18 世纪西方启蒙运动兴起，对理性的需求才逐渐取代了对梦的重视。几十年后，弗洛伊德又把梦的重要性带回来。他设立了一套完整的解析，把梦里的一切都当作象征，而每个象征都有意义，对大众文化和心理学影响了几十年。

梦魇的发作与噩梦密切相关，患者从恐怖性梦境中惊醒时，能够清晰回忆起强烈恐怖性梦境，是以恐怖不安或焦虑为主要特征的梦境体验。梦魇的惊醒可以发生于睡眠的任何时刻，但由于梦魇主要发生在 REM 睡眠期，因此典型者常常发生在睡眠的后半阶段。

关于梦的成因，哲学家和心理学家们给出了很多解释。西格蒙德·弗洛伊德（Sigmund Freud）认为梦揭示了一个人最深层次的无意识欲望，在梦中我们用象征性的物体来掩饰这些冲动。其他研究人员提出的理论认为，做梦可能是一种离线的记忆处理方式，通过这种方式，人们得以巩固学习内容和进行日常记忆，甚至可以说做梦提供了一种人类发展认知能力的方式。还有理论认为，做梦是一种古老的生物防御机制。在梦里，人们会对外界的威胁性事件进行模拟，使我们在现实生活中更有洞察力，从而避免此类事件。此外，也有理论认为，做梦只是大脑随机活动的结果。根据目前已知的研究成果，梦的真正含义至今仍然是一个谜，许多问题仍然没有答案。

二、梦的生理与心理功能

（一）生理功能

部分生理学家认为，梦是机体对体内外环境刺激的一种反应，因而睡眠中人体内外的感觉刺激常与梦的内容有关。梦是否有生理功能目前尚无一致观点。一种观点认为梦有一定的功能,美国精神病学家比尔曼和格林认为,做梦可以减少应激反应。他们通过记录精神病患者的睡眠模式发现,在十分紧张地讨论问题之后,这些患者的 REM 睡眠增多,而正常被试者在看了悲惨的电影之后,对 REM 睡眠的需要也会大大增加。因此认为,睡眠可以缓解精神创伤所产生的影响。也有研究认为,梦境的随意产生和梦幻中的任意发挥,有益于不良情绪的宣泄,从而起到调整心理状态的效果。睡眠障碍的患者采用诱导梦幻的方法后,大多数患者报告,诱导所产生的任意梦境能使他们晨起后产生一种心情舒适的效应。

另一种观点是梦本身没有什么意义。认为梦源于脑干,而该脑区是控制呼吸、心率和其他不随意功能的区域,由于维持生命所必需的过程于睡眠中仍在继续进行,所以仍不断发出电脉冲至脑部控制视觉、记忆和情绪等区域。如电脉冲兴奋视觉皮质的神经元,就可能产生梦中的视知觉事件,但这种信号常常与现实世界的信号并不密切相关,而这些无规则的兴奋可以将睡眠者的认知活动统一起来,此时由于记忆中的零碎片段被拼凑在一起,因此就会出现许多奇特的梦境。

(二)心理功能

梦具有一定的心理学意义。奥地利精神病学家弗洛伊德提出著名的"梦的解析"学说,认为梦是"瞬时的心理现象",将梦看作是强烈的、无意识的、被压抑的愿望的符号表达。因而,梦可以揭露一个人内心隐藏的冲突,而这些冲突是难以在一般社交情况中表达,或是太痛苦而记不得,只能通过梦当作一个出口。他相信这些过去的难题会改头换面在梦里出现,如果将这些梦做一点适当的解释,或许可以帮助当事人释放心理压力,为问题带来一点线索,解开恐惧、焦虑,从而缓解内心冲突而起到治疗作用。

有些心理学家认为,通过脑部的处理,梦将焦虑与恐惧和我们本来就知道的事件混合起来,可以减轻恐惧,帮助我们从过去的恐惧经验中学习,而能面对危险和威胁。认为梦就像夜间的心理治疗,生活里的痛苦与本来就有的记忆混合搅拌,情绪上的冲突和压力也就被冲淡。同时,快速动眼睡眠是一种调控情绪的睡眠,让我们在整合记忆时,同时清除里头所含的情绪。圣卢克斯医疗中心(St.Luke's Medical Center)的研究者追踪了一群离婚女性的梦,观察到离婚后恢复最好的女性,比起没有恢复过来甚至陷入忧郁的女性,通常知道自己有做梦,而且梦比较长、比较复杂,混杂着刚发生的新鲜记忆和过去的旧经验,就好像在通过梦去消化心理上的创伤。

有些科学家认为梦只是脑部随机的作用,并没有具体的意义。当初定出 DNA 结构而得到诺贝尔奖的克里克,通过计算机运算的模拟,也建立了自己的梦的理论。他认为脑部通过学习累积了太多信息,自然要有一个清理的程序。在这个清理程序中,脑想要删除的链接和信息,就变成了梦。

三、梦的潜意识假说

1900 年,奥地利心理学家弗洛伊德(Sigmund Freud)出版了轰动一时的《梦的解析》。通过他多年对临床经验的分析和总结,创造性地提出了一整套精神分析理论,而梦的理论又是他的精神分析理论中最独特、最具开创性的部分。按照弗洛伊德的理论,人类的意识分为三种:意识、前意识与潜意识(图 1-5)。可以觉知到的意识仅仅是冰山一角,而庞大的水下部分则是无法察觉到的潜意识,梦则是潜意识释放的结果。其过程大体如下:人在睡眠时意识处于休息状态,而潜意识突破前意识的防御,在大脑内出现可觉知的意识活动,这就是梦。

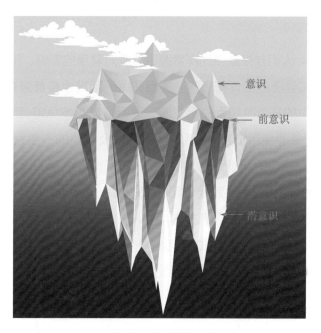

图 1-5　意识、前意识、潜意识的冰山理论

根据弗洛伊德的观点,梦与潜意识的思想相符,是被压抑的欲望"象征",是了解精神领域中潜意识活动的一种最重要的途径。潜意识中的一些原始冲动或性欲难以直接展现,同时,意识对潜意识具有审查和控制的作用,所以必须通过梦的"伪装"才能满足自己的愿望。

弗洛伊德指出人的梦境有两种:一是显梦,指当事人醒来时所能记得并陈述出来梦境。它是梦的表面现象,类似于假面具,并不代表梦的真相。二是隐梦,即潜性梦境,指梦的背后所隐藏的潜意识动机,它是梦的本质内容,类似于假面具所掩盖的欲望。

弗洛伊德认为梦有四种展现方式:①凝缩,即将几种隐意用一种象征表现出来;②移置,即一个不重要的观念或小事在梦中却变成了大事或占据重要地位;③象征化,即以具体的视象代替抽象的思想;④润饰,即把梦中无条理的材料醒后加以系统化来掩盖真相。

弗洛伊德认为梦是满足于本我的一个象征的充满激情的需要。本我,并不常被自我、超我和来自于真实世界的道德约束。可以在梦中自由的去表现它潜意识的希望。尤其在睡眠中,仍存在着自我对潜意识的压抑力。弗洛伊德相信,梦具有希望实现、释放潜意识紧张状态和保持睡眠的功能。弗洛伊德认为,一个体验过并受过训练的研究者,通晓潜意识语言,有能力从表面的有关系的碎片中发现精神分析的结构,以做梦的人的历史和相应的反应方式上去获得做梦者的自由联想。

第三节　睡眠的功能

在过去几十年中,人们越来越多地探索睡眠及其对健康的影响。睡眠不足会对生活质量、情绪、认知功能和健康产生负面影响。失眠和睡眠困难也是普遍存在的问题,35% 的人承认在生命周期中的某个阶段受失眠影响。睡眠可以影响免疫、新陈代谢和炎症。失眠与情绪不佳、医疗资源使用增加、生活质量下降以及可能的心血管危险因素和疾病有关。研究表明,在睡眠剥夺的健康受试者和慢性失眠受试者中,皮质醇水平升高,免疫力降低,交感神经活动标志物增加。文献还表明,慢性失眠患者和睡眠时间缩短患者一致的主诉,与糖尿病、高血压和心血管疾病的发生有关。各种睡眠障碍,如阻塞型睡眠呼吸暂停(obstructive sleep apnea,OSA)和失眠,都与各种健康问题和生活质量受损有关。长期睡眠不足会导致警觉和表现受损,认知过程减慢,情绪低落,注意力不集中。

一、睡眠的生理功能

睡眠具有十分重要的生理功能,可以帮助大脑处理各种信息,使肌肉和关节得到休息和恢复,并将蛋白质补充到身体的各个部位,从而促进人体组织、细胞和器官的生长和修复。这些功能的正常发挥有赖于良好的睡眠质量、充足的睡眠时间和完整的睡眠结构。

(一)保存能量

慢波睡眠期人体各种生命活动降到最低程度。基础代谢维持在最低水平,耗能最少,此时副交感神经活动占优势,合成代谢加强,有助于能量的储存。研究发现,睡眠中大脑大量合成 ATP 有助于细胞的合成代谢,表明睡眠能帮助大脑补充能量。

脑糖原是大脑的主要能量储备物。随着觉醒时间延长,脑糖原水平逐渐降低。睡眠剥夺时,脑糖原水平会进一步降低。睡眠后,脑糖原水平恢复。但有研究指出,通过睡眠提高脑糖原水平可能并不是睡眠保存能量的主要方式,因为其储备仅可维持脑功能活动

4~5 分钟。

与觉醒状态相比,睡眠时体温主动调节到一个较低水平。在温度不高或寒冷环境下,可观察到成人睡眠启动时直肠温度的降低和皮肤温度的升高。水分蒸发、战栗和皮肤血流量等体温调节方式在睡眠过程中发生相应的变化。在温暖环境中,睡眠启动时会出现出汗速率的增加。NREM 睡眠 1、2 期比 3、4 期出汗的速率要高。人的温度调节反应在 REM 睡眠时受到强烈抑制。在温暖环境下,在 REM 睡眠开始后,蒸发失水快速降低至最低水平,在 REM 睡眠终止时,则又迅速升高。在寒冷环境下睡眠时,战栗仅出现于 NREM 睡眠的 1、2 期而不会出现在 NREM 睡眠的 3、4 期或 REM 睡眠期。当机体准备入睡时,外周血管舒张程度可增加 30%~40%。

(二)促进代谢产物排出

睡眠时大脑可高效清除白天大脑内积累的代谢产物,从而恢复脑活力。觉醒期间,细胞代谢产生的废物积聚在细胞间液,睡眠时,脑脊液沿着动脉周隙流入脑内组织,与脑内组织间液不停交换,并将细胞间液体的代谢废物带至静脉周隙,随即排出大脑。研究者发现,正常睡眠和麻醉时细胞间隙的体积分别占全脑体积的 60% 和 23%,而觉醒时仅占 14%,因而显著增加了脑脊液的流动;觉醒时脑脊液的流动局限于脑的表层,而睡眠和麻醉时其流动扩张到脑组织深层,这使得觉醒期脑脊液的流动只有睡眠和麻醉时脑脊液流动的 5%。这种差异使得脑内产生的 β- 淀粉样蛋白(amyloid β-protein,Aβ)在睡眠时能高效地清除出脑。

(三)增强免疫功能

充足的睡眠有助于从感染中康复。睡眠状态下免疫系统的生理功能变化通常用睡眠剥夺的方式来研究。长期睡眠剥夺对宿主防御能力的影响很显著。若持续剥夺 80% 的睡眠,2~3 周后大鼠就会死亡,从其血液样本中检测到更多的致病菌。部分剥夺睡眠也会在肠系膜淋巴中检出活菌。此外,正常人的血浆细胞因子水平与睡眠和觉醒周期相关。Moldofsky 等首先揭示了白细胞介素-1(interleukin-1,IL-1)活性与慢波睡眠的起始相关。而后又发现体内肿瘤坏死因子(tumor necrosis factor,TNF)和 IL-1β 的峰值均位于慢波睡眠期。睡眠剥夺后 48 小时淋巴细胞 DNA 合成降低;剥夺后 72 小时会有吞噬细胞功能降低;一夜睡眠剥夺后,CD4、CD16、CD56、CD57 淋巴细胞受抑制等。因此,正常的睡眠对于保障机体的免疫系统功能正常十分重要。

(四)促进生长发育功能

良好的睡眠是保证生长发育的关键。研究表明,REM 睡眠在进化进程中出现较晚,并非与 NREM 睡眠同时出现。REM 睡眠的进化体现了物种对环境的适应,不仅仅表现在身体和行为特征的良好调节,而且涉及调节后代的数量和幼崽的成熟时间。大量的调查指出,40%~65% 的 REM 睡眠疾病患者会患上神经退行性疾病,提示 REM 睡眠与神经元的发育高度相关。与此类似,若早期剥夺 REM 睡眠可造成大脑功能的永久性损伤或发育障碍。同时,研究提示,婴儿早期 REM-NREM 睡眠结构异常对其日后神经系统发育状况有预测作用,可能是神经系统发育落后的早期表象。Arditi-Babchuk H 等人的研究也从反面支持了这一观点,足月前觉醒或哭闹多而 REM 睡眠较少的早产儿,其 6 月龄时的智力发展指数较低。但上面所述睡眠与发育之间的因果关系还需要进一步探讨。

(五)增强学习记忆

实验证实,如果努力学习一段时间后,立即进入睡眠状态,对于所学的内容和记忆有加强作用。因此,记忆巩固依赖于学习后的睡眠。各种睡眠剥夺实验也证实睡眠对记忆长期巩固的关键影响。综合动物及人的行为学研究,可以得出结论,无论慢波睡眠还是 REM 睡眠都对记忆巩固有作用,且作用各不相同。有关人的研究支持了慢波睡眠对于外显记忆(依赖海马)更为重要,而 REM 睡眠对于内隐记忆(不依赖海马)更为重要。同时,动物研究表明了慢波睡眠在依赖海马的空间记忆中的重要作用,而对于不依赖海马的程序记忆任务,慢波睡眠和 REM 睡眠都是必需的。慢波睡眠和 REM 睡眠可能激活了记忆巩固过程的不同成分,对于一个给定任务的记忆都有或多或少的贡献。在婴儿中枢神经系统发育的决定性阶段,REM 睡眠能帮助婴儿更好地获得新的运动和认知功能。

二、睡眠的心理功能

睡眠的好坏与精力、体力、情绪、注意力等心理状况密切相关,睡眠和不良情绪之间常互为因果关系。焦虑、愤怒、抑郁、兴奋等不良情绪会影响睡眠,而失眠又会加重不良情绪,影响人的工作和生活,形成恶性循环。

大多数人对睡眠不足的短期影响都有着深切的体会和感受。如果睡眠不足,个体的情绪、注意力、对外界的警觉性及记忆力就会变得很不稳定,创造力和决策能力也会大大减弱。所有这些都将渗透到日常生活中的方方面面,如人际关系和工作。一个不眠之夜可以对一个人的情绪和注意力造成短期负性影响,长期睡眠不足很可能会导致更严重的心理障碍。已经有大量研究表明,长期的睡眠问题与抑郁、焦虑、压力和精神损害之间存在关联。英国伦敦大学学院进行了一项研究,要求受试者每晚仅睡 4 个小时,这样的情况持续几天后,受试者表现出乐观情绪和社交能力的持续降低。在一项类似的研究中,睡眠少于 4 个小时的受试者称自己感到严重的悲伤、紧张、愤怒,并有心力交瘁的感觉。值得注意的是,当受试者恢复到正常的睡眠模式后,上述的所有症状都得到了显著改善。

许多研究都集中在睡眠时间与精神和身体障碍之间的关系,Ford 和 Kamerow 在 1989 年揭示失眠增加了精神障碍的风险,Sharma 和 Kavuru 将现代社会描述为一个睡眠不足的社会,他们指出,现代社会的平均睡眠时间是 6.8 小时,而一个世纪前是 9 小时。在现代社会,由于体育、媒体使用等相互竞争的利益,睡眠往往不被优先考虑。有些人认为,如果能获得高质量的睡眠,他们就能缩短睡眠时间。Matricciani 等人的研究发现,近年来成年人睡眠问题中,呈下降趋势的不是睡眠时长,而是睡眠质量。

　　睡眠不足可能也是潜在的导致过度肥胖的重要因素,英国拉夫堡大学进行的研究发现,每晚睡眠时间少于 6 个小时的人,其身体质量指数(body mass index,BMI,简称体重指数)更有可能高于平均水平,而那些睡眠时间为 8 个小时的人的体重指数最低。这是因为睡眠不足被认为会影响瘦素和胃促生长素的分泌,这两种激素控制着我们的食欲,由此导致体重增加。瘦素(leptin)是一种能产生饱腹感的激素,它从脂肪细胞中释放,并向大脑的下丘脑发送信号,有助于抑制饥饿感并调节能量平衡,当我们的身体不再需要能量时身体就不会触发饥饿感。胃促生长素(ghrelin)通常被称为饥饿激素,由胃释放以刺激食欲,从而增加食物摄入量,促进脂肪存储。研究表明,睡眠不足会减少瘦素的分泌,并增加胃促生长素的分泌,这就解释了某些研究揭示的过度肥胖与睡眠不足之间的相关性。同时,睡眠不足也会导致困乏和疲劳,这可能会妨碍一些人坚持锻炼身体和健康饮食的动力,最终影响体重。

参 考 文 献

[1] SEOW LSE, TAN XW, CHONG SA, et al. Independent and combined associations of sleep duration and sleep quality with common physical and mental disorders: Results from a multi-ethnic population-based study [J]. PLoS One, 2020, 15 (7): e0235816.

[2] DAVE AS, MARGOLIASH D. Song replay during sleep and computational rules for sensorimotor vocal learning[J]. Science, 2000, 290 (5492): 812-816.

[3] LOUIE K, WILSON MA. Temporally structured replay of awake hippocampal ensemble activity during rapid eye movement sleep [J]. Neuron, 2001, 29 (1): 145-156.

[4] SHEIN-IDELSON M, ONDRACEK JM, LIAW HP, et al. Slow waves, sharp waves, ripples, and REM in sleeping dragons [J]. Science, 2016, 352 (6285): 590-595.

[5] NIELSEN T, LEVIN R. Nightmares: a new neurocognitive model [J]. Sleep Med Rev, 2007, 11 (4): 295-310.

[6] REVONSUO A. The reinterpretation of dreams: an evolutionary hypothesis of the function of dreaming [J]. Behav Brain Sci, 2000, 23 (6): 877-901.

[7] GOLDSTEIN AN, WALKER MP. The role of sleep in emotional brain function [J]. Annu Rev Clin Psychol, 2014, 10: 679-708.

[8] CARTWRIGHT RD, LLOYD S, KNIGHT S, et al. Broken dreams: a study of the effects of divorce and depression on dream content [J]. Psychiatry, 1984, 47 (3): 251-259.

[9] CRICK F, MITCHISON G. The function of dream sleep [J]. Nature, 1983, 304 (5922):

111-114.

[10] KHAN MS, AOUAD R. The Effects of Insomnia and Sleep Loss on Cardiovascular Disease [J]. Sleep Med Clin, 2022, 17 (2): 193-203.

[11] FORD DE, KAMEROW DB. Epidemiologic study of sleep disturbances and psychiatric disorders. An opportunity for prevention? [J]. Jama, 1989, 262 (11): 1479-1484.

[12] SHARMA S, KAVURU M. Sleep and metabolism: an overview[J]. Int J Endocrinol, 2010, 2010.

[13] KOHYAMA J. Which Is More Important for Health: Sleep Quantity or Sleep Quality? [J]. Children (Basel), 2021, 8 (7): 542.

[14] MATRICCIANI L, BIN Y S, LALLUKKA T, et al. Past, present, and future: trends in sleep duration and implications for public health[J]. Sleep Health, 2017, 3 (5): 317-323.

失眠

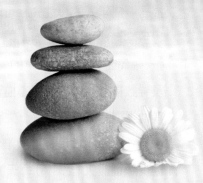

第一节　失眠的概述

一、失眠的定义

失眠是指尽管有合适的睡眠机会和睡眠环境,依然对睡眠时间和/或睡眠质量感到不满足,并且影响日间社会功能的一种主观体验。失眠是临床最常见的睡眠障碍,患病率存在年龄和性别差异,即患病率会随年龄增长而增加,且女性高于男性。其临床特征是反复频繁发作的睡眠起始和/或睡眠维持困难,呈长期持续性,同时还会引起睡眠满意度下降,白天困倦乏力,常见临床表现是睡眠起始困难(入睡超过 30 分钟)、睡眠深度或长度不足、夜间多次醒来、梦多或噩梦连连、醒后不易入睡、日间疲乏或缺乏清醒感、白天困倦,甚至彻夜难以入眠等。

在成年人群中,失眠主诉包括睡眠起始或维持困难,常常伴随夜间长时间觉醒、睡眠时间不充足或睡眠质量差。目前认为,那些只报告有夜间失眠相关症状而缺乏日间功能损害的情况没有临床意义。儿童失眠常常由保育者报告,特征是不愿在该就寝时上床、频繁夜间觉醒和/或不能独自入睡。失眠的日间症状包括疲劳、情绪低落或激惹、躯体不适和认知损害。成年人的慢性失眠可能损害社交或职业功能、降低生活质量。儿童的慢性失眠可能导致学习成绩差、注意损害、行为紊乱。在某些患者,失眠也可能引起躯体症状,如肌肉紧张、触痛或头痛。更严重的失眠影响患者的操作、判断和应激反应能力而容易发生事故,以及导致罹患精神疾病和心血管疾病的风险增加。失眠常常伴随或与内科疾病、精神障碍和其他类型睡眠障碍共病。失眠也可能增加某些物质的使用、滥用或暴露。

睡眠时间长度标准很难统一、个体差异大。虽然多数人每天需要睡眠 7~8 小时,但有极少数健康人(约 1%)每天睡 5 小时也感受良好。此外,失眠属于主观症状(特别是日间功能缺损症状),常与客观检查获得的睡眠状况有一定差异,故不能单纯依靠客观检查,如多导睡眠监测(polysomnography,PSG)记录的睡眠潜伏期、睡眠效率、睡眠总时间等数据来决定是否存在失眠。失眠虽发生在夜间,但影响的功能主要表现在日间,所以失眠被视为 24 小时的功能障碍。

二、失眠的分类

失眠的分类经历了动态发展过程。1994 年出版的美国《精神障碍诊断与统计手册第4 版》(DSM-4)提出了失眠既是症状又是疾病的概念,并维持了近 20 年。它将失眠分为原发性、继发性和相关性 3 类。原发性失眠是指排除了继发性和相关性失眠之后的失眠类型,它通常是指缺少明确病因，或在排除有可能的病因之后仍遗留失眠症状者。继发性失眠是指因躯体疾病、精神障碍、物质滥用等引起的失眠。相关性失眠是指其他原发性睡眠障碍，如睡眠呼吸紊乱、睡眠运动障碍等引起的失眠。基于原发性与继发性失眠分类的观点，2005 年发布的《睡眠障碍国际分类第 2 版》(ICSD-2)更是将失眠分为 11 类：适应性失眠、心理生理性失眠、矛盾性或错误感知性失眠、特发性失眠、精神障碍所致失眠、睡眠卫生不良、儿童行为性失眠、药物或物质诱导性失眠、躯体疾病所致失眠、非器质性失眠(未分类的非物质或已知生理情况引起的失眠)和未分类器质性失眠。ICSD-2 描述的原发性失眠亚型有心理生理性失眠、特发性失眠、不适当睡眠卫生、矛盾性失眠和儿童行为性失眠，并将它们分别作为诊断名称，但在实践中很少能遇到只满足这些类型之一诊断标准的患者。实际上，许多这类描述的诊断标准本身，只代表了失眠的一般性特征(如具有可能干扰睡眠的习惯、低估睡眠时间、条件反射性唤醒的证据)，它们对诊断与鉴别不同失眠亚型及这些亚型的各种继发形式并没有帮助。ICSD-2 还将儿童失眠和成人失眠分别定义并采用不同的诊断标准。此外，在 ICSD-2 中对单个睡眠障碍只设定了最高诊断标准，而没有最低诊断标准，所以如果不能满足全部标准，就无法诊断何种睡眠障碍性疾病。由于一些症状与所谓原发性或继发性失眠的相关特征重叠，使鉴别各种失眠类型意义不大。

2013 年发布的 DSM-5 放弃了对失眠原发和继发性质的强调，将失眠的名称整合为失眠障碍(insomnia disorder)。原因是即便失眠是"继发"于其他疾病，也常随病程延长而发展为一个独立的临床(失眠)过程，甚至在所谓的"原发"疾病得到控制后，失眠仍然成为一种有临床意义的持续病程。不过，DSM-5 强调在诊断失眠障碍时，要特别说明失眠是否为发作性(症状持续 1~3 个月)、持续性(症状持续≥3 个月)还是复发性(1 年内≥2 次发作)。这就意味着可以按照发作持续的时间将失眠分为 3 类。

2014 年发布的 ICSD-3(以睡眠专家为对象)抛弃了 ICSD-2 中复杂的失眠分类，将所有慢性失眠归之以一个诊断类型，即慢性失眠障碍(chronic insomnia disorder, CID)。将原版本中的适应性失眠诊断为短期失眠障碍(short-term insomnia disorder, STID)，而将未分类的非质性和器质性失眠合并为其他失眠障碍(other insomnia disorder, OID)。这些诊断也适用于那些有或无共生疾病的失眠患者，无论这些共生疾病是否可视为失眠的病因。CID 的特征是存在慢性病程伴日间功能损害的睡眠起始和/或睡眠维持障碍。STID 的特征是主诉睡眠与觉醒障碍，但是不能满足 CID 最小频度和持续时间标准，同时存在具有临床意义的睡眠不满足或觉醒时的功能损害。OID 具有非特异性的性质，仅用于少见病例，即存在睡眠起始和维持困难，但不能满足 CID 或 STID 的诊断标准，有必要受到临床关注的失眠人群。在某些情况下，该诊断是一种临时情况，需要收集更多信息以建立 CID 或 STID 的诊断标准。

关于失眠亚型,DSM-5 分为 3 种,即睡眠发生性失眠(起始失眠,涉及在睡眠时的启动困难)睡眠维持性失眠(中段失眠,涉及整夜频繁或长时间觉醒)和末段失眠(涉及提早醒来而不能再入睡)。ICSD-3 仅分为 2 种失眠亚型,即起始失眠和睡眠维持困难(包括夜间醒来再难入睡,或最后醒来远早于期望起床时间),而没有中段和末段失眠之分。

三、失眠的表现

(一)慢性失眠的表现

慢性失眠障碍(CID)患者最常见的临床表现是睡眠起始困难(即躺在床上翻来覆去难以入睡)、睡眠维持困难(即夜间经常醒来并且难以再次入睡,或早晨醒来的时间远远早于期望的起床时间)或部分患者兼而有之,导致个体对于睡眠时间或质量不满足,并存在白天觉醒期间的功能受损。临床上以混合型失眠患者最常见,单纯的睡眠维持困难者次之,单纯的起始睡眠困难者最少。

失眠与年龄存在相关,总体上,青年人更易发生睡眠起始困难,而中老年人发生睡眠维持困难者的比例较高。另外,睡眠起始困难的标准存在年龄差异,在儿童和青年人中,入睡潜伏期和入睡后觉醒时间 >20 分钟就视为有临床意义,而在中老年人中需 >30 分钟才具有临床意义。值得注意的是,失眠症状存在波动性,一些患者刚开始可能有严重的睡眠起始困难,但后来会转变为睡眠维持困难,或是相反的发展顺序。早醒的判断通常不太容易,理论上睡眠终止时间至少要早于所期望起床时间 30 分钟,但也要考虑患者的就寝时间。例如:患者习惯早睡(如晚间 9 点),在总睡眠时长合理的情况下,凌晨 4 点起床也不能视为一种失眠症状。这种早睡早起的习惯多发生于老年人。因此,老年人出现早醒情况,需要鉴别是否获得充足的睡眠时间,而不能一概而论被判断为存在早醒问题。

慢性失眠患者普遍存在日间症状(觉醒期症状),但程度轻重不一,患者常常会抱怨疲劳、头晕、注意力和警觉性下降、丢三落四、易激惹或情绪低落;严重的失眠可导致各种差错或事故的发生。因为工作中效率降低、常常犯错或表现欠佳,患者的焦虑情绪会加重,如此可造成恶性循环。慢性失眠患者也会出现其他躯体症状,如头痛、颈部僵硬、触痛、胃肠功能紊乱等。慢性失眠患者日间很少出现非意愿性睡眠发作,即很少会出现类似于嗜睡症的睡眠发作症状,如在吃饭、看电视、聊天,甚至站立行走的过程中抑制不住地突然进入睡眠状态。严重的失眠患者伴有精神疾病的比率显著升高,其中最常见的是抑郁,约占失眠人群的15%。反之,60%~90% 的成人抑郁症患者有失眠的主诉。

(二)短期失眠的表现

短期失眠障碍(short-term insomnia disorder,STID)是指频度和持续时间不满足慢性失眠障碍诊断标准,但有显著日间功能损害和临床关注需求的失眠。其基本特征是突然起病的睡眠起始困难和维持困难,可以呈单独的睡眠起始或睡眠维持障碍,但更常见的是两种情况混合存在,亦可见两种情况交替出现。与慢性失眠类似,短期失眠患者也存在日间症状:表现出疲劳、注意力损害、记忆力减退、易激惹和对失眠障碍的苦恼,往往引起患者家庭、社交、职业、学习或其他重要方面的功能损害。短期失眠通常有具体的应激事件作为诱因,如人际关系改变或破坏、职业性应激、丧亲、患病、时差、更换居所、睡眠模式或作息时间改变等事件。

值得注意的是,与强烈积极情绪相关的事件也可能是短期失眠障碍的诱因。有些患者会反复出现间歇性的短期失眠而无明显触发因素,甚至连续几晚彻夜难眠,而白天无明显不适,这可能预示着睡眠需求的减少,而非失眠症状。短期失眠可发生于任何年龄,但在婴儿时期可能难以确立诊断,因为在该年龄组难以确定睡眠紊乱和应激因素间的联系。同慢性失眠障碍一样,短期失眠更常见于女性和老年人,伴有焦虑或抑郁症状的个体也更容易罹患短期失眠。

第二节 失眠的发生机制

一、3P 模型

1991 年,美国学者 Spielman 提出"3P 模型"(图 2-1)理论解释慢性失眠的病因,由于所提出的 3 个失眠因素的英文拼写都以 P 字母开头,所以称之为失眠病因的"3P 模型",又称之为因素模型(易感因素、促发因素和维持因素)。简而言之,该模型假设失眠与易感因素和诱发因素密切相关,而该疾病的慢性性质是由不良的适应性行为(维持因素)来维持的。因此,一个人可能由于个体特质(trait characteristics)而容易失眠,因诱发因素而经历急性

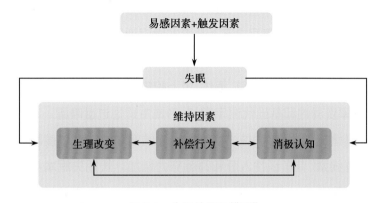

图 2-1 失眠的"3P 模型"

失眠,随后因行为因素而演变成为慢性失眠。事实上,临床工作者也发现来访的患者们往往已经在使用这些特定的术语来描述他们的失眠困扰了。我们接下来对这 3 个因素稍加解释。

(一) 易感因素

易感因素(predisposing factor)通常指易患失眠的易感性,即先天因素相对容易失眠。包括生物学因素(基础代谢率增高、高反应性情绪、睡眠与觉醒相关性神经递质改变)和心理因素(易紧张或过度沉思默想的倾向),即个人可能因行为、认知或生物脆弱性而易患失眠症。

(二) 促发因素

促发因素(precipitating factor)是指与上述易感因素相互作用,从而使个体产生暂时性的睡眠启动和/或维持问题的一系列因素,如某些生活事件出现时常常导致失眠的发生。促发因素可以来自一般社会因素,如与床伴作息时间不一致,按不合理的作息时间睡眠(育儿、倒班),偶尔的一次熬夜或饮浓茶、咖啡等;也可以是生活应激事件,如突发事件、重大损失、家庭或婚姻变故、与人争吵等;还可以由疾病诱发,包括生理疾病和损伤,这些因素可能直接或间接地导致失眠,如外科、内科、神经和精神系统疾病等。心理因素可以包括急性应激反应和/或精神疾病的发作。多数患者失眠症状可随促发因素的解除而消失(短期失眠)。

(三) 维持因素

维持因素(perpetuating factor)是指个体在面对暂时性失眠时,为了改善睡眠问题而采取的不得当的应对策略。若促发因素持续不能消除,或发生失眠后的应对处理不当等因素,则导致失眠演变为慢性化病程。为了应对这一睡眠问题,个体对睡眠产生了不适应的信念(例如"我担心我可能会失去对睡眠能力的控制")和适得其反的行为策略(例如醒着长时间待在床上的倾向、不规则的作息、长时间午睡和反复日间打盹),这可能破坏正常的稳态睡眠驱动和昼夜节律功能,破坏正常的睡眠功能将使失眠持续下去。特别值得关注的维持性因素还包括患者在寝室或床上从事非睡眠活动,如看电视、阅读、订计划、玩游戏、打电话。当失眠持续时,躯体和大脑皮质可逐渐产生过度唤醒(hyperarousal)现象,这种现象会强化慢性失眠。由于下丘脑-垂体-肾上腺皮质系统、交感神经系统的过度激活,患者心率增快、心率变异性和基础代谢率增加,形成生理性过度唤醒。在脑部表现为脑代谢和脑电图功率谱增加,此即皮质性过度唤醒。而情绪和认知性过度唤醒会使患者选择性注意睡眠相关性线索、有意识性入睡和睡眠努力增加。长期失眠本身也可成为慢性应激源,强化下丘脑-垂体-肾上腺轴和交感神经系统的过度激活,导致过度觉醒和失眠的恶性循环。

二、过度觉醒机制假说

失眠可能是由"过度觉醒"引起的是一个非常古老的观点,并且经常可以在 19 世纪的医学文献("神经过度兴奋")中找到,甚至更早。过度觉醒假说为失眠的起源提供了解释,自主神经系统、内分泌系统、神经炎症系统和神经生理学指标的参数清楚地表明,失眠患者表现出高觉醒指数增加,如心率改变、皮质醇输出增加、睡眠时间延长、睡眠质量下降、睡眠质量降低等,以及快波的增加,如睡眠 EEG 测量所记录的 β 波数量增加。在心理层面上,大量研究表明,通过问卷调查测量的过度觉醒和超觉醒是失眠患者的典型特征,他们在主观层面上也会直接体验到这一点(例如,每当试图入睡时都会快速思考)。

"过度觉醒机制假说"可以很容易地与睡眠和睡眠调节的神经生物学模型联系起来,以神经生物学为基础,主要表现为生理、认知及皮层的活动性增强,认为失眠是一种过度觉醒的障碍,患者皮质和皮质下某些脑区(包括杏仁核、海马、扣带回、岛叶、额叶、顶叶)存在结构、功能和代谢异常,导致患者出现觉醒度增高的现象,具体如下:①自觉经过整夜睡眠但仍觉睡眠不够,这是由于中枢神经系统觉醒度增高或觉醒时间比例增加,α 和 β 快波频繁出现在失眠期导致;②过度觉醒呈持续性,常常 24 小时存在,患者不仅白天缺乏睡意,而且夜间睡眠减少。

过度觉醒存在于生理(躯体)、大脑皮层和认知 3 个不同层面。

(一)生理(躯体)性过度觉醒

在主观症状方面,失眠症伴发的心慌、多汗、紧张、焦虑等症状;在客观指标方面,交感神经过度兴奋、单胺类物质水平增高、皮质醇分泌增多、体温升高、代谢率增高、腺苷及五羟色胺减少、夜间褪黑素分泌减少等。

(二)大脑皮层过度觉醒

β 脑电波反映大脑处理感觉信息的过程,既往研究发现失眠患者夜间 β 波增多,提示失眠患者皮层活动存在过度觉醒。

(三)认知过度觉醒

由于慢性失眠的经历,失眠患者产生对失眠的焦虑、紧张情绪,另外对于依靠酒精帮助入睡的患者来说,可能产生酒精依赖。

有研究通过采用脑电生理技术记录患者各个睡眠期脑电波,发现长期失眠患者入睡时及非快速动眼睡眠期间脑电生理活动异常活跃,证实了皮层过度觉醒存在。运用的磁共振成像技术,发现失眠患者入睡前岛叶前部活跃度更高,睡眠进入 NREM 时脑血流速降低,这可能与过度觉醒具有相关性,为过度觉醒假说提供影像学的客观证据。通过头颅磁共振波谱(magnetic resonance spectroscopy,MRS)分析检查发现失眠患者的大脑白质中磷酸腺苷明显少于正常对照组,磷酸腺苷为抑制性神经递质,其减少则代表着抑制大脑皮层兴奋的能力不足,机体处于过度觉醒状态。虽然以上研究是皮层过度觉醒假说的证据,但过度觉醒到底是失眠的原因还是后果,抑或是互为因果,目前仍存在争议。

第三节　失眠的研究现状与进展

随着现代化进程的快速推进,社会竞争日益激烈,人们的生活和工作节奏加快,失眠发病率不断升高,已成为临床常见疾病。调查发现,西方国家 1/3 的成年人每周至少有 1 次难以入睡或保持睡眠。从 2000 年到 2010 年,挪威的失眠症诊断率从 11.9% 上升到 15.5%。2012 年,从美国和英国招募了 2 861 名和 1 095 名参与者进行睡眠质量调查研究。结果显示,美国和英国的急性失眠患病率分别为 9.5% 和 7.9%。此外,英国急性失眠的发病率每年为 31.2%~36.6%。据世界卫生组织的调查结果及《2021 年运动与睡眠白皮书》,目前,全球 27% 的人存在失眠情况,我国有超 3 亿人存在睡眠障碍。

一、失眠的危害

失眠会严重损害个人身心健康和社会功能。研究发现,失眠引起的心脏病风险比在 1.47 与 3.90 之间。睡眠不足和失眠与高血压、心肌梗死及可能的中风有关。睡眠时间在 5 小时或以下的成年人(中年和老年人)患糖尿病的可能性是每晚睡眠时间在 7~8 小时的人的 2.5 倍。另一项研究也表明,失眠患者患代谢综合征的风险更大。失眠症状可能导致前列腺癌等癌症的发病率增加。长期失眠症状也与更大的认知损害风险相关。在居住社区的老年人中,睡眠质量差与皮质萎缩之间存在相关性。失眠还会导致多种认知系统功能的损伤,增加自杀性痴呆的风险。长时间的失眠会引起注意力、记忆力及认知功能下降,出现心理障碍、酒精依赖或药物依赖,还可以导致心理疾病,如焦虑、抑郁、双向情绪障碍和自杀倾向等心理疾病。当失眠发生时,白天的社会功能通常会受到影响,症状包括疲劳、嗜睡、注意力不集中、表现障碍、工作效率降低和生活质量差。

同时,失眠与这些疾病和症状具有双向关系。生活质量差的人更容易患睡眠障碍,并且更容易报告由于睡眠质量差而在白天感到疲劳。患有心力衰竭、哮喘、消化系统溃疡疾病的患者更容易失眠,如果病情得到控制,睡眠质量也会改善。个人失眠史、失眠家族史、易觉醒倾向、心理疾病(如抑郁、焦虑、创伤后应激障碍)、精神病、慢性疾病(肺病、高血压、糖尿病等)、神经系统疾病(如帕金森病)、药物、其他睡眠障碍(如呼吸暂停综合征)和中枢神经系统兴奋剂均会增加失眠的风险,心率高的个体患睡眠障碍的可能性是正常人的 2.66

倍。持续性失眠的患者患抑郁症的风险增加,44% 患有持续性失眠的老年人在 6 个月后继续患有抑郁症,而没有失眠的老年人中这一比例仅为 16%。

二、失眠的年龄变化研究

随着年龄的增长,伴随着许多生理变化,在整个生命周期中,睡眠和昼夜节律也会发生显著变化。总睡眠时间随年龄增长大幅减少,从儿童年龄段的每晚 10~14 小时,到年轻成人的每晚 6.5~8.5 小时,然后在老年人中以较慢的速度减少到每晚 5~7 小时,并在 60 岁左右趋于平稳。根据脑电图和其他生理信号的波形,睡眠目前分为 4 个阶段。前 3 个阶段是非快速动眼(NREM)阶段:N1、N2 和 N3 睡眠阶段,快速动眼睡眠发生在第 4 阶段。N1 睡眠阶段是最轻的阶段,占老年人睡眠时间的 18%。在 N2 睡眠阶段,脑电波缓慢,体温开始下降,心率随着睡眠的加深而减慢,占老年人睡眠时间的 48%。在 N3 睡眠阶段,睡眠进一步加深,其特征是非常慢的脑波,称为 δ 或慢波睡眠。这个阶段占老年人睡眠的 16%。快速动眼(REM)阶段是"自相矛盾的睡眠",因为大脑活动类似于清醒状态,交感神经张力增加,以血压和心率升高为特征,但伴有肌肉无力。做梦发生在这个睡眠阶段,占老年人睡眠时间的 18%。一些老年人总睡眠时间的自然缩短可能会对睡眠时间产生不切实际的期望,产生焦虑,可能导致或加剧失眠。

从中年开始,成年人花在慢波睡眠和快速动眼睡眠上的时间更少。超过 60 岁后,睡眠效率继续下降。在睡眠开始后,觉醒显著增加,但睡眠潜伏期没有变化。健康的老年人通常表现出暂时的高级睡眠阶段(早睡早起)。然而,对于有失眠症状的老年人来说,情况可能并非如此,他们的昼夜节律延迟。与健康受试者相比,这些个体往往具有昼夜离散性和缺乏同步性。早起可能导致白天频繁小睡,这进一步加剧了夜间失眠的问题。随着年龄的增长,昼夜节律的重要时间线索(时间轴)可能会逐渐消失;例如,老年人可能由于退休而缺乏固定的工作时间表或用餐时间,这进一步加剧了失眠。根据一项流行病学研究,健康的老年人和年轻人睡得一样好。研究表明,老年人可能比年轻人更能忍受睡眠剥夺。一项关于 20~30 岁女性与 55~65 岁老年女性在几晚睡眠剥夺后的精神运动警觉任务表现的研究发现,与老年组相比,年轻女性在睡眠剥夺后有更明显的障碍。美国失眠症调查对 10 094 名 18 岁及以上的人进行了调查。调查指出,与年轻组(18~64 岁)相比,65 岁以上的老年人自我报告的失眠症发生率较低。这突出表明了更为警惕地处理老年人失眠投诉的重要性。

三、失眠的诊断评估

睡眠评估可分为两大类:客观睡眠评估和主观睡眠评估。虽然客观评估提高了睡眠参数的精确度,但主观测量对于睡眠障碍的评估也至关重要,主观睡眠抱怨与受调节的情绪过程有关,是失眠诊断所必需的。近几十年来,睡眠科学取得了重大进展,包括睡眠相关技术的进步及睡眠和失眠标准评估的建议。用主观和客观方法评估的最常用睡眠参数包括但不限于以下:睡眠总时长或夜间睡眠时间、睡眠开始潜伏期或入睡所需的时间、睡眠效率或在床上睡眠的时间百分比,以及在睡眠开始后醒来或在开始睡眠后的夜间醒来的次数。多导睡眠监测是一种客观的睡眠方法,它提供了有关这些指标的数据,还提供了有关睡眠阶段或睡眠结构进展的信息。常见的快速动眼睡眠参数还包括快速动眼开始潜伏期,或第一次快速动眼周期之前的时间量、快速动眼百分比或夜间快速动眼的睡眠时间,以及快速动眼密度或快速动眼频率。

失眠的评估和诊断是一项临床研究,基于从患者、其伴侣和/或照料者那里获得的睡眠问题和相关共病的完整临床病史。失眠症状的评估面临挑战,因为它们可能是原发性疾病或其他共病条件的结果。临床医生应评估症状的性质、频率、演变和持续时间,以及对治疗的反应。使用各种睡眠日记和调查问卷,可以对失眠进行全面评估。包括详细问题的一致睡眠日记有助于获得额外的睡眠史。应注意睡眠的时间方面(患者上床睡觉的时间、睡眠尝试、唤醒时间和最终下床时间)、定量方面(睡眠开始潜伏期、唤醒次数和持续时间、睡眠开始后的觉醒、总睡眠时间)和定性方面(主观睡眠质量、满意度)。行为因素,如睡前使用电子设备,也应予以解决,因为这些因素会抑制睡前褪黑素的产生,对昼夜节律产生不利影响。还应评估环境因素,包括卧室温度、光照强度、声级和伴侣的睡眠模式。临床医生还应询问其他睡眠障碍产生的症状,包括阻塞型睡眠呼吸暂停(打鼾、呼吸暂停)、不宁腿综合征(移动四肢的冲动)、睡眠异常(异常睡眠行为)和昼夜节律障碍(异常睡眠时间)。确定酒精、含咖啡因饮料、香烟和任何其他可能对睡眠质量产生不利影响的物质的使用也非常重要。失眠症评估还应包括与可能加剧失眠症的医学和精神疾病相关的病史和体检。神经系统疾病(中风、偏头痛)、慢性疼痛、内分泌疾病(甲状腺功能减退/甲状腺功能亢进)、慢性阻塞性肺疾病、哮喘、胃食管反流和充血性心力衰竭可导致或加重失眠。临床医生还应询问抑郁症、双相情感障碍和焦虑症。应审查药物使用情况,因为镇静剂、抗抑郁药、抗高血压药、类固醇和抗组胺药会干扰睡眠。

常见的睡眠评估工具和方法如下:

1. 多导睡眠监测 多导睡眠监测(polysomnography,PSG)是对睡眠最全面的客观测量,提供了用于描述睡眠参数的多个指标数据,包括用于评估脑电活动的脑电图(electroencephalogram,EEG)、用于评估眼球运动的垂直和水平眼电图记录(electrooculogram,EOG)及用于评估肌张力的肌电图(electromyogram,EMG)记录。PSG被认为是唯一允许评估睡眠阶段的方法。然而,也有研究指出多导睡眠监测不推荐用于失眠的评估,但有助于评估睡眠呼吸暂停或嗜睡。

2. 体动记录仪 体动记录仪(图 2-2)可监测和存储长达 28 天的数据,可用于监测治疗反应和筛选其他昼夜节律紊乱。通常通过佩戴在手腕上的感应器测量。活动图数据可以通过手动或通过区分睡眠和唤醒的算法进行评分。研究表明,活动图与 PSG 高度相关。此外,体动记录仪的优点是允许在参与者的自然睡眠环境中跨多天收集数据,相对便宜,并且比 PSG 侵入性小。然而,与 PSG 相比,体动记录仪记录在检测清醒时的可靠性较低,应与睡眠日记结合使用,以区分睡眠与其他静止时间,如看电视或阅读时。

3. 影像学检查 诊断失眠不需要进行影像学检查。然而,如果进行磁共振成像(magnetic resonance imaging,MRI)(图 2-3)研究,可以发现大脑额叶的灰质减少,海马体积减小。

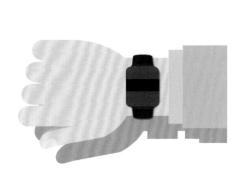 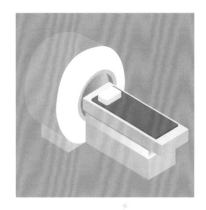

图 2-2 体动记录仪　　　　　　　　图 2-3 MRI

4. 量表 许多失眠评定量表记录症状并监测治疗反应,比较常用的有失眠症严重程度指数(Insomnia Severity Index,ISI)量表和匹兹堡睡眠质量指数(Pittsburgh Sleep Quality Index,PSQI)量表。ISI 为测量前两周失眠症的主观症状和负面结果,得分高于 14 表示"临床失眠"。PSQI 是一份由 19 个项目组成的问卷,测量了前一个月的 7 个睡眠领域。整体得分高于 5 表示睡眠障碍具有临床意义。

5. 睡眠日记 睡眠日记提供了一种前瞻性的方法来跟踪一个人的睡眠模式。个体被要求记录他们在较长一段时间内(通常是一周)对前几晚睡眠的主观感知,比如每天早上起床的时间、总睡眠时间、睡眠起始潜伏期、醒来次数和睡眠质量。其他睡眠行为(打盹,不规律的醒来时间)可以从这些数据中提取出来。相对于 PSG,睡眠日记在生态上更有效,能够在更长的时间内捕捉睡眠数据。然而,睡眠日记的局限性在于无法验证数据是否确实在指定时间收集(尽管这个问题可以通过使用电子睡眠日记来解决),并且依赖参与者准确估计自己睡眠的能力。此外,对于认知障碍患者来说,存在完成困难,需要护理人员的协助。

6. 临床访谈　临床访谈是确定失眠症诊断的黄金标准。访谈收集有关失眠投诉类型、病因、持续时间和影响的信息。它还排除了失眠投诉的其他潜在病因（例如药物、环境干扰因素和共病睡眠障碍）。表 2-1 提供了失眠评估的临床访谈指南。

表 2-1　失眠评估的临床访谈指南

评估
睡眠时间表
你通常什么时候上床？
你通常什么时候睡觉？
你通常什么时候醒来？
你什么时候起床？
这些时间每天都一致吗？
你每天睡多少小时？
您希望您的就寝/起床时间比上述时间晚还是早？如果是的话,你更喜欢什么时候？
睡眠习惯/卫生
你有没有服用助眠药？
如果是这样的话,你每周使用多少次助眠药？
你会小憩吗？
如果是这样的话,你每周小睡几次,通常持续多长时间？
你每天都喝含咖啡因的饮料吗？
如果是这样的话,每天喝多少次？你的最后一杯是什么时候？
你晚上喝酒精饮料吗？
如果是这样,你喝了多少饮料？
你是否在晚上吸烟或其他含有尼古丁的产品？
你的卧室环境黑暗安静吗？

四、失眠的相关差异研究

（一）群体差异

失眠也存在年龄和性别差异,老年人的失眠发生率显著高于中青年,女性比男性更容易患失眠(60% vs.40%),45 岁以上的女性患失眠的可能性是男性的 1.7 倍。离婚、分居或丧偶的人也比已婚的人更容易失眠。在某些情况下,较低的教育水平或收入可能会导致失眠。

越来越多的研究者也尝试在不同群体中展开失眠研究,对帕金森病患者失眠患病率的研究发现,随着帕金森病严重程度的加重,失眠投诉的频率增加。在帕金森病患者中,报告的失眠率从 25% 到 80% 不等,部分原因是对失眠定义和样本特征的差异。监狱人口中失眠的患病率高于一般人口平均水平,睡眠质量差。影响睡眠问题的已知因素有很多,包括心理健康困难、身体健康不佳和监狱环境因素。大学生的睡眠问题发生率为14.9%~70.3%,睡眠问题患病率的变化受到地理位置、评估方法等许多因素的影响。失眠在老年人中非常普遍,临床医生可以使用病史和体检及失眠量表评估。认知行为疗法对治疗老龄化人口中的失眠,提供了非常有效、持续时间更长的治疗,与老年人的催眠药物相比,被推荐为失眠的一线治疗方案。失眠和情绪障碍经常同时发生,并可能以因果关系相互关联。情绪障碍患者具有一致的主观和客观睡眠障碍。这些障碍可能与短期和长期治疗结果有关。有效的行为和药物治疗方案可用于治疗与情绪障碍相关的失眠。一线临床护士睡眠质量较差,失眠发生率较高,为64.15%,护士由于职业的特殊性、责任大、工作量大、压力大、需要倒班工作,所以更容易患失眠等。

（二）地域差异

失眠存在地域差异,研究发现,德国的数据显示患病率为5.7%,而法国的调查显示患病率高达20%。平均而言,大约10%的欧洲成年人患有慢性失眠,各国差异很大。在美国和欧洲,失眠的发生率约为6%~10%。一项长达8年的纵向研究表明,韩国人口的失眠发生率为5.78%,且逐年增高。在西班牙,18~80岁的成年人失眠的发生率为21.1%,产生这种差异的原因往往是研究者使用了不同的研究方法、测量工具和诊断标准。

五、失眠的经济损失

失眠作为全世界成年人中最常见的睡眠障碍,严重影响人们的生活、工作、学习及身心健康,以及由此导致的病假、意外伤害、事故、工作效率和生产力的下降等,且长期失眠会消耗大量的医疗资源,如不及时进行治疗,也会产生巨大的经济成本。虽然由于研究方法上的差异,使人们很难准确估计失眠的总成本,但有证据表明,仅在美国,失眠导致的经济支出每年就超过1 000亿美元。这些支出的大部分来自雇主和健康保险承担的间接成本,例如工作绩效下降(2011年为632亿美元)、医疗资源的使用(失眠的年轻人和老年人2007年分别为924美元和1 143美元)、意外事故风险增加(2012年为311亿美元)。挪威的数据表明,失眠强烈预测病假和残疾养老金。来自法国的数据表明,1995年的总额为20亿美元。加拿大的一项研究发展,仅失眠一项每年的总成本约为65亿加元。因此,失眠也给经济和医疗系统带来沉重负担。数据表明,使用失眠的数字化认知行为治疗可以减少医疗支出,马尔可夫健康经济模型表明,当大规模提供数字化认知行为治疗时,可能具有很高的成本效益。

六、午睡

短睡通常被称为"短睡眠",更具体地说,是一种不同于个人正常睡眠的睡眠,并且比个人正常睡眠时间短得多。丁格斯等人（1987 年）更定量地将午睡定义为"持续时间小于个人平均主要睡眠时间 50% 的任何睡眠时间"。最短的小睡可能只有几分钟，最长可达数小时。最常见的午睡时间为 30~90 分钟。打盹发生在婴儿期，并持续到成年。丁格斯（1989年）对调查成年人午睡流行率的研究进行了全面审查。据报道，各国定期打盹（每周至少1 次）的流行率差异很大，从 33% 到 84%，其中赤道附近国家的流行率最高。

在一项针对运动员的研究中也得出结论，60 分钟的小睡有助于缩短夜间睡眠潜伏期，延长深度睡眠时间，但该研究仅比较了 60 分钟小睡和 120 分钟小睡。目前，关于午睡时间对夜间睡眠影响的研究很少。然而，先前的研究表明，20~30 分钟的午睡时间可以缓解疲劳和困倦，改善反应和认知能力，降低肥胖的发生率。如果午睡时间超过 30 分钟，患者将容易出现睡眠惯性，他们的警觉性、计算能力、反应速度和短期记忆将在醒来后几分钟甚至几小时内减弱，有时会导致心烦意乱和抑郁。因此，研究者建议工作日午睡时间应为20~30 分钟。

第四节　失眠的治疗研究

失眠是一种具有慢性、复发性或持续性倾向的睡眠障碍，一旦出现需要及时进行积极治疗。短期失眠往往有明确的促发因素可循，去除这些诱因可使部分患者睡眠正常，但仍有一部分患者会转入慢性失眠。所以，早期进行行为干预和/或药物治疗对防止短期失眠向慢性化发展至关重要。

慢性失眠障碍的治疗很困难，现有的治疗方法很难将多数患者彻底治愈。治疗慢性失眠障碍的主要目的是改善睡眠质量和/或睡眠时间；使总睡眠时间 >6 小时和/或睡眠效率>80%~85%；形成床和睡眠之间良性而明确的联系；改善睡眠相关性心理障碍；改善睡眠相关性日间损害，如精力下降、注意或学习困难、疲劳或躯体症状、情绪失调等。

失眠治疗主要包括非药物治疗和药物治疗两大类。患者经常优先选择非药物治疗方法。有些还优先试验自助策略，包括阅读、放松和改善睡眠卫生，但不少患者仍然需要同时进行药物治疗。决定首先采用哪种治疗方法，或是否进行多方法的联合治疗，取决于诸如失眠性质、治疗史、共病情况、生活方式、习惯、接受度、治疗费用及可行性等。在我国由于具有治疗资质的人员少，加上生活节奏、文化等因素对依从性的影响，接受认知行为治疗的患者较少。所以，药物治疗是目前治疗失眠的主要方法。但由于并非直接针对导致或伴随失眠的病理生理学改变，目前对失眠的治疗策略尚属对症性质。

综合治疗策略通常是最常用的治疗方案。在某些病例可能涉及阶梯式方法。虽然慢性失眠障碍的管理需要个体化，但也存在一些共性问题。首先是与患者讨论其期望昼夜症状改善的程度、治疗进展的监测、可能的不良反应等，以及在必要时会修改治疗计划，力求达成一致；其次是要解决共病问题，包括可能存在的内科疾病、精神障碍及可能引起失眠症状的其他类型睡眠障碍（如阻塞型睡眠呼吸暂停综合征、昼夜节律失调性睡眠-觉醒障碍、异态睡眠、不宁腿综合征）。这些是获得满意疗效的基础。即使不能排除这些情况，也应该优化其管理策略，例如治疗可能存在的疼痛、癫痫、帕金森病、哮喘和抑郁，以改善失眠症状。因严重失眠症状求医，后因发现存在阻塞型睡眠呼吸暂停综合征，经使用持续气道正压通气治疗后，睡眠障碍完全缓解的病例并不少见。最后还要考虑患者服用其他药物对于睡眠的影响，必要时推荐替代药物或改变给药时间。

一、药物治疗

治疗失眠的理想药物应该有明确的作用机制，能快速起效，诱导出正常的睡眠模式，作用能维持整夜，即使过量也无严重不良反应，无依赖、耐受和残留效应，不会对呼吸功能、运动功能和认知功能造成损害，与其他药物或酒精无相互作用，不引起失眠反跳。迄今为止，很少有完全符合以上标准的"理想"催眠药物。

根据药效学作用，目前常用于失眠治疗的药可分为以下4类：

（一）γ-氨基丁酸受体调节剂

包括苯二氮䓬和非苯二氮䓬两类，它们统称为苯二氮䓬受体激动剂（benzodiazepine receptor agonists，BZRAs）。

1. 苯二氮䓬受体激动剂 苯二氮䓬受体激动剂（BZRAs）的作用靶点都是大脑内最主要的抑制性受体 γ-氨基丁酸（gamma-aminobutyric acid，GABA）复合体（典型由 2 个 α1、2 个 β2 和 1 个 γ2 亚单位组成），但作用位点不同，且都不是内源性配体 GABA 的结合位点。变构性苯二氮䓬受体位点位于 α 和 γ 亚单位交界处。BZRAs 通过正性调节 GABA 作用的方式激活受体。因结合需要含组氨酸残基的亚基，BZRAs 仅对含 α1~3，5 亚基的 GABA 受体有亲和力。其中 α1 主要介导镇静作用、部分逆行性遗忘和抗惊厥作用，α2，3，5 介导抗焦虑、肌肉松弛、抗惊厥、致共济失调、增强酒精作用。因此，苯二氮䓬类催眠药除具有镇静催眠作用外还有抗焦虑、抗惊厥、致共济失调和肌肉松弛作用。

BZRAs 催眠药耐受性较好。由于在临床实践中发现苯二氮䓬类药物出现的问题较多，目前已不推荐作为一线催眠药物。临床最常见的不良反应是思睡、头晕、头痛。在服药后几小时内可能产生共济失调（增加老年人的跌倒风险）和逆行性遗忘。若每晚使用连续几周以上，突然停用时可能出现反跳性失眠。孕妇、哺乳期女性、严重肝肾功能损害、阻塞型睡眠呼吸暂停综合征及有严重通气功能障碍的患者禁用。通常而言，BZRAs 主要通过增加非快速眼球运动 2 期睡眠时间而改善睡眠的连续性,睡眠脑电图的慢波活动可能降低(右佐匹克隆除外)。故使用 BZRAs 常不能改善睡眠感知和日间功能。

艾司唑仑是具有失眠治疗适应证的苯二氮䓬类催眠药,可治疗睡眠起始困难和维持困难的患者,但半衰期偏长,次日宿醉率较高,可能引起食欲减退和腹胀感。三唑仑尽管有起效快和次日宿醉效应小的优点,但成瘾性、耐受性和逆行性遗忘发生率高于其他苯二氮䓬类,且可产生"蒙眬状"觉醒,在许多国家和地区已撤市或限制使用,我国已规定其为一类管控药品。氯硝西泮虽然可促使某些患者达到主观睡眠感的满足,但疗效并非一致可靠,且对敏感的患者可导致共济失调。地西泮的睡眠作用可能不强,而次日残留效应明显。阿普唑仑的特长是抗焦虑(强效抗焦虑药),但其催眠作用比较弱。咪达唑仑虽可用于失眠治疗,但主要为麻醉辅助用药或诊断性操作用药。

2. 非苯二氮䓬类 非苯二氮䓬类与苯二氮䓬类基本药效学作用相同,但对 α1 和 α3 亚型的选择性增加,催眠作用更单纯,可能较少发生不良反应。虽然早期的资料强调非苯二氮䓬类催眠药的不良反应小,但唑吡坦和佐匹克隆依然有成瘾性和依赖性的报告,突然停药可能有持续 1~2 晚的撤退症状和反跳性失眠。它们也使老年人跌倒的风险增加。此外,可能出现睡眠中行为异常,如重复刻板性动作(睡行、打电话、准备和吃食物、洗刷、梦魇、夜惊、性行为),甚至睡驾。唑吡坦还可能干扰老年人觉醒期的定向能力。由于女性对该药的代谢可能较慢,服药 10mg 唑吡坦速释片 8 小时后可导致驾驶风险的药物血浓度比例较高(女 15%、男 3%),美国 FDA 修改了唑吡坦速释片的推荐剂量为睡前男 10mg、女 5mg。扎来普隆在国内的临床使用并不广泛,通常用于入睡困难患者,对某些睡眠维持困难的患者也可能获益。佐匹克隆的疗效不太恒定,不良反应也许偏多,故其治疗失眠的适应证没有获得美国 FDA 批准。右佐匹克隆的 $t_{1/2}$ 适中(6 小时),可能是较理想的、目前唯一没有使用时间限制、又具有失眠适应证的 BZRAs(可用于入睡难和睡眠维持难)。不像其他 BZRAs,右佐匹克隆可改善客观睡眠指标和失眠患者的日间后果。所有非苯二氮䓬类在推荐剂量使用时的头痛不良反应较高(15%~18%)。

BZRAs 催眠药在药代动力学特征方面差异很大,尤其是排出半衰期方面,可从一小时到几天。除三唑仑,苯二氮䓬类均为中到长效,而非苯二氮䓬类为非常短到中等作用时间。所有 BZRAs 吸收均相对快,因而可帮助睡眠发生。至于药物能否维持睡眠和导致宿醉效应及其程度取决于剂量和排出半衰期。苯二氮䓬类催眠药是妊娠期 X 级药物(禁忌使用),非苯二氮䓬类是妊娠期 C 级药物(动物生殖研究对胎儿有不良效应,缺少适当的人体研究,必要时可用)。

(二)褪黑素受体激动剂

褪黑素信号通路是干预失眠的重要靶点。褪黑素由松果体分泌,直接受下丘脑视交叉上核昼夜节律系统调节。正常时褪黑素白天分泌水平很低,傍晚开始升高,夜间 11 点至凌晨 2~3 点达到峰值。人类褪黑素受体有 MT_1、MT_2 和 MT_3 三个亚型。MT_1 通过降低视交叉上核驱动的促觉醒刺激促进睡眠发生。MT_2 激活可增强昼夜节律性的定时发生,维持规则的昼夜节律。作用于中枢褪黑素信号通路的药物,通过激动褪黑素受体而促进睡眠。

普通褪黑素本身未获失眠治疗适应证。荟萃分析表明普通褪黑激素制剂可能具有安慰剂水平的睡眠促进作用(缩短睡眠发生潜伏期约 7 分钟,增加总睡眠时间约 8 分钟)。鉴于老年人褪黑素分泌水平生理性下降的特点,以及成功治疗老年人失眠不应只注重睡眠的质和量,更应注重日间功能、生活质量和较好的安全性,褪黑素缓释剂具有治疗失眠的适应证,适用于年龄≥55 岁的失眠患者。褪黑素缓释剂的峰浓度在 2.6 小时后,维持 3.5 小时才下降(达到了一夜睡眠时间),主要用于睡眠质量差(睡眠维持困难)型失眠的短期治疗。可改善患者的主客观睡眠,且安全性好(不良事件发生率与安慰剂相当)。

雷美替胺(ramelteon,译为拉迈酮、拉米替隆)因选择性激动 MT_1 和 MT_2 受体,具有内源性褪黑素特征。其适应证是治疗起始睡眠困难型失眠,也可以用于调定昼夜节律障碍。临床试验证明其对睡眠潜伏期和睡眠持续时间有一定改善效应,但对睡眠维持的效果不一致,对早醒可能无效。雷美替胺的规格是每片 8mg,就寝前约 30 分钟服用。它适用于所有失眠人群,但有严重肝脏疾病或同时服用氟伏沙明(细胞色素 P450 酶 1A2 同工酶强抑制剂)的患者不能服用。思睡、疲惫和头晕是最常见不良反应。研究已证明,雷美替胺对轻度肝脏疾病、轻中度慢性阻塞性肺疾病和轻中度阻塞型睡眠呼吸暂停综合征患者安全。因耐受性好,不良反应少,滥用风险小,雷美替胺属于非管控药品和妊娠期 C 级药品。可能是由于上市后的负面报告,2008 年欧盟撤销了其应用批准,但在美国和日本具有失眠治疗适应证。

(三) 抗组胺 H1 受体药物

由于位于下丘脑后部结节乳头体核的组胺能神经元与位于下丘脑视前区的 GABA 能神经元构成了睡眠与觉醒"开关",故组胺能系统也是干预失眠的作用靶位。组胺的分泌也受昼夜节律影响,其在睡眠阶段逐渐升高。当人从睡眠过渡到清醒时,组胺水平达到峰值。阻断下丘脑、前额叶和杏仁核及基底前脑和脑桥被盖区胆碱能神经元上的 H_1 受体,可降低觉醒、增加慢波睡眠。

苯海拉明可阻断 H_1 受体,有镇静效应,临床上可能作为治疗失眠的辅助药。它可使患者较快入睡,但不延长睡眠时间。因半衰期相对长,就寝时使用仍可能导致宿醉。继续使用易失去镇静效应(耐受)甚至干扰睡眠(增加梦境乃至噩梦)。其抗胆碱能不良反应突出,包括口干、便秘、视物模糊、尿潴留、认知缺损、精神错乱、日间困倦等。因此,老年人和有闭角型青光眼的患者应避免使用。

目前唯一获批准治疗失眠的选择性 H_1 受体拮抗剂是小剂量多塞平(3~6mg)。它原归属于三环类抗抑郁药,但是对 H_1 受体拮抗活性非常高。在低剂量范围内(1~6mg),多塞平选择性作用于 H_1 受体,既起到了镇静作用又没有较高剂量时的抗胆碱能不良反应。可增加睡眠效率和总睡眠时间,抑制睡眠发生后觉醒和早醒,但对改善入睡潜伏期作用小。故主要适应证是睡眠维持困难。推荐剂量为成人睡前 6mg,老年人睡前 3mg。没有滥用潜能,属于非管控药品和妊娠期 C 级药品。常见不良事件是思睡、镇静和头痛(低于 10%,与剂量不相关)。未治疗的闭角型青光眼或严重尿潴留患者不能使用,也不能与单胺氧化酶抑制剂合用。

（四）促食欲素受体拮抗剂

促食欲素(orexin)又称下丘脑分泌素(hypocretin),是在下丘脑中产生的与食欲、睡眠和觉醒周期节律调节有关的小分子神经肽。其神经元主要位于外侧下丘脑,上行纤维投射至大脑皮质,下行纤维投射至唤醒系统的促觉醒细胞群(单胺能和胆碱能群)。促食欲素可激活两种密切相关的受体:与 G 蛋白耦联的膜表面受体 OX_1R 和 OX_2R。OX_1R 在下丘脑、海马、中缝背核和蓝斑区含量较高,OX_2R 则主要存在于大脑皮质和底丘脑。促食欲素可高度刺激与觉醒有关的脑区神经核和神经递质系统。促食欲素受体拮抗剂通过拮抗 OX_1R 和/或 OX_2R,阻断来自外侧下丘脑和联系维持唤醒与警觉的低位脑干核的促食欲素能活动,从而可以改善失眠症状。促食欲素受体拮抗剂与 BZRAs 的机制完全不同。后者作用的 GABA 受体在脑中弥漫分布,通过抑制脑部神经元的活性来促进睡眠,因此易导致一些不良反应,如次日镇静、记忆紊乱、幻觉、反跳性失眠、躯体和心理性依赖。促食欲素受体拮抗剂由于只选择性作用于介导唤醒和睡眠间转换的神经元,更注重处理失眠中的过度觉醒问题,从而可能比目前可利用的镇静性催眠药有临床优势。

苏沃雷生(suvorexant)作为一种口服 OX_1R 和 OX_2R 双受体拮抗剂,于 2014 年 8 月获美国 FDA 批准用于治疗成人睡眠起始和/或维持困难型失眠。推荐起始剂量是 10mg,于就寝前 30 分钟内、计划起床前至少 7 小时期间使用。每晚只能用药 1 次。若无效又无不良反应,单次剂量可增加至 15mg 或 20mg,但美国 FDA 强调,若用 20mg 时应劝告使用者次日不从事需要完全警觉性的活动,如驾驶。一项关于苏沃雷生治疗原发性失眠的随机双盲对照研究显示,苏沃雷生不破坏睡眠结构,可减少主动觉醒时间,增加快速眼球运动睡眠的持续期和慢波活性,利于睡眠的诱导和维持。苏沃雷生总体耐受性好。不良事件呈剂量相关性增加,以思睡最多。

（五）其他失眠治疗药物

1. 抗抑郁药

(1) 镇静类抗抑郁药:镇静性抗抑郁药包括三环类(阿米替林、多塞平、去甲替林、曲米帕明)、去甲肾上腺素能、特异性 5-羟色胺能抗抑郁药(米氮平、米安色林)、5-HT$_2$ 受体拮抗剂和再摄取抑制剂(曲唑酮、奈法唑酮)。它们主要通过两个机制促进睡眠:阻断组胺 H$_1$ 受体和 5-羟色胺能 5-HT$_2$A 受体。它们的抗组胺作用可能诱导早上宿醉和白天过度镇静效应,尤其是长时间使用半衰期长的药物时。由于镇静,导致白天体力活动减少,结果内稳态睡眠压力降低。因此,患者可能用镇静性抗抑郁药开始几周睡眠明显改善,但之后睡眠变差。目前的证据提示镇静性抗抑郁药治疗失眠的益处不能抵消它们对老年人造成的风险。在给予任何镇静性抗抑郁药之前,应当完成综合性评估,以评价失眠的病因。若需要使用此类药物,应确保在正确的时间接受正确的剂量,密切监测有限的利益和不良药物事件的出现。若出现不良效应需停止使用。

(2) 其他抗抑郁药:选择性 5-羟色胺再摄取抑制剂(如氟西汀、帕罗西汀、舍曲林、西酞普兰、艾司西酞普兰、氟伏沙明)主要适用于抑郁共病性失眠。长期治疗通过改善焦虑、抑郁症状和/或生理性过度唤醒,如降低下丘脑-垂体-肾上腺轴活性来最终改善睡眠。但在治疗早期,此类药物会延长睡眠潜伏期,减少睡眠时间,降低睡眠效率,抑制快速眼球运动睡眠,增加觉醒。因此在服用时有可能会加重失眠症状,尤其是氟西汀,故一般不建议晚间服用。它们对快速眼球运动睡眠的抑制作用可能会减少梦境。由于这些药物的激活效应,许多患者需要合用 BZRAs。即便进入维持治疗阶段,多达 30%~40% 的患者依然有失眠。鉴于 BZRAs 的依赖风险,这时可能需要转换为不太有激活作用的抗抑郁药如帕罗西汀,或低剂量联合使用一种镇静性抗抑郁药,如曲唑酮或米氮平。

2. 镇静类抗精神病药　抗精神病药目前仍时常用于治疗失眠。喹硫平是此类药物中最常用的。从药理学上来说,喹硫平可通过对 H$_1$ 受体起作用而产生镇静促眠效果,但是研究发现喹硫平治疗失眠与安慰剂无差异。奥氮平和利培酮也经常非适应证性用于治疗失眠。自我报告的后果和少量 PSG 研究提示有一定疗效,但有潜在的严重不良反应,包括体重增加和心肌代谢效应。支持使用非典型抗精神病药治疗失眠的证据强度低。除非患者有明显精神症状,否则不建议使用此类药物促眠。

3. 中草药　中草药治疗失眠在我国较普遍。它们可能是单味药,也可能是复方制剂。常用药材包括酸枣仁、刺五加、缬草、蛇麻草、甘菊、西番莲。方剂的使用需要结合辨证论治。

这些药物均有失眠治疗的适应证,在某些情况下有用于睡眠发生、睡眠维持或觉醒后再入睡困难的进一步提示。有些药物获批准的适应证不是失眠,但也频繁用于治疗失眠,其中很多属于苯二氮䓬类药物,如地西泮、氯硝西泮等。还有一些虽然不是镇静类药物,但在临床应用中发现其有促眠效果又无太大风险,如镇静性抗抑郁药和抗精神病药。值得注意的是,使用非失眠适应证的药物治疗失眠必须评估药物使用的安全性。这些药物也可能对失眠的疗效不太稳定、不可靠或潜在的不良反应较高。每个获得批准治疗失眠的药物,可能存在特定的不良反应。美国 FDA 要求对所有失眠治疗药都要警惕罕见的严重过敏和过敏样反应，以及服用治疗剂量后可能出现的思维和行为异常，尤其是与遗忘关联的复杂行为，如驾驶、备餐和进食、打电话和不完全清醒时的性行为。若发生这些症状，要停止用药。还要告知患者服药后应该有充足的卧床时间，以及次日可能出现的思睡等问题。

二、非药物治疗

失眠的非药物治疗较药物治疗最突出的优势是能够避免药物的不良反应和药物滥用。有些治疗措施不但短期疗效与药物相近，而且维持时间长于药物。

非药物治疗失眠的方法分为两类：一类是心理和行为治疗，另一类属于补充和替代医学（complementary and alternative medicine, CAM）范畴。

（一）心理和行为治疗

目前普遍认为过度唤醒（包括生理性、皮质性和认知性过度唤醒）参与了失眠发生和发展为慢性失眠的过程。此外，失眠患者普遍存在睡眠卫生问题。最常见的表现为卧床时间过长。这可使患者加强睡眠努力，强化睡眠挫败感、焦虑和消极期待，从而产生对睡眠障碍及其不良后果的错误信念和态度。由于这种条件反射式心理过程不断重复，结果形成了负性条件反射，即卧床行为不是诱导睡眠而是促发内源性唤醒状态，从而成为维持失眠的关键因素。失眠患者存在的这些问题是进行心理和行为治疗的主要依据。心理和行为治疗对各年龄段患者均有效，包括老年人、儿童、孕妇、催眠药长期使用者和共患内科疾病者，是慢性失眠的"标准"治疗方法。

1. 睡眠教育　进行规范化睡眠实践的教育，有助于所有类型慢性失眠患者的睡眠。告知患者人与人之间和夜与夜之间的睡眠都存在差异；入睡时间或夜间醒来在 30 分钟或以内属于正常。对于共患内科或精神疾病的患者，要告知他们可能存在睡眠紊乱的相关信息，如告知冠心病患者该类疾病的失眠共病率高的事实。

2. 睡眠卫生教育　睡眠卫生教育或干预的目的，是通过对睡眠习惯和睡眠卫生知识的指导，减少或排除干扰睡眠的各种情况，以改善睡眠质和量的行为与环境（表 2-2）。通常，患者在日间应减少兴奋性物质（茶、咖啡）的摄入，尤其要避免下午或晚间的摄入。避免烟酒，尤其在临近就寝时。进行规则锻炼，但不安排在就寝前 3 小时之内。避免打盹，尤其在傍晚或睡前。保持规律的就寝和起床时间，安排充足的时间来保证睡眠。避免在床上进行阅读、工作、看电视、打电话、思考或用电脑等活动。避免就寝前饱餐，正餐应在就寝前至少 2 小时完成。电脑、手机、游戏、电视节目、新闻广播等可能会延迟或干扰睡眠。睡眠时卧室环境应黑暗、无干扰性噪声，温度适中稍冷（温暖的房间往往会促进觉醒），且通风和整洁。需保持枕被、床垫和床单的舒适。从睡眠中醒来时不看钟表。

表 2-2　干扰睡眠的有关活动

活动	举例
频繁打盹	
就寝和起床时间变化	
频繁长时间醒着在床上	
临近就寝时使用兴奋剂	酒、烟、茶、咖啡
临近就寝时从事兴奋性活动	工作、谈论紧张性话题、结算
床上进行非睡眠相关性活动	看电视、阅读、吃零食、看电脑、看手机
卧室环境问题	床垫或枕头不舒适、房间太亮或太吵、过冷或过热
临睡前进行妨碍睡眠的精神活动	思考、计划、追忆

尽管遵循睡眠卫生并不意味能够治愈失眠,但正确的行为和睡眠环境指导可改善睡眠、为其他治疗策略提供帮助与保障。目前认为其单独作为有效的治疗方式证据不足,推荐与其他策略联合使用(选择级)。

3. 刺激控制疗法　该治疗是基于条件反射原理,根据失眠患者已形成的非睡眠活动与床及卧室环境之间的干扰性条件反射,指导患者确立正确的睡眠与床及卧室间的反射联系,建立稳定的睡眠-觉醒规律。它有 6 条基本指令(表 2-3),是慢性失眠的"标准级"治疗方法。具体是告知患者只有感到瞌睡并能睡着时才上床。若在 20 分钟内(患者凭感觉估计而非看表计时得到)不能入睡或再入睡,患者应起床至另一处,在偏暗的环境中做一些放松的活动,直至有瞌睡时再上床。必要时重复此步。同时,不管夜间睡了多久,患者都必须在早上定时起床,并避免日间打盹或躺在床上。

表 2-3　刺激控制指令

步骤	指令
1.	只有当你感到瞌睡时才上床
2.	除睡眠和性生活外,不要在床上做其他事情(如阅读,看电脑、手机、电视,打电话,思考或计划活动,吃零食等)
3.	若 20 分钟内未睡着,起床到另一间房做与睡眠无关的事。只有再感到瞌睡时再上床
4.	若再上床后还不能入睡,重复第 3 步。若有必要,整夜重复此步
5.	设定闹铃叫醒,无论夜间睡了多久每天定时起床(这可使身体获得恒定睡眠节律)
6.	日间不要打盹

4. 睡眠限制疗法　重点在于减少患者夜间花在床上的觉醒时间,同时禁止日间打盹,帮助恢复床和睡眠的关联度,使卧床时间尽量接近患者的实际睡眠时间(表 2-4)。减少卧床时间可诱导部分性睡眠剥夺、产生睡眠负债,导致睡眠驱动增加。这可使睡眠发生更快,

并增加慢波睡眠、减少夜间觉醒、降低夜与夜之间的变化度。当睡眠效率显著增加时,可逐渐少量增加卧床时间来增加睡眠时间,从而逐步改善患者日间功能。虽然睡眠限制目前属于"指导级"失眠治疗方法,但已经成为失眠的认知行为治疗中最常用的技术之一。其禁忌证是有躁狂或癫痫史,因为即使是轻微的睡眠剥夺都可能增加这两个疾病的发作风险。对于年迈体虚、身患重病或共患多病的失眠患者,以及难以适应或完成睡眠限制的患者,应使用更为和缓的睡眠限制方案在睡眠限制期间还需监控患者的日间行为,避免日间打盹,警惕出现不良安全事件。

表 2-4　睡眠限制的步骤

指令	细节
睡眠日记	在开始治疗前 1~2 周和整个治疗期间要求患者每天完成睡眠日记。睡眠日记提供的信息至少要包括在床上时间、总睡眠时间和总觉醒时间,并计算出睡眠效率(= 总睡眠时间/卧床时间 ×100%)
避免日间打盹	可通过体动记录仪监测
睡眠限制方案	计算 1~2 周平均卧床时间和总睡眠时间 确定方案开始时的卧床时间:在基线平均总睡眠时间的基础上增加 30 分钟,但总卧床时间不少于 5.5 小时 根据设定的卧床时间确定患者规律就寝和起床的时间点,并保持 1 周 持续监测卧床时间与睡眠时间,依据平均睡眠效率对方案进行调整: 若超过 90%,则平均卧床时间增加 15~30 分钟 若不足 85%,则平均卧床时间减少 15~30 分钟 若为 85%~90%,则不需要调整卧床时间 不要早于设定的时间点前就寝,但每天早上必须在设定的时间点起床 若按照新方案执行 1 周后,平均睡眠效率超过 90% 或不足 85%,再依上述原则对卧床时间进行调整。虽然卧床时间经多次压缩患者的睡眠效率仍可能不达标,但最少卧床时间必须在 4 小时以上

5. 矛盾意念法　矛盾意念法是通过患者在正常就寝时进行相反的意念控制,即努力让自己保持清醒、避免睡着的方法,转移患者对于迫切入睡的错误关注,从而降低患者试图入睡时经历的担忧和焦虑,减少内源性唤醒,结果入睡会更快。矛盾意念是慢性失眠治疗的"指导级"推荐,可与任何形式的治疗方法联合使用。

6. 放松疗法　放松疗法指通过一系列不同形式的放松模式,来降低干扰睡眠的躯体和认知性唤醒状态,以帮助入睡。常用方法有渐进式放松、生物反馈、指引性想象、太极、音乐等,其中以渐进式放松最常使用。渐进式放松是引导患者经深呼吸练习后,依序调节全身肌群(如臂、颈、背、腿)的紧张和松弛度,指导患者注意对比练习过程中的紧张感与放松感。放松也可与刺激控制疗法联合应用。夜间觉醒后,患者先实践一下放松技术(每次觉醒后 1 次),看是否有助于再入睡。如果在 20 分钟内不能入睡,则离开床,待有睡意再上床。

7. 生物反馈法　通过视听反馈训练或现代生物仪器,让患者根据不断显现的反馈信息学习调节自己体内的生物变量,使生理功能恢复到或保持在一个合适的水平,从而有利于进入睡眠(指导级)。

8. 认知治疗　失眠患者常常持有对睡眠的错误态度和信念,如"没有药我就不能睡眠""若不能睡眠我的生活就会毁掉"等。这会引起他们对自我睡眠能力的担忧和焦虑,导致干扰睡眠的认知唤醒。认知唤醒又进一步加重对睡眠的担忧和焦虑,导致焦虑与唤醒恶性循环。认知治疗的重点是认知重构,即用正确的信念和态度取代原来错误的认知。睡眠教育有助于认知治疗,通过对正常睡眠知识的学习可帮助解决错误信念。

9. 多组分治疗(除认知治疗外)　许多治疗师治疗慢性失眠时会使用各种形式组合的方法。它是利用不同的行为治疗(如刺激控制、放松、睡眠限制)和睡眠卫生教育的组合,是慢性失眠治疗的"指导级"方法。

10. 失眠的认知行为治疗　失眠的认知行为治疗(cognitive-behavioral therapy for insomnia,CBT-I)是认知治疗和行为治疗的联合形式。它至少涉及一种认知成分和一个核心行为成分(睡眠限制、刺激控制)。其他选项包括渐进放松、生物反馈和矛盾意念。目的是解决扰乱睡眠与觉醒周期的因素,消除影响睡眠心理过程及增加易感和维持失眠的认知歪曲。标准化 CBT-I 是结构式的,每周 2 次团体或个体练习,通常进行 6~8 次。临床实践已证明 CBT-I 有短期和持续的疗效。它比单成分治疗更有效,比药物疗效更持久,适合于各年龄段人群,普遍认可为慢性失眠的一线治疗方法。这些治疗可使 70%~80% 患者的症状改善。治疗一开始就进行行为和药物联合治疗,之后再单用 CBT-I 的策略可获得最长期的疗效。尽管高度有效,个体标准化 CBT-I 既昂贵又费时。下面介绍几种改良的 CBT-I。

(1) 非治疗师指导的 CBT-I 许多改进型 CBT-I 如简化版、网络版、电话版乃至自助程序式等非面对面治疗模式的疗效已经得到证实。它们保留了核心治疗模块,而时间安排更具有弹性。失眠的简短行为治疗的核心是刺激控制和睡眠限制技术。初步证明每周 1 次连续数周由睡眠治疗师电话指导的 CBT-I 对慢性失眠有效,3 个月后随访疗效巩固。甚至由信息手册或小册子(结构式提供 CBT 重要成分的建议)提供的自助式 CBT-I(附加或不加电话服务)都可能有效,至少在有长期失眠症状的老年慢性病患者是这样,且在 3 个月和 6 个月后随访,疗效还能够得以维持。自助性网络 CBT-I 干预对失眠也有阳性结果。具体实施时要注意患者的服务取向。

(2) 阶梯式治疗(stepped-care model)这是从低强度干预开始,逐渐提高干预强度和干预水平的治疗模式。鉴于失眠的高患病率和治疗师稀缺的矛盾,阶梯式治疗模式为那些不能从低强度干预中获益的患者保留了个体 CBT-I 的途径。水平的差异在于治疗提供者(如大学毕业生、心理医师、非专业性治疗师、专家级治疗师）和费用而不是内容，但具体步骤有不同设计。一般而言，该模式的第一步是完成由信息手册指导的评估，再接受全自动网络程序或由电话提供的简短干预，最后是个体式面对面的 CBT-I 治疗。

（3）个体化 CBT-I（tailoring CBT-I）对某些人群，标准化的 CBT-I 推荐可能需要进行量体裁衣式调整。例如，对于痴呆患者的陪护者，标准 CBT-I 推荐可能需要结合应激管理、联系社区资源、管理痴呆患者的问题行为，以及通信技巧。已训练痴呆和阿尔茨海默病患者的陪护者应用睡眠卫生、睡眠与觉醒时间安排、凌晨的强光暴露和锻炼来改善受陪护者的睡眠。关于 CBT-I 治疗共病（内外科疾病、神经精神疾病）背景下的失眠尚需要更多研究。经验性证据提示，同时治疗阻塞型睡眠呼吸暂停和心理治疗慢性失眠可使两种情况均获得临床改善。当解决合并另一种精神障碍的失眠时，也需要进行解决两种情况的各自治疗。睡眠教育课程可用来解决患者的行为模式。在所有失眠患者，无论其来自何种群体，干扰睡眠的也许是其特别的认知和情绪。解决上述问题对量身定制式 CBT-I 至关重要。

研究证明，失眠认知行为治疗（CBT-I）不仅对睡眠/失眠投诉具有决定性影响，而且还积极影响躯体/心理共病和生活质量。目前，越来越多的证据表明，CBT-I 治疗失眠症甚至可能在一般治疗和预防方面，特别是在精神障碍的预防方面，具有额外的益处。

11. 光照治疗 在一项随机对照试验中，研究者将嗜睡者随机分为光照治疗组或昏暗组（对照组），并检查了与睡眠相关的结果。虽然失眠症状不在纳入标准之列，但所有入选者的睡眠质量均较差（PSQI>5）。每组接受 1 小时的光疗，每天两次（上午、傍晚），持续 14 天。尽管两组的睡眠指标都有所改善，但接受光照治疗的个体在 DIS、PSQI 和 PDSS 得分方面的改善程度要高于接受昏暗光线的个体。在一组帕金森病和睡眠问题患者（n=140）的回顾性纵向研究中，描述了睡前 1 小时每日光照治疗对失眠投诉的影响。在光照治疗的第 1 个月，失眠就有所改善，在 5 年的研究期间，这种改善有所增加。这些数据表明光照治疗可能是无法进行其他非药物干预失眠的一个合适的选择。

（二）补充和替代医学治疗

尽管治疗失眠的推荐通常是正统医学提倡的非药物干预（如上文所述），包括行为调节和睡眠卫生技术指导，但许多失眠患者很难执行这些干预。有些患者会寻求补充和替代医学（CAM）方法来治疗失眠。

CAM 为一组不同的医学和卫生保健系统、实践和产品。它们通常不是正统医学的内容，往往没有得到循证医学证据的支持，但在许多西方国家如英国、美国、德国、澳大利亚已有较普遍的应用。年轻人或受教育多的人或成年慢性疾病伴失眠者更可能使用。针灸、按摩、太极、瑜伽和气功是我国常用的 CAM 失眠治疗方法。之所以乐于使用这些治疗，原因之一是使用者相信 CAM 可提供积极的健康作用。他们认为 CAM 治疗的是"整个人"，而正统医学对健康问题无效。然而，整体方法并非 CAM 独有，正统医学也可能使用心理、生活方式和药物干预联合的整合方法。

属于 CAM 的非药物疗法大体分为：锻炼、身心干预（太极、瑜伽、气功、腹式呼吸、指引性想象、冥想、催眠疗法）、操作及躯体疗法（按摩、针灸、穴位按压、反射疗法）、物理治疗（经颅电刺激、重复经颅磁刺激、高压电场、磁疗、光治疗）、芳香疗法和能量治疗。总体而言，评估 CAM 治疗疗效设计严格的研究尚少，亟待高质量大样本研究。传统亚洲治疗方法（针灸、穴位按压和瑜伽）的研究比常用的西式 CAM 治疗研究更多。

参 考 文 献

[1] ZHAN Y, LIU Y, LIU H, et al. Factors associated with insomnia among Chinese frontline nurses Fighting against COVID in Wuhan: A cross-ectional survey [J]. Journal of Nursing Management, 2020., 28 (7): 1525-1535.

[2] RIEMANN D, KAI S, FEIGE B, et al. The hyperarousal model of insomnia: A review of the concept and its evidence [J]. Sleep Medicine Reviews, 2010, 14 (1): 19-31.

[3] 王曼，宋鲁平．原发性失眠神经机制的磁共振成像研究进展 [J]．中国现代神经疾病杂志，2018, 18 (3): 5.

[4] CHEN MC, CHANG C, GLOVER GH, et al. Increased insula coactivation with salience networks in insomnia [J]. Biol Psychol, 2014, 97: 1-8.

[5] HARPER DG, PLANTE DT, JENSEN JE, et al. Energetic and cell membrane metabolic products in patients with primary insomnia: a 31-phosphorus magnetic resonance spectroscopy study at 4 tesla [J]. Sleep, 2013, 36 (4): 493-500.

[6] LEBLANC M, MéRETTE C, SAVARD J, et al. Incidence and risk factors of insomnia in a population-based sample [J]. Sleep, 2009, 32 (8): 1027-1037.

[7] PALLESEN S, SIVERTSEN B, NORDHUS IH, et al. A 10-year trend of insomnia prevalence in the adult Norwegian population [J]. Sleep Med, 2014, 15 (2): 173-179.

[8] ELLIS JG, PERLIS ML, NEALE LF, et al. The natural history of insomnia: focus on prevalence and incidence of acute insomnia [J]. J Psychiatr Res, 2012, 46 (10): 1278-1285.

[9] 赵李璞．回顾中国睡眠医学发展史 —— 探索睡眠障碍的机体损害 [J]．中华医学信息导报，2021, 36 (8): 1.

[10] SCHWARTZ S, MCDOWELL ANDERSON W, COLE SR, et al. Insomnia and heart disease: a review of epidemiologic studies [J]. J Psychosom Res, 1999, 47 (4): 313-333.

[11] 刘娅萍，柴春艳，王甜，等．舒眠胶囊联合右佐匹克隆治疗失眠症的临床研究 [J]．现代药物与临床，2017, 32 (11): 4.

[12] 孟方，龚卫娟，廖月霞，等．耳揿针联合耳尖放血对围绝经期失眠患者睡眠质量、神经内

分泌水平的影响 [J]. 中国针灸 , 2018, 38 (6): 5.

[13] LAUGSAND LE, VATTEN LJ, PLATOU C, et al. Insomnia and the risk of acute myocardial infarction: a population study [J]. Circulation, 2011, 124 (19): 2073-2081.

[14] GOTTLIEB DJ, PUNJABI NM, NEWMAN AB, et al. Association of sleep time with diabetes mellitus and impaired glucose tolerance [J]. Arch Intern Med, 2005, 165 (8): 863-867.

[15] JANSON C. Insomnia in men a 10-year prospective population based study [J]. Sleep, 2001: 24.

[16] KHAN MS, AOUAD R. The Effects of Insomnia and Sleep Loss on Cardiovascular Disease [J]. Sleep Med Clin, 2017, 12 (2): 167-177.

[17] PIGEON WR, BISHOP TM, KRUEGER KM. Insomnia as a precipitating factor in new onset mental illness: a systematic review of recent findings [J]. Curr Psychiatry Rep, 2017, 19 (8): 44.

[18] ESPIE CA, KYLE SD, HAMES P, et al. The daytime impact of DSM-5 insomnia disorder: comparative analysis of insomnia subtypes from the Great British Sleep Survey [J]. J Clin Psychiatry, 2012, 73 (12): e1478-1484.

[19] SATEIA MJ. International classification of sleep disorders-third edition: highlights and modifications [J]. Chest, 2014, 146 (5): 1387-1394.

[20] REIMER MA, FLEMONS WW. Quality of life in sleep disorders [J]. Sleep Medicine Reviews, 2003, 7 (4): 335-349.

[21] DRAKE CL, CHENG P, ALMEIDA DM, et al. Familial Risk for Insomnia Is Associated With Abnormal Cortisol Response to Stress [J]. Sleep, 2017, 40 (10).

[22] DRAKE CL, PILLAI V, ROTH T. Stress and sleep reactivity: a prospective investigation of the stress-diathesis model of insomnia [J]. Sleep, 2014, 37 (8): 1295-1304.

[23] JANSEN PR, WATANABE K, STRINGER S, et al. Genome-wide analysis of insomnia in 1, 331, 010 individuals identifies new risk loci and functional pathways [J]. Nat Genet, 2019, 51 (3): 394-403.

[24] STEIN MB, MCCARTHY MJ, CHEN CY, et al. Genome-wide analysis of insomnia disorder [J]. Mol Psychiatry, 2018, 23 (11): 2238-2250.

[25] SPIEGELHALDER K, SCHOLTES C, RIEMANN D. The association between insomnia and cardiovascular diseases [J]. Nature and science of sleep, 2010, 2: 71.

[26] PERLIS ML, SMITH LJ, LYNESS JM, et al. Insomnia as a risk factor for onset of depression in the elderly [J]. Behav Sleep Med, 2006, 4 (2): 104-113.

[27] COLE MG, DENDUKURI N. Risk factors for depression among elderly community subjects: a systematic review and meta-analysis [J]. Am J Psychiatry, 2003, 160 (6): 1147-1156.

[28] PIGEON WR, HEGEL M, UNüTZER J, et al. Is insomnia a perpetuating factor for late-

life depression in the IMPACT cohort? [J]. Sleep, 2008, 31 (4): 481-488.

[29] JANSSON-FRöJMARK M, LINDBLOM K. A bidirectional relationship between anxiety and depression, and insomnia? A prospective study in the general population [J]. J Psychosom Res, 2008, 64 (4): 443-449.

[30] YOUNGSTEDT SD, KRIPKE DF, ELLIOTT JA, et al. Circadian abnormalities in older adults [J]. J Pineal Res, 2001, 31 (3): 264-272.

[31] OHAYON MM. Epidemiology of insomnia: what we know and what we still need to learn [J]. Sleep Med Rev, 2002, 6 (2): 97-111.

[32] STENUIT P, KERKHOFS M. Age modulates the effects of sleep restriction in women [J]. Sleep, 2005, 28 (10): 1283-1288.

[33] ROTH T, COULOUVRAT C, HAJAK G, et al. Prevalence and perceived health associated with insomnia based on DSM-IV-TR; International Statistical Classification of Diseases and Related Health Problems, Tenth Revision; and Research Diagnostic Criteria/International Classification of Sleep Disorders, Second Edition criteria: results from the America Insomnia Survey [J]. Biol Psychiatry, 2011, 69 (6): 592-600.

[34] BASTIEN CH. Insomnia: Neurophysiological and neuropsychological approaches [J]. Neuropsychol Rev, 2011, 21 (1): 22-40.

[35] LITTNER M, HIRSHKOWITZ M, KRAMER M, et al. Practice parameters for using polysomnography to evaluate insomnia: an update [J]. Sleep, 2003, 26 (6): 754-760.

[36] BLOOM HG, AHMED I, ALESSI CA, et al. Evidence-based recommendations for the assessment and management of sleep disorders in older persons [J]. J Am Geriatr Soc, 2009, 57 (5): 761-789.

[37] MORGENTHALER T, ALESSI C, FRIEDMAN L, et al. Practice parameters for the use of actigraphy in the assessment of sleep and sleep disorders: an update for 2007 [J]. Sleep, 2007, 30 (4): 519-529.

[38] ANCOLI-ISRAEL S, COLE R, ALESSI C, et al. The role of actigraphy in the study of sleep and circadian rhythms [J]. Sleep, 2003, 26 (3): 342-392.

[39] CELLINI N, BUMAN MP, MCDEVITT EA, et al. Direct comparison of two actigraphy devices with polysomnographically recorded naps in healthy young adults [J]. Chronobiol Int, 2013, 30 (5): 691-698.

[40] ALTENA E, VRENKEN H, VAN DER WERF YD, et al. Reduced orbitofrontal and parietal gray matter in chronic insomnia: a voxel-based morphometric study [J]. Biol Psychiatry, 2010, 67 (2): 182-185.

[41] JOO EY, KIM H, SUH S, et al. Hippocampal substructural vulnerability to sleep disturbance and cognitive impairment in patients with chronic primary insomnia: magnetic resonance imaging morphometry [J]. Sleep, 2014, 37 (7): 1189-1198.

[42] BASTIEN CH, VALLIèRES A, MORIN CM. Validation of the Insomnia Severity Index

as an outcome measure for insomnia research [J]. Sleep Med, 2001, 2 (4): 297-307.

[43] BUYSSE DJ, REYNOLDS CF, MONK TH, et al. The Pittsburgh Sleep Quality Index: a new instrument for psychiatric practice and research [J]. Psychiatry Res, 1989, 28 (2): 193-213.

[44] WALLACE DM, WOHLGEMUTH WK, TROTTI LM, et al. Practical evaluation and management of insomnia in parkinson's disease: A review [J]. Mov Disord Clin Pract, 2020, 7 (3): 250-266.

[45] 王闻慧, 石贺敏, 贾海玲, 等 . 河北省成年居民失眠及危险因素现况调查 [J]. 中国心理卫生杂志 , 2021, 35 (6): 6.

[46] OHAYON MM. Epidemiology of insomnia: what we know and what we still need to learn [J]. Sleep Medicine Reviews, 2002, 6 (2): 97-111.

[47] WALLACE DM, WOHLGEMUTH WK, TROTTI LM, et al. Practical Evaluation and Management of Insomnia in Parkinson's Disease: A Review [J]. Movement Disorders Clinical Practice, 2020, 7 (3): 250-266.

[48] SEPPI K, RAY CHAUDHURI K, COELHO M, et al. Update on treatments for nonmotor symptoms of Parkinson's disease-an evidence-based medicine review [J]. Mov Disord, 2019, 34 (2): 180-198.

[49] ELGER BS. Insomnia in places of detention: a review of the most recent research findings [J]. Med Sci Law, 2007, 47 (3): 191-199.

[50] BUBOLTZ WC, JR., BROWN F, SOPER B. Sleep habits and patterns of college students: a preliminary study [J]. J Am Coll Health, 2001, 50 (3): 131-135.

[51] CHOWDHURY AI, GHOSH S, HASAN MF, et al. Prevalence of insomnia among university students in South Asian Region: a systematic review of studies [J]. Journal of Preventive Medicine and Hygiene, 2020, 61 (4): E525-E529.

[52] PATEL D, STEINBERG J, PATEL P. Insomnia in the Elderly: A Review [J]. J Clin Sleep Med, 2018, 14 (6): 1017-1024.

[53] NOWELL PD, BUYSSE DJ. Treatment of insomnia in patients with mood disorders [J]. Depression and Anxiety, 2001, 14 (1): 7-18.

[54] HUANG CL, WU MP, HO CH, et al. Risks of treated anxiety, depression, and insomnia among nurses: A nationwide longitudinal cohort study [J]. PLoS One, 2018, 13 (9): e0204224.

[55] ZHANG C, YANG L, LIU S, et al. Survey of insomnia and related social psychological factors among medical staff involved in the 2019 novel coronavirus disease outbreak [J]. Frontiers in Psychiatry, 2020: 11.

[56] WU K, WEI X. Analysis of psychological and sleep status and exercise rehabilitation of front-line clinical staff in the fight against covid-19 in china [J]. Medical Science Monitor Basic Research, 2020: 26.

[57] BAGLIONI C, ALTENA E, BJORVATN B, et al. The European Academy for Cognitive Behavioural Therapy for Insomnia: An initiative of the European Insomnia Network to promote implementation and dissemination of treatment [J]. J Sleep Res, 2020, 29 (2): e12967.

[58] MORIN CM, BENCA R. Chronic insomnia [J]. Lancet, 2012, 379 (9821): 1129-1141.

[59] RIEMANN D, BAGLIONI C, BASSETTI C, et al. European guideline for the diagnosis and treatment of insomnia [J]. J Sleep Res, 2017, 26 (6): 675-700.

[60] CHUNG S, CHO SW, JO MW, et al. The prevalence and incidence of insomnia in Korea during 2005 to 2013 [J]. Psychiatry Investig, 2020, 17 (6): 533-540.

[61] TORRENS I, ARGüELLES-VáZQUEZ R, LORENTE-MONTALVO P, et al. Prevalence of insomnia and characteristic of patients with insomnia in a health area of Majorca (Spain)] [J]. Aten Primaria, 2019, 51 (10): 617-625.

[62] WICKWIRE EM, SHAYA FT, SCHARF SM. Health economics of insomnia treatments: The return on investment for a good night's sleep [J]. Sleep Medicine Reviews, 2016, 30: 72-82.

[63] WICKWIRE EM. The value of digital insomnia therapeutics: what we know and what we need to know [J]. J Clin Sleep Med, 2019, 15 (1): 11-13.

[64] LEGER D, LEVY E, PAILLARD M. The direct costs of insomnia in France [J]. Sleep, 1999, 22 Suppl 2: S394-401.

[65] DALEY M, MORIN CM, LEBLANC M, et al. The economic burden of insomnia: direct and indirect costs for individuals with insomnia syndrome, insomnia symptoms, and good sleepers [J]. Sleep, 2009, 32 (1): 55-64.

[66] DARDEN M, ESPIE CA, CARL JR, et al. Cost-effectiveness of digital cognitive behavioral therapy (Sleepio) for insomnia: a Markov simulation model in the United States [J]. Sleep, 2021, 44 (4).

[67] HILDITCH CJ, CENTOFANTI SA, DORRIAN J, et al. A 30-minute, but not a 10-minute nighttime nap is associated with sleep inertia [J]. Sleep, 2016, 39 (3): 675-685.

[68] LOVATO N, LACK L. The effects of napping on cognitive functioning [J]. Prog Brain Res, 2010, 185: 155-166.

[69] BENZ F, KNOOP T, BALLESIO A, et al. The efficacy of cognitive and behavior therapies for insomnia on daytime symptoms: A systematic review and network meta-analysis [J]. Clinical Psychology Review, 2020, 80: 101873.

[70] HERTENSTEIN E, TRINCA E, WUNDERLIN M, et al. Cognitive behavioral therapy for insomnia in patients with mental disorders and comorbid insomnia: A systematic review and meta-analysis [J]. Sleep Med Rev, 2022, 62: 101597.

[71] LEERSSEN J, LAKBILA-KAMAL O, DEKKERS LM, et al. Treating insomnia with high risk of depression using therapist-guided digital cognitive, behavioral, and circadian

rhythm support interventions to prevent worsening of depressive symptoms: A randomized controlled trial [J]. Psychotherapy and Psychosomatics, 2022, 91 (3): 168-179.

[72] VIDENOVIC A, KLERMAN EB, WANG W, et al. Timed light therapy for sleep and daytime sleepiness associated with parkinson disease: a randomized clinical trial [J]. JAMA Neurol, 2017, 74 (4): 411-418.

[73] MARTINO JK, FREELANCE CB, WILLIS GL. The effect of light exposure on insomnia and nocturnal movement in Parkinson's disease: an open label, retrospective, longitudinal study [J]. Sleep Med, 2018, 44: 24-31.

心理问题相关的失眠

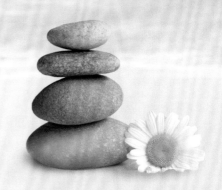

睡眠评估可分为两大类，即客观睡眠评估和主观睡眠评估。虽然客观评估提供了对睡眠参数的无偏测量并提高了精确度，但主观测量对于睡眠障碍的评估也至关重要，因为主观睡眠投诉与受调节的情绪过程有关。

第一节　抑郁相关的失眠

罗伯特·伯顿(Robert Burton)在《忧郁的解剖》一书中指出,古希腊医生非常清楚,忧郁症患者抱怨难以入睡、难以维持睡眠或早上醒来太早。在古代,治疗睡眠困难包括听平静的音乐、阅读或使用鸦片或酒精。抑郁症的发病率在全球范围内稳步上升,目前的流行病学数据显示,抑郁症目前是全球疾病负担的第 3 大因素,现代工业化国家 25% 的人口一生中会患 1 次抑郁症。心理问题相关的情绪障碍和失眠有着复杂的理论和临床关系,每种情况的症状相互交织。抑郁症睡眠研究领域的一个重要推动力是观察到几乎所有的抗抑郁药都会影响睡眠,特别是通过强烈抑制 REM 睡眠,由此,REM 睡眠抑制的程度与抗抑郁药治疗效果的临床评分相关。

一、抑郁障碍与失眠的关系

一方面,几乎所有抑郁症患者都表现出某种睡眠改变,另一方面,尤其是失眠本身会增加抑郁症和自杀的风险,睡眠与抑郁的关系需要被概念化为双向关系。

广义上的抑郁障碍指的是一大类抑郁性情绪障碍,包括破坏性心境失调、重性抑郁障碍(major depressive disorder,MDD)、持续抑郁障碍(包括心境恶劣)、经前期心境恶劣障碍、物质和/或药物导致的抑郁障碍、由其他躯体问题引起的抑郁障碍、其他特定的抑郁障碍、非特定的抑郁障碍 8 种亚型,均以显著而持久的心境低落为主要临床特征。狭义的抑郁障碍通常是指重性抑郁障碍。本节主要讨论重性抑郁障碍相关性睡眠障碍。

重性抑郁障碍相关性睡眠障碍是指由重性抑郁障碍引起的睡眠紊乱,多慢性起病,并且与重性抑郁障碍的严重程度有关。临床最多见的表现形式为失眠和/或过度睡眠,有些人在一次发作中可表现出两种形式的交替发作。据流行病学资料,在普通成年人中,14%~20% 有明显失眠的患者和约 10% 有睡眠过多的患者有重性抑郁障碍的表现,而在没有睡眠紊乱主诉的成年人中抑郁的发生率低于 1%。

另一关于青壮年人群中睡眠障碍和心境障碍终生患病率的研究发现,有睡眠紊乱主诉的患者其抑郁患病率明显偏高(其中失眠者抑郁患病率为 31.1%,睡眠过多者 25.3%,两者兼有 54.3%),而没有睡眠紊乱主诉者抑郁患病率仅为 2.7%。

重性抑郁障碍相关性睡眠障碍是重性抑郁障碍的一个具有诊断价值的症状,其表现与一般性失眠或睡眠增多患者的临床症状基本相同,但也有其自身特点,如患者的主观失眠障碍更严重,负性情绪更明显,这可能与抑郁障碍导致的认知功能下降有关。失眠或者睡眠质量差是患者最常见的主诉,可能早于其他抑郁症状许多年出现。特征性表现有入睡困难、频繁的夜间觉醒、早醒、未恢复性睡眠、睡眠总量减少、多梦或噩梦等。此类患者还常常表现出抑郁相关症状，如心境低落，愉快感缺乏或对大部分活动兴趣丧失，伴有其他躯体症状，如头晕、头痛、四肢麻木、胸闷及胃肠道症状等，多伴有不同程度的认知功能下降，如记忆力减退、注意力分散、思维缓慢等。患者的精神活动效率下降，并严重影响到社会生活功能。

流行病学证据表明，失眠症状是抑郁症的一个风险因素，临床研究表明，慢性失眠患者先前抑郁症状或障碍的发病率很高。失眠和情绪障碍的研究是相关的，因为它们的症状经常同时出现。长期失眠也是导致抑郁的重要因素，患有失眠的人群出现抑郁症状的风险会增加 23%。61.2% 的女性抑郁症患者和 68.6% 的男性抑郁症患者抱怨睡眠障碍。对重度抑郁症患者的研究表明，65% 的门诊患者和 90% 以上的住院患者支持某种类型的失眠。40% 的抑郁患者都注意到入睡困难、睡眠持续性困难和清晨醒来等个体症状。相反的，生活和工作中的各种不愉快事件，让个体产生抑郁、焦虑、紧张等应激反应时往往会表现为失眠。研究发现，失眠与抑郁密切相关，抑郁可以显著预测失眠，抑郁症患者的失眠发生率为 67%~84%，患有抑郁症的老年人失眠发病率是正常相同群体的 2.4 倍。在睡眠障碍中心就诊的患者中，情绪障碍是导致慢性失眠的最常见原因。35% 的慢性失眠患者被诊断为情绪障碍。216 名慢性失眠患者中有 46% 被诊断为精神障碍，最常见的是情绪障碍。

失眠和抑郁症状不仅经常同时发生，而且失眠被认为是情绪障碍发展的前驱症状或风险因素。研究者对健康维护组织中的 1 200 名年轻成年患者进行了纵向研究。在 3.5 年的随访期间，即使排除了先前已有的抑郁症状，结果显示，既往有失眠史的个体出现新的抑郁症状的风险增加了 4 倍。在另一项前瞻性研究中，30 年后出现失眠症状的个体患抑郁症的相对风险增加了 2 倍。其他纵向研究也支持了失眠是抑郁症的一个危险因素。

持续性睡眠障碍也与抗抑郁药物无反应相关，并且它构成慢性抑郁症和自杀的风险因素。在一项对接受去甲替林和心理治疗的老年抑郁症患者的研究中，患者被随机分为心理治疗或"药物诊所"随访，以进行维持治疗。在缓解时报告睡眠质量良好并随机接受维持性心理治疗的患者中，90% 的患者在接下来的 1 年中保持良好。相比之下，只有 33% 的睡眠质量差和维持性心理治疗的患者保持良好。因此，失眠症似乎是抑郁症患者偶发性抑郁和不良预后的危险因素。最后，对慢性失眠患者临床样本的研究表明，目前或过去的精神障碍，主要是抑郁障碍的患病率为 75%~100%。

临床上，治疗性睡眠剥夺是一种针对重度抑郁症患者的快速治疗方法。在 24 小时内，它会使有反应的人的抑郁症状出现短暂但强烈的减轻。不幸的是，这种影响并不持久，第二天晚上睡觉后就会复发为抑郁症。

二、抑郁症患者的睡眠

主观和睡眠脑电图结果数据证实情绪障碍患者需要更长的时间入睡、觉醒次数增加、睡眠效率降低（睡眠时间÷卧床时间）、难以保持睡眠及在清晨醒来后难以恢复睡眠。传统上，年轻患者被认为更难入睡，而老年抑郁症患者更容易在清晨醒来。这一观察结果与昼夜节律功能随年龄的变化相一致：年轻人经常有相位延迟节律的趋势（导致难以入睡），而老年人更经常有相位提前节律（与清晨醒来相关）。已有数据证实了抑郁症患者的主观失眠症状。例如，主观睡眠质量已经用一种称为匹兹堡睡眠质量指数（PSQI）的有效量表进行了测量，抑郁患者的主观睡眠质量比以失眠或其他睡眠障碍为主诉的患者。表 3-1 展示了抑郁症患者脑电图（EEG）睡眠模式的变化。即使在健康受试者中，随着年龄的增长，睡眠连续性恶化，慢波睡眠减少，快速动眼潜伏期缩短。然而，与年龄相关的变化在抑郁患者中更为明显。相比之下，青少年和青春期前抑郁儿童的睡眠脑电图测量通常较少异常，仅在住院和/或自杀的儿童中持续出现。男性通常比女性有更多的睡眠脑电图异常。

表 3-1　抑郁症患者睡眠模式的变化

睡眠维持障碍（睡眠分布的变化和觉醒）
睡眠潜伏期延长
觉醒次数增加
睡眠持续时间缩短
清晨觉醒
睡眠结构的变化（睡眠不同分期时长或百分比的变化）
第 3/4 阶段的 NREM 睡眠（%）减少
REM 睡眠（%）增加
与 REM 睡眠相关的变化
REM 潜伏期减少（睡眠开始和第 1 个 REM 周期之间的时间间隔缩短）
REM 期间的眼球运动增加（"阶段性"REM、REM 活动或 REM "密度"增加）
第 1 个 REM 期的睡眠持续时间增长、眼球运动的增加
睡眠脑电图的"微结构"变化（通过计算机检测识别波形变化）
REM 睡眠期间 δ 频率 EEG 波的发生率降低
整个 NREM 期间的 δ 脑电图活动分布改变（"δ 比率"降低）
脑电活动的半球间相关性降低
脑电频率的相关性降低
脑电图的"维数"降低

三、干预治疗策略与挑战

失眠作为一种症状经常发生（一年中超过 50% 的人口），在许多情况下会消失，例如在急性应激源停止后。到目前为止,认知行为治疗失眠症(CBT-I)被公认为失眠症的一线治疗从而为大规模研究提供了可能性,以测试早期和充分的失眠症治疗是否可以预防精神后遗症,即抑郁或精神病。针对这一问题的首次研究表明,在线提供的 CBT-I 似乎能够降低患有失眠的亚临床抑郁症患者的失眠和抑郁分数。类似地,生物钟学领域的进步促进了精神疾病时间治疗方法的复兴。这些策略是日常生活方式中有用的非药理学预防措施:规律的睡眠-觉醒节律、适应季节的日常食物和身体活动、白天结构、在室内照明的"正确"时间正确的光照。所有这些策略都显示出抑郁预防特性,这些策略的效果开始得到经验测试和确认,但需要复制研究检验。

(一) 顺序治疗

治疗失眠-抑郁共病患者的一种策略是一次治疗一种疾病,仅从抑郁症治疗开始,可能会使许多人出现未解决的失眠症状。由于残留的失眠症状构成了复发和复发的风险,因此需要继续治疗残留的失眠症状。在一项试点研究中,该研究评估了在常规护理中增加短暂(4 个疗程)的失眠行为疗法的策略,这些患者没有完全缓解抑郁症并出现残余失眠症状。结果发现,失眠和抑郁症状有显著改善,与常规治疗相比,效果显著。在另一项试点研究中,对接受抗抑郁药治疗至少 6 周后出现残余失眠症状的患者进行了 4 次面对面 CBT-I 和自助 CBT-I 的比较,结果显示接受面对面 CBT-I 治疗的患者在失眠和抑郁严重程度方面有了更大的改善。未来可以通过更大规模的研究和更长时间的随访来跟踪这些结果,这些研究和随访可以评估这些策略是否通过降低风险或缩短复发时间来积极影响抑郁症的病程。

治疗失眠的策略的研究受到伦理挑战的阻碍,这就是为什么评估该策略疗效的研究多包括轻度抑郁症患者,而且是短期的。但最近的一项小型研究比较了失眠和重度抑郁症双重诊断的患者对 CBT-I(n=22)或 CBT-D(n=21)在线治疗 9 周的效果,结果表明,在线 CBT-I 在改善失眠方面明显比抑郁症治疗更有效(57% $vs.$19% 的治疗完成者不再符合失眠标准),在减少抑郁方面也相当(37% $vs.$ 21% 的治疗结束者不再符合抑郁症标准)。这些初步结果无法进行解释,既是因为样本量小,也是因为两种在线治疗的完成率不同。对 CBT-I 组的一项对照研究和几项非对照研究也发现,治疗后失眠和抑郁症状均有显著改善。一项随机对照试验,研究了 CBT-I 组对共病样本中失眠和抑郁症状的影响,发现与对照治疗相比,CBT-I 在降低失眠严重程度方面更有效,并且 CBT-1 与失眠和抑郁症诊断缓解率相关性更高。

(二) 整合治疗

另一种治疗抑郁症-失眠共病的策略是同时治疗这两种疾病。这种策略的优点是可以更快地减轻患者的痛苦,因为患者可以比采用顺序疗法更早地缓解抑郁和失眠。

随机对照研究明确表明,抗抑郁药物与 CBT-I 联合使用可有效缓解成年人和青少年的失眠症状。整合疗法对抑郁结果的影响的结果好坏参半。在早期的一项随机对照试验研究中发现,在治疗失眠症和重度抑郁障碍的成年人中,依他普仑联合 CBT-I 改善了抑郁症状的缓解效果更好。然而,随后进行的更大的随机对照试验,即抑郁症中失眠的治疗(三联疗法),发现与之前的结果不一致。该研究将个体随机分组,接受 CBT-I 或与试点研究相同的对照疗法的抗抑郁药物治疗,发现 3 组间抑郁缓解无差异,进一步的分析显示,治疗第 6 周时失眠的改善对抑郁的最终缓解起中介作用。类似地,在一项随机对照试验中,对患有重度抑郁障碍和失眠障碍的成年人进行了依他普仑加 CBT-I 与 CBT-I 加安慰剂或依他普仑加 4 次睡眠卫生控制的比较。结果发现,尽管所有组都自我报告睡眠改善,但只有 CBT-I 组的客观睡眠改善,而接受抗抑郁药物加睡眠卫生的组的睡眠恶化。虽然所有组的抑郁症状从基线检查到治疗后都有显著改善,但各组之间从基线测量至治疗后抑郁症状的变化没有差异。

一项针对青少年的试点随机对照试验也未能显示在抑郁症治疗中加入 CBT-I 的益处。该研究比较了 CBT-D 加 CBT-I 和 CBT-D 加睡眠卫生控制疗法对伴有失眠和抑郁的青少年失眠的治疗效果,发现两种情况下抑郁的恢复率没有差异,然而,当将分析局限于从抑郁中缓解的患者时,研究人员发现 CBT-I 患者有更快缓解的趋势。整合治疗策略也有可能影响患者对抗抑郁药物的耐受性,与随机接受对照失眠治疗的受试者相比,CBT-I 受试者出现药物副作用的频率更高,副作用也更强,然而,没有参与者因抗抑郁药副作用而中断研究。

(三)局限性与未来发展方向

尽管 CBT-I 治疗失眠伴抑郁是有效的,但治疗失眠伴抑郁症存在一些独特的挑战。事实上,在睡眠诊所参加 CBT-I 组的患者中,抑郁症状严重程度升高的患者更有可能停止治疗。儿童时期首次出现这两种疾病的抑郁症和失眠患者对 CBT-I 的反应不如成年后首次出现的患者。此外,患有失眠并伴有抑郁症的个体可能会增加依从性和反应不良的风险。

虽然对顺序疗法进行评估的研究(在抑郁症治疗前治疗失眠或在抑郁症治疗后治疗残余失眠症状)的初步结果显示了有效的结果,但需要进行更充分的随机对照试验,并进行长期随访,以评估顺序疗法对抑郁症病程的影响。关于抑郁症和失眠整合治疗是否能改善抑郁的研究也处于起步阶段,结果喜忧参半。尽管研究发现,对失眠治疗的反应对抑郁症的最终缓解起中介作用,表明专注于改善失眠有可能提高抑郁症治疗的效果。但为了进一步改善经历失眠的抑郁症患者的生活,需要进一步研究哪些患者适合顺序疗法,哪些患者适合整合疗法。

第二节 焦虑相关的失眠

一、焦虑障碍与失眠的关系

焦虑障碍包括广泛性焦虑症（generalized anxiety disorder）、惊恐障碍（panic disorder，PD）、社交焦虑障碍（social anxiety disorder，SAD）、分离性焦虑障碍、特定的恐怖症等疾病。焦虑障碍相关性睡眠障碍是指由于焦虑障碍而引起的睡眠紊乱。

失眠也与焦虑密切相关，随着时间的推移，它们似乎会相互影响。约 75% 的焦虑症患者患有睡眠障碍或失眠。睡眠障碍，特别是失眠，在患有焦虑症的人中非常常见，尤其是广泛性焦虑症，这是一种持续至少 6 个月的焦虑状态，通常是不同精神疾病（如抑郁症或创伤后应激障碍）的结果。广泛性焦虑症在普通人群中的比例为 4%~7%。焦虑和失眠并存的临床症状比任何单一疾病的临床症状都要复杂得多，失眠和焦虑之间的关系不是简单的因果关系，而是通过流行病学研究和系统综述证实的复杂的双向关系。研究表明，长期失眠可诱发焦虑症状或加重原有的焦虑症状。焦虑的严重程度往往与失眠的频率和持续时间呈正相关。睡眠障碍与创伤后应激障碍和强迫症的症状严重性增加有关，这表明睡眠丧失的负面影响可能会加剧焦虑和相关障碍的症状。随着焦虑症状的缓解，睡眠困难可以减轻或消失。将同时患有失眠和焦虑的患者分为两组，分别对两组进行焦虑干预和失眠干预，结果显示，随着焦虑症状的改善，其睡眠状况有所改善，同时，随着睡眠情况的改善，其焦虑症状也有所减轻。失眠与高强度的工作压力、努力-回报失衡、高需求、高工作量和低社会支持之间存在相关性，与普通人相比，从事更繁忙工作的人睡眠中断的风险高出 1.39 倍，而从事高要求工作的人的风险高出 1.96 倍。

二、广泛性焦虑症相关性失眠

广泛性焦虑症（generalized anxiety disorder）是以持续的显著紧张不安、伴有自主神经功能兴奋和过分警觉为特征的一种慢性焦虑障碍，以经常或持续的、全面的、无明确对象或固定内容的紧张不安及过度焦虑感为基本特征。患者常对现实生活中的某些问题过分担心或烦恼，如担心自己或亲戚患病或发生意外、异常担心经济状况、过分担心工作或社会能力。这些紧张不安、担心或烦恼与现实很不相称。失眠是广泛性焦虑症最常见的临床症状之一，而且睡眠问题往往是广泛性焦虑症的前驱症状。

广泛性焦虑症导致失眠的基本特征是入睡困难、夜间觉醒次数增多、深睡眠减少、早醒、睡眠时间短、睡眠效率差。原因在于对某些生活事件的过度焦虑和期待，或与焦虑性梦境导致的频繁醒转或觉醒有关。广泛性焦虑症的核心认知特点是"过度担心",这种担心常常是引起失眠和易醒的根源。患者常常抱怨这种担心无法控制和令人讨厌,并且妨碍了他们正常入睡。患者即使躺在床上,也会感到无法做到"放松""丢掉烦恼"和"停止思考"。无论是清醒还是刚入睡都会受到胡思乱想和焦虑不安的影响。在白天或就寝前,患者常常对夜间可能出现难以摆脱的失眠而预期性焦虑。

（一）客观睡眠研究

虽然只有有限的研究将广泛性焦虑症患者与健康对照组的客观测量睡眠进行了比较,但现有文献表明,这些群体在多个睡眠参数上存在差异。与健康对照组相比,广泛性焦虑症患者的总睡眠时间降低,入眠时间增加,NREM 睡眠结构变化。但是睡眠效率和 REM 参数存在差异的证据不一,只有一项研究发现了成年广泛性焦虑症患者 REM 潜伏期增加的证据。有趣的是,有广泛性焦虑症的儿童 REM 潜伏期缩短、REM 周期缩短。这些看似不一致的发现可能反映了睡眠调节过程的发展,因为儿童和青少年的健康睡眠以慢波睡眠和 REM 增加为特征。由于健康青少年在发育过程中表现出慢波睡眠和 REM 睡眠减少,这可能反映了广泛性焦虑症儿童在慢波睡眠和 REM 睡眠时间上的病理异常。此外,一项比较 GAD 儿童与健康对照组的研究发现,没有证据表明任何睡眠参数存在客观差异。

睡眠参数的差异也将广泛性焦虑症患者与重症抑郁患者区分开来。在广泛性焦虑症患者和重症抑郁症患者之间观察到一致的 REM 参数差异,有大量证据表明广泛性焦虑症患者的 REM 潜伏期增加。此外,与重症抑郁患者相比,广泛性焦虑症患者中的 REM 百分比、时间和密度也有所降低,除了 REM 参数的差异外,广泛性焦虑症患者的 NREM 第 2 期百分比增加,但夜间觉醒较少。此外,在一项将广泛性焦虑症患者与失眠症患者进行比较的研究中,只有广泛性焦虑症患者 REM 密度的增加区分了这两组,这表明广泛性焦虑症患者的睡眠与失眠病患者相似。

（二）主观睡眠研究

评估主观睡眠的研究还发现,与健康对照组相比,广泛性焦虑症患者存在一致的睡眠障碍,并且与其他焦虑症相比,广泛性焦虑症患者的睡眠问题增加。与健康对照组相比,患有广泛性焦虑症的成年人的主观睡眠一直较差。患有广泛性焦虑症的人更有可能患有睡眠障碍。此外,患有原发性广泛性焦虑症的儿童也报告了更多的主观睡眠投诉。

同样地,主观睡眠的差异也将广泛性焦虑症患者与其他焦虑障碍患者区分开来。例如,在患有焦虑症的儿童中,睡眠抱怨在原发性广泛性焦虑症患者中最常见,与患有社交焦虑障碍或强迫障碍的儿童相比,患有广泛性焦虑症的儿童报告睡眠问题的比例更高。然而,一项研究发现,患有和不患有广泛性焦虑症的焦虑障碍儿童报告的睡眠问题数量没有差异,尽管结果表明 90% 的焦虑障碍样本报告至少有一个睡眠问题。在成年人的社区样本中,患有广泛性焦虑症的人有更高的睡眠障碍概率。此外,主观睡眠障碍与成人和儿童的广泛性焦虑症随时间的发展有关,这表明主观睡眠障碍可能与广泛性焦虑症的病因有关。此外,主观睡眠障碍可预测广泛性焦虑症的发展。

尽管有证据表明广泛性焦虑症患者存在客观和主观睡眠障碍,但有限的研究将这两个参数结合起来进行了评估。未来的研究将受益于利用主观和客观睡眠评估,以便更全面地了解这些因素如何可能导致广泛性焦虑症。此外,尽管广泛性焦虑症的症状标准中包括睡眠障碍,但只有相对较少的研究机构对这一人群的客观睡眠障碍进行了研究,而且在成年人中的研究明显不足,未来需要进行更多的研究,以确定可能与广泛性焦虑症和睡眠障碍相关的机制。

三、惊恐障碍相关性失眠

惊恐障碍(panic disorder,PD)又称急性焦虑障碍,其主要特征是反复出现不可预测和突发的惊恐发作。患者在没有真实危险存在的情况下出现强烈恐惧或不适,反应程度强烈,常体会到濒临灾难性结局的害怕和恐惧。焦虑迅速(通常在数分钟)达到高峰,而后迅速终止。患者常常存在对下一次惊恐发作的持续担心,比如担心惊恐发作的可能影响或后果,或存在与发作相关的显著行为变化。睡眠紊乱在惊恐障碍患者中常见,尤其夜间惊恐发作会严重影响睡眠,出现明显的睡眠障碍。

惊恐障碍导致失眠的基本特征是入睡困难、浅睡眠、觉醒次数增加、早醒、夜间或睡眠中惊恐发作等。大约 2/3 的惊恐障碍患者出现入睡或睡眠维持困难。睡眠中惊恐发作时,表现为患者突然惊醒,随后出现过度警觉,伴有呼吸急促、心动过速、心悸、窒息感、胸部不适、寒战或潮热。除出现上述的典型惊恐症状外,患者随后出现过度清醒,很难再次入睡。许多患者出现继发性预期性焦虑和回避行为,有些患者可能因此而形成条件反射性害怕睡眠或回避上床睡眠,以各种借口推迟上床时间或要人陪伴,或者设法使自己只休息而不入睡(如开灯坐着)。

躯体疾病所致睡眠障碍许多躯体疾病,如甲状腺功能亢进、心脏病、糖尿病、前庭功能障碍等躯体疾病,均可导致焦虑障碍,进而引起睡眠紊乱。睡惊症发生于慢波睡眠的觉醒过程中,发作常常是以高声尖叫开始,发作时处于半睡状态,通常不能辨认旁人,也不易唤醒,对周围环境的反应或应答较差,可以自己回到床上睡觉,次日不能回忆发作过程。睡惊症患者在白天无惊恐发作表现。

(一) 客观睡眠研究

对惊恐障碍的客观睡眠研究中发现,惊恐障碍患者在多个参数中始终表现出客观的睡眠障碍。与健康对照组相比,惊恐障碍患者的入睡时间增加、睡眠效率降低、总睡眠时间降低。但一些研究结果也表明，与健康对照组相比，惊恐障碍患者的 NREM1 期时间增加、2 期时间减少、3 期时间减少和 4 期时间减少。在惊恐障碍患者中也发现 REM 参数的改变，尽管证据相对有限。一些研究表明快速动眼潜伏期减少、快速动眼周期数减少，以及快速动眼密度降低。但也有研究发现，与健康对照组相比，惊恐障碍患者的客观睡眠没有差异。

（二）主观睡眠研究

虽然有少量的研究评估了惊恐障碍患者的主观睡眠，但现有研究表明该人群存在主观睡眠障碍。与健康对照组相比，惊恐障碍患者报告睡眠障碍增加。此外，在一项比较患有和不患有抑郁症和夜间恐慌的惊恐障碍患者的研究中，4 组中每一组的参与者报告患有的睡眠问题明显多于未患有的，表明惊恐障碍患者睡眠障碍受多种共病影响。此外，在社区样本和退伍军人中自我报告的睡眠障碍与惊恐障碍相关，且睡眠障碍可以预测社区样本中 4 年随访的惊恐障碍发展情况。

还有证据表明，惊恐障碍的治疗并不能成功治疗共病失眠，这表明睡眠障碍可能不仅仅是焦虑的次要症状。尽管有有限的研究试图阐明睡眠障碍如何影响惊恐障碍的特定维度，但一项研究发现，焦虑敏感性的增加，或由于认为这些感觉是有害的而产生对与焦虑相关的感觉的恐惧，与惊恐障碍患者的总睡眠时间增加相关。在没有干扰物的情况下（即在黑暗的卧室中），难以启动睡眠可能会引起对似乎无法控制的病理性睡眠过程的注意，从而增加焦虑敏感性，这种焦虑敏感性的增加可能会导致惊恐障碍。或者，对焦虑敏感性特征的内部感觉的关注增加可能会干扰睡眠启动。需要更多的研究来验证这一发现，并确定可能与睡眠障碍和惊恐障碍有关的其他过程。

总的来说，这些发现表明惊恐障碍中存在睡眠障碍。具体而言，惊恐障碍患者的主观睡眠障碍增加，客观研究表明睡眠效率和总睡眠时间降低、入睡时间增加，部分原因可能是焦虑敏感性增加。但其他客观睡眠参数变化的证据不太一致。此外，很少有关于惊恐障碍患者睡眠的研究试图超越特征化来研究为什么睡眠障碍与惊恐障碍有关。虽然有一项研究指出了焦虑敏感性的作用，但未来的研究有必要描述可能解释睡眠与惊恐障碍之间关系的具体机制。这个可能对惊恐障碍的治疗有重要影响，因为利用针对焦虑敏感性的治疗可能会改善惊恐障碍患者的睡眠。同样，确定睡眠与惊恐障碍相关的其他过程也可能会突出惊恐障碍患者的新治疗选择。

四、社交焦虑障碍相关性失眠

社交焦虑障碍（social anxiety disorder，SAD）又称社交恐怖症。主要表现为对社交场合和人际接触的过分担心、紧张和害怕。患者常在公众场合进食或说话、聚会、开会时害怕自己做出一些难堪的行为而使自己感到尴尬和窘迫等。他们在公众场合与人接触怕自己脸红(赤脸恐怖)、怕与他人目光对视,或怕别人审视自己而发现自己的不安、窘相和内心秘密等。除了焦虑体验,社交焦虑障碍的另一方面就是回避行为。许多患者对某些场合回避,如果无法回避或必须面对,患者只有承受强烈焦虑和痛苦来接受这种社交场合。睡眠障碍在社交焦虑障碍患者中的发生率低于其他焦虑障碍,但也不少见。

社交焦虑障碍患者通常感到睡眠质量差,入睡困难,睡眠中易受干扰,夜间觉醒偏多,并且在白天感到功能失调。社交焦虑障碍患者容易发生酒精和药物滥用,从而可能导致或加剧睡眠紊乱。

(一)客观睡眠研究

有研究客观地评估了患有社交焦虑障碍的成年人的睡眠,结果显示,他们的睡眠与健康对照组相当。同样,将患有社交焦虑障碍的青少年的客观睡眠与健康对照进行比较,结果也没有发现显著差异,还需要进行更多的研究进行复制验证。

(二)主观睡眠研究

评估社交焦虑障碍患者主观睡眠的研究也很有限,现有的研究结果喜忧参半。一项比较社交焦虑障碍患者与健康对照组主观睡眠的研究发现,社交焦虑障碍患者主观睡眠较差,但这一发现并不一致。然而,社交焦虑障碍的存在与睡眠障碍的可能性增加相关,并且社交焦虑障碍患者的睡眠超过了睡眠质量指数标准。此外,睡眠障碍与社交焦虑障碍患者和健康样本的社交焦虑症状相关。失眠症也与儿童社交焦虑障碍的发展有关,4 岁患有失眠的儿童,在 6 岁时患社交焦虑障碍的可能性增加。此外,睡眠障碍可能会降低社交焦虑障碍患者的认知行为治疗效果。事实上,一项研究发现,基线测量时自我报告的睡眠障碍增加预示着更糟糕的治疗结果,而在报告睡眠状态良好的个体在随后的治疗期表现出社交焦虑障碍症状减少。

虽然没有证据表明社交焦虑障碍中存在客观睡眠障碍,但一小部分研究表明主观睡眠问题与社交焦虑症状之间存在联系。尽管存在这种联系,但由于缺乏将社交焦虑障碍患者的睡眠与健康对照组进行比较的研究,目前对睡眠在社交焦虑障碍中作用的理解受到限制。未来研究对社交焦虑障碍患者的客观和主观睡眠与健康对照组进行比较研究,是表征社交焦虑障碍患者睡眠特征的必要条件。此外,尽管现有研究指出睡眠障碍在社交焦虑障碍的发展和治疗中起作用,但仍需要更多的研究来复制这些发现。

五、干预治疗策略与挑战

(一)治疗策略

通过使用传统的安眠药和抗焦虑药,患者的病情可以在短时间内得到改善。不幸的是,这些药物的副作用不容忽视,包括恶心、头痛、噩梦、烦躁和困惑。长期服药导致的成瘾和耐受是许多患者最终放弃治疗的主要原因。因此,各种非药理学方法也很常见,其中研究最多、使用最普遍的便是认知行为疗法。此外还有放松反应训练、针灸治疗和正念冥想等方法。

值得注意的是,研究者发现中医疗法可能是一种有效的替代和补充疗法。中医认为,失眠伴焦虑症的发病机制与情绪因素密切相关。这些疾病的常见病机是情绪障碍,进而导致肝气郁结、脾脏运输功能障碍和气血紊乱。根据中医基础理论,肝脏在调节气血循环中起着不可或缺的作用。肝脏通过调节气的流动和活动,促进血液的最佳循环及脾胃的消化和代谢。肝气郁结是指肝脏缺乏调节气血循环的功能,导致气血循环不畅的病理变化。在中医基础理论中,肝郁气滞被认为是失眠伴焦虑的基本病机。因此,中医的基本治疗原则包括在用药期间疏肝解郁、养血和健脾。中药(如改良后的逍遥散,包括但不限于柴胡,其次是当归、白芍、白术和茯苓)被认为是中医治疗疾病的主要方法,并被广泛用于治疗失眠伴焦虑症。与西药相比,中药具有疗效更稳定、毒副作用更少的优点。

(二)局限性与未来发展方向

目前,西医对失眠伴焦虑症的治疗主要以药物对症治疗为主,存在不良反应大、药物依赖等缺点,影响患者用药和治疗的依从性。针灸治疗失眠伴焦虑症具有起效快、疗效确切、不良反应小、易被患者接受等优点,但长期治疗易导致疗效下降。焦虑失眠的认知行为疗法尚未得到充分利用,因为其实施受到治疗成本、患者态度和治疗师专业水平的限制。

未来的研究需要利用主观和客观的睡眠测量来研究焦虑和相关的睡眠障碍,现有的研究多依赖于单一测量方法。这类研究对于测试睡眠感知和客观睡眠生理学之间的差异,以及识别可能表征特定焦虑过程和/或障碍的特定睡眠障碍症状至关重要。此外,研究人员应使用标准化的自我报告测量,而不是依赖于抑郁或焦虑量表中各种睡眠相关项目的综合得分,因为使用标准方法将提高内部效度,并提高研究之间的可比性。

第三节　创伤及应激状态相关性失眠

创伤及应激状态相关性失眠指一组主要由心理、社会(环境)因素引起异常心理反应所致睡眠紊乱。

一、创伤后应激障碍

创伤后应激障碍(posttraumatic stress disorder,PTSD)是指个体在经历强烈的精神创伤性事件(如自然灾害,各种公共突发事件,各种意外事故如矿难、交通事故、火灾,被强奸或被暴力侵袭,突然被剥夺自由或突失亲人等)后出现的一种严重精神疾病。睡眠紊乱在创伤后应激障碍患者中非常突出,创伤后应激障碍可引起多种形式的睡眠障碍,其中梦魇、失眠、睡眠呼吸暂停、周期性肢体运动障碍等常见。

创伤后应激障碍相关性睡眠障碍的主要特征有:①高发生率,其中梦魇的发生率约为50%~70%;失眠的发生率约为 40%~50%;睡眠呼吸障碍的发生率约为 50%。②出现时间早,主观性和客观性的睡眠紊乱往往在创伤性事件后的早期就出现。早期主观睡眠苦恼不仅是创伤后反应的主要特征,而且也是以后躯体和精神症状(慢性创伤后应激障碍)的预测因子。痛苦的噩梦可预测参战老兵和犯罪受害者创伤后应激障碍的延迟发生。同样,强奸受害者若存在持续睡眠紊乱,未来饮酒和出现躯体症状的危险就明显增加。③焦虑性梦境常见,他们的梦常常伴有明显焦虑色彩(焦虑性梦)。如前所述,约 50%~70% 的患者会遭遇梦魇痛苦。战争老兵过去 1 个多月的噩梦出现率可达 68%(正常人群仅 8.3%)。战争老兵、大屠杀和第二次世界大战期间日本监狱幸存者的焦虑性梦可持续时间 40 年以上。此外,焦虑性梦特别是梦魇的发生频率与创伤后应激障碍患者当前的焦虑水平正相关。通过降低他们的焦虑水平可减少梦魇的出现。④睡眠紊乱持续时间长,在创伤后应激障碍患者治疗显效后,各种形式的睡眠紊乱可继续残留,并可长期存在。在创伤后应激障碍的病程中,睡眠障碍可能会发展成为独立于创伤后应激障碍的障碍。荟萃分析显示,认知行为、压力控制或放松训练、心理动力学及支持等心理治疗均可改善创伤后应激障碍相关性睡眠障碍,其中认知行为治疗效果持续而可靠。

(一)客观睡眠研究

相对于其他焦虑相关疾病,创伤后应激障碍是睡眠研究的最大主体。与健康对照组相比,PTSD 患者最一致的客观发现是睡眠效率降低。此外,与健康对照组相比,PTSD 患者的睡眠总时长降低,入眠时间增加。类似地,与健康对照组相比,PTSD 患者在睡眠维持方面表现出更多的问题,包括觉醒次数增加,入睡后觉醒时间增加、碎片化睡眠增加。有趣的是,尽管 PTSD 患者在睡眠维持方面表现出一致的问题,但一些研究发现,与健康对照组和无 PTSD 的退伍军人相比,PTSD 患者的觉醒阈值更高。这些发现可能表明,作为一种补偿机制,创伤后应激障碍患者在睡眠维持困难时会产生更高的觉醒阈值。未来的研究有必要验证这些发现。

与健康对照组相比,PTSD 患者的睡眠结构也存在差异,包括第 2 期增加和慢波睡眠减少。此外,创伤后应激障碍患者表现出 REM 参数的改变,包括 REM 潜伏期增加、REM 密度增加、REM 持续时间缩短。尽管大多数现有研究表明,创伤后应激障碍患者的睡眠客观受损,但也有研究发现这些组之间没有差异,研究发现创伤后 12 个月 PTSD 患者的睡眠总时长增加。

虽然一些研究发现了这些组之间存在各种差异的证据,包括睡眠效率降低、睡眠总时长增加、入睡后觉醒时间增加和 REM 密度增加,但多项研究未发现有创伤后应激障碍患者与无创伤后应激反应患者之间存在客观睡眠差异的证据。此外,一些研究得出了相互矛盾的结果。例如,虽然一些研究发现创伤后应激障碍患者的 REM 比值比对照组高,但另一项研究发现,与暴露于创伤的对照组相比,创伤后应激障碍患者的 REM 比值降低。类似地,一项将创伤后应激障碍患者与受创伤对照组进行比较的研究发现,创伤后应激反应患者的快速动眼周期持续时间增加,另一项研究发现了快速动眼期持续时间减少的证据。值得注意的是,产生矛盾结果的研究使用了具有不同创伤暴露来源的样本。类似地,一些研究发现创伤后应激障碍患者和创伤暴露对照组之间没有差异,使用了包括多种形式创伤暴露在内的样本。客观睡眠障碍可能因创伤类型的不同而有所不同,这可能掩盖了创伤后应激障碍患者与创伤暴露者之间的睡眠障碍差异。未来的研究比较不同创伤亚型的客观睡眠可能阐明睡眠障碍的独特模式。

(二) 主观睡眠研究

评估主观睡眠的研究发现,创伤后应激障碍患者的主观睡眠损害是一致的。与健康对照组相比,创伤后应激障碍患者持续报告睡眠障碍增加,包括入睡时间增加、睡眠效率降低、睡眠总时间降低、睡眠质量降低、入睡后觉醒时间增加。相反,一项研究发现,与健康对照组相比,PTSD 患者没有主观睡眠障碍的证据。在比较患有 PTSD 的退伍军人和未患有 PTSD 退伍军人的研究中,也出现了 PTSD 中主观睡眠障碍的类似证据,包括睡眠质量下降、入睡时间增加,同样,患有创伤后应激障碍的退伍军人日间功能下降和睡眠总时间减少,尽管一项研究发现患有和未患有创伤后应激障碍的创伤暴露者之间没有差异,但大多数研究表明,与暴露于创伤的对照组相比,患有创伤后应激障碍的个体报告了更多的主观睡眠障碍。此外,在对成人社区样本的研究中,创伤后应激障碍与经历睡眠障碍的可能性增加有关。

评估睡眠障碍在创伤后应激障碍中的作用的研究表明,主观睡眠障碍可能加重该障碍。例如,多项研究发现,睡眠障碍的增加与 PTSD 患者的 PTSD 症状严重程度的增加有关。此外,创伤前睡眠障碍可能会加速 PTSD 的发展。在退伍军人中,部署前睡眠问题与部署后发生 PTSD 的可能性增加有关,并预测部署后两年的 PTSD。类似地,在创伤暴露个体中,主观睡眠障碍可预测后续 PTSD 症状的严重程度。有趣的是,一项对车祸幸存者的研究发现,在 12 个月的随访中,患有和未患有 PTSD 的人在事故发生后一周报告了类似的睡眠障碍,但只有那些持续患有 PTSD 者在事故发生之后的几个月报告了持续的睡眠障碍。这一发现表明创伤后持续的睡眠障碍可能导致创伤后应激障碍的发展。

睡眠障碍也被认为是各种心理过程和创伤后应激障碍症状之间联系的中介。例如,在退伍军人中,睡眠障碍在反刍与创伤后应激障碍症状之间和对抗应激源与创伤后抑郁症状之间起中介作用。这些发现表明,睡眠障碍可能会放大导致 PTSD 发生可能性增加的因素的影响,并表明在应激源后针对睡眠障碍可能是一种有效的干预策略。睡眠障碍与创伤后应激障碍治疗有关。PTSD 治疗后,睡眠障碍通常持续存在,剩余睡眠问题缓解可能性降低。

综上所述,关于客观和主观睡眠的相关文献证实了 PTSD 患者存在睡眠障碍。评估客观睡眠的研究表明,PTSD 患者在睡眠效率和睡眠维持方面存在特殊障碍,总睡眠时长缩短,入睡时间增加。此外,一些研究表明,存在各种不同的问题与健康对照组相比,PTSD 患者 REM 参数的变化。虽然相对较少的研究得出了无效的结果,但将 PTSD 患者与健康对照组进行比较的大多数现有研究表明,存在多个睡眠参数的客观睡眠障碍。

相比之下,比较创伤后应激障碍患者与创伤暴露对照组的研究结果存在不一致,排除了关于睡眠障碍在创伤暴露中的作用的任何结论。然而,如上所述,这些不同的发现可能是利用不同创伤暴露样本进行研究的结果,这可能对睡眠产生不同的影响。鉴于创伤后应激障碍患者报告的睡眠障碍比创伤暴露者多,这些混合样本和利用不同形式创伤暴露样本进行的比较研究可能掩盖了客观睡眠参数的具体差异。这些非结论性结果表明,需要进行更多的研究,比较暴露于同一类型创伤的创伤后应激障碍患者和未暴露于同类型创伤的患者之间的客观睡眠,以及按创伤类型对样本进行分组的研究。评估主观睡眠的研究发现了 PTSD 患者主观睡眠障碍的有力证据。此外,主观睡眠障碍与创伤后应激障碍症状的严重程度有关,基线睡眠问题可能会导致创伤后应激反应的发展。此外,PTSD 治疗后残留的睡眠障碍与治疗效果降低有关。

此外,这些结果表明,健康的睡眠可能是防止创伤后 PTSD 发展的保护因素。有必要进行更多的研究,以探讨如何利用健康的睡眠作为预防 PTSD 的措施。有趣的是,虽然大多数将创伤后应激障碍患者的睡眠与受创伤对照组进行比较的研究都没有发现客观差异的确凿证据,但评估主观睡眠的研究表明,创伤后应激反应患者报告的睡眠损害比受创伤对照者多。除了混合创伤样本外,这种差异还可能表明睡眠质量评估在创伤后应激障碍中的重要作用。例如,与没有意识到睡眠障碍的创伤暴露者相比,认为睡眠更受干扰的个体可能更容易患上创伤后应激障碍。未来的研究有必要更好地理解感知睡眠障碍在创伤后应激障碍中的作用。

最后,虽然一些研究者认为 PTSD 患者可能主观上高估了睡眠障碍,但利用客观和主观睡眠评估的研究结果发现,PTSD 患者存在客观和主观的睡眠障碍,与健康对照组相比,这为 PTSD 患者的主观睡眠抱怨提供了客观支持。值得注意的是,一些研究表明创伤后应激障碍患者缺乏客观睡眠障碍,将无创伤后应激反应的退伍军人作为对照组,这可能掩盖了将创伤后应激症状患者与健康对照组进行比较的研究所显示的客观睡眠差异。有必要进一步研究创伤后应激障碍患者、创伤暴露对照组和健康对照组的客观和主观睡眠差异。

二、急性应激反应

急性应激反应（acute stress reaction）又称为急性应激障碍（acute stress disorder，ASD），急剧、严重的精神打击为直接原因。患者在受刺激后立即（1 小时内）发病，表现为强烈恐惧体验的精神运动性兴奋、行为有一定的盲目性，或为精神运动性抑制，甚至木僵。若应激源消除，症状往往历时短暂，预后良好，缓解完全。

对急性应激障碍相关性睡眠障碍的系统研究较少，但失眠是其常见症状。本病由强烈的应激性生活事件引起，因此心理治疗有重要意义。主要包括一般性心理治疗、认知治疗、环境调整及生活指导。

第四节　强迫障碍相关性睡眠障碍

强迫症（obsessive-compulsive disorder，OCD）是一种严重的精神疾病，其特征是反复出现和持续出现不必要的想法或图像（即强迫思维），导致痛苦和/或损伤，以及旨在减少或消除相关焦虑的重复行为（即强迫行为）。据估计，强迫症会影响约 2%~3% 的人口，并与生活质量下降及社会、职业和家庭领域的严重损害有关。根据强迫症的认知模型，强迫症是由不想要的侵入性想法或图像引起的，随后评估这些想法是重要的、不可接受的，或者是对该人造成威胁。虽然 80%~90% 的普通人群经历了形式和内容与强迫症患者相似的侵入，但对这些正常侵入的误解被认为在强迫症的发病机制中起着关键作用。

一、客观睡眠研究

研究表明，强迫症患者的客观睡眠参数也会发生改变。例如，与健康对照组相比，强迫症患者的总睡眠时间显著降低，这在成人和儿童中都有发现。同样，与健康对照组相比，强迫症患者的入睡后觉醒时间也有所增加。此外，在患有强迫症的成年人和儿童中都发现睡眠效率降低。相反，一项研究没有发现有强迫症和无强迫症成年人之间睡眠变量客观差异的证据，但确实发现了总睡眠时间与睡眠效率和强迫症症状之间的负相关趋势。

少数研究还发现强迫症患者 NREM 睡眠的睡眠结构存在差异。与健康对照组相比，患有强迫症的成年人表现出 NREM 睡眠 1 期百分比和时间增加、4 期百分比和时间减少，此外，还发现了第 4 期睡眠与强迫之间存在负相关趋势的证据。相反，一项关于强迫症儿童 NREM 结构的研究发现，2 期百分比和时间减少、4 期增加。然而，一些研究没有发现强迫症患者和健康对照者之间 NREM 睡眠结构差异的证据。

也有证据表明强迫症患者的 REM 参数发生了改变,尽管结果并不一致。也有研究发现,强迫症儿童的快速动眼时间和潜伏期减少。也有证据表明,强迫症成人在第一个快速动眼期表现出快速动眼潜伏期减少和更高的快速动眼密度。相比之下,其他研究发现强迫症患者与健康对照组在所有 REM 参数上没有差异。然而,三项研究发现了 REM 参数与强迫症状之间存在联系的证据,包括 REM 密度和 OCD 症状之间的正相关,以及具有处于睡眠 REM 期的强迫症患者的强迫症状严重性增加。

有研究比较强迫症患者和重度抑郁患者的客观睡眠。发现,与重度抑郁患者相比,强迫症患者的 1 期百分比和时间增加,3 期百分比和时间延长。然而,另一项比较这两组的研究发现,在任何客观睡眠参数上都没有差异。有必要进行更多的研究,以确定区分强迫症和抑郁症客观睡眠的差异。

二、主观睡眠研究

与以往关于强迫症患者客观睡眠的研究相比,对该人群主观睡眠的评估关注较少。有研究比较了成年强迫症患者与健康对照者的主观睡眠,未发现差异。这项研究还发现,患有抑郁症的人及患有强迫症和抑郁症共病的人报告的睡眠情况相当,明显比没有患有抑郁症的强迫症患者和健康对照组差。然而,值得注意的是,仅强迫症组仍超过 PSQI 睡眠不良的临界值,这表明该组存在睡眠障碍。此外,健康对照组也符合睡眠不良的标准,这可能掩盖了组间差异。同样,一项利用成年人社区样本的研究发现,强迫症患者睡眠障碍的可能性增加;然而,在控制了共病情绪和物质使用障碍后,这种相关性不再显著。

评估强迫症儿童主观睡眠障碍的研究也没有定论。在一项将强迫症儿童与健康对照组进行比较的研究中,两组儿童报告了相似的睡眠质量。然而,强迫症儿童自我报告的睡眠问题数量与强迫症症状严重程度呈正相关。此外,主观睡眠障碍可能在儿童强迫症的治疗中发挥作用。具体而言,在强迫症治疗前报告睡眠障碍的儿童与未报告睡眠障碍的孩子相比,治疗结果更差,而对 CBT 无反应的儿童比对 CBT 有反应的儿童更有可能报告持续性睡眠问题。这些发现表明强迫症中存在潜在的昼夜节律紊乱。

总体来说,患有强迫症的成人和儿童的睡眠总时长降低,入睡后觉醒时间增加。结合睡眠总时长降低与强迫症状严重程度增加相关的发现,这些结果表明睡眠时间短可能对促使强迫症的维持。强迫症患者 REM 和 NREM 结构改变的证据不太清楚。虽然多项研究发现了这些参数存在各种差异的证据,但各研究的结果并不一致。此外,强迫症患者的主观睡眠与健康对照组相比无差异;然而,主观睡眠障碍与强迫症症状严重程度和治疗结果相关。

关于强迫症患者主观睡眠的不一致结果可能部分是由少数使用主观睡眠评估的研究所驱动的。需要更多的研究来评估强迫症患者是否存在主观睡眠障碍。此外,最近的研究发现了强迫症和延迟睡眠阶段之间的联系,这表明强迫症存在昼夜节律紊乱。需要进行更多的研究来复制这些发现,特别是在儿童样本中。强迫症的客观睡眠研究相对缺乏,迄今为止只有一项研究采用了体动记录仪来评估强迫症中的睡眠。为了更全面地了解睡眠在强迫症中的作用,有必要利用多种方法来进行客观和主观评估。

第五节　其他相关性失眠

一、双相障碍相关性睡眠障碍

双相障碍(bipolar disorder,BD)是一类常见的既有躁狂或轻躁狂发作,又有抑郁发作的情感障碍。双相障碍相关性睡眠障碍是指由于双相障碍而引起的睡眠减少或睡眠增多。双相障碍患者抑郁发作时常出现过度睡眠,虽然增加了睡眠时间,但患者仍主诉精力不能恢复,白天可能出现过度思睡或频繁打盹。而在躁狂发作时出现入睡困难,睡眠需求减少(如每天晚上只需睡 2~3 小时),但患者仍感到精力充沛。双相障碍抑郁和躁狂交替发作时,失眠和白天睡眠增多也可以交替出现。睡眠障碍的严重程度与情感障碍的严重程度有关,伴发于精神病性抑郁的睡眠障碍最严重。年轻双相障碍患者常出现入睡困难,而老年双相障碍患者则较多出现睡眠增多。

患者在抑郁和躁狂发作前的几个星期常主诉存在睡眠障碍。躁狂发作的前驱失眠症状比抑郁发作更常见。很多患者由失眠阶段缓慢或突然进入躁狂发作期。另外,睡眠模式的紊乱可能是躁狂复发的最好预测因子。大量研究发现,双相障碍患者在发病前 8 周经历的生物节律紊乱事件增多。患者至少经历一个生物节律紊乱事件的比例(55%)远高于对照组(10%)。生物节律紊乱事件的 8 周时间窗可能促发躁狂发作,而对抑郁没有该作用。

急性期睡眠表现双相障碍患者的睡眠障碍通常在急性期会加重,即使到疾病临床缓解时睡眠仍可能未恢复正常。躁狂发作急性期几乎总是以对睡眠需求和总睡眠时间的减少为特点。双相障碍急性期睡眠紊乱十分突出。患者急性期的睡眠模式常表现紊乱,睡眠节律呈片段化,并且日间稳定性更差。有关双相障碍发作期睡眠紊乱的荟萃分析发现,在躁狂或轻躁狂相大部分患者(69%~99%)体验到睡眠需求减少,而在抑郁相大约有 23%~78%存在过度思睡。

双相障碍缓解期睡眠表现研究发现,在双相障碍缓解期,患者同样存在生物节律的紊乱。双相障碍缓解期患者活动量明显低于正常人群，昼夜变异性较正常人群有显著差异，提示缓解期患者仍然具有生物节律的紊乱，也许为以后疾病复发提供了有效的生物学指标。

二、适应困难相关性失眠

人类在进化过程中，按照"适者生存"的原则，严格要求机体保持内环境及内外环境之间的最佳同步与协调。在生物钟的调控下，人类的睡眠-觉醒及其他生理、心理、行为及生物化学变化，多呈现出以 24 小时为周期的昼夜节律特征。但日常生活中，每天都有许多人从事夜班、轮班工作、倒班工作及进行长途飞行，需要适应睡眠时差变化。

由于昼夜时间维持与诱导系统变化或内源性昼夜节律与外部环境间不同步所引起的各种睡眠-觉醒障碍。最常见症状是入睡困难、睡眠维持困难及日间睡眠增多。昼夜节律失调性睡眠-觉醒障碍可诱发心血管、胃肠、代谢、认知及情绪紊乱，影响患者的身心健康，导致学习、社会、职业及其他功能受损，成为个人及公共安全隐患。本节主要介绍睡眠-觉醒时相延迟障碍（delayed sleep-wake phase disorder, DSWPD）和非 24 小时昼夜节律相关睡眠-觉醒障碍（non-24-hour sleep-wake rhythm disorder, N24SWD）。

（一）睡眠-觉醒时相延迟障碍

睡眠-觉醒时相延迟障碍（delayed sleep-wake phase disorder, DSWPD）为慢性睡眠紊乱，患者睡眠及觉醒时间通常推迟≥2 小时。患者不能在期望的时间入睡和觉醒，表现为显著的晚上入睡和早上觉醒均延迟。其早睡努力通常失败，早上觉醒难，睡眠周期基本正常。由于患者晚睡晚起，生活节奏受到严重影响。一般人群患病率为 0.17%，青少年患病率为 7%~16%，也见于 10% 慢性失眠患者。

常见原因有：①遗传因素，40% 患者有昼夜节律睡眠障碍或睡眠时相延迟阳性家族史。有研究报告为常染色体显性遗传。研究显示昼夜基因 hPer3 和 CKIe 的突变与睡眠-觉醒时相延迟障碍患者的家族性或散发性发病有关。②环境因素，早晨暴露日光不足和夜间较晚还暴露亮光均可加重昼夜时相延迟。有研究表明，晚上置身于低至 100Lux 的人造光环境即足以影响睡眠时相，而深夜光照可能永久性加剧时相的延迟。③个体因素，夜间工作、不适应社会工作日程安排、跨时区旅行、倒班等均易诱发睡眠-觉醒时相延迟障碍。过度饮用咖啡，服用兴奋剂可进一步延迟睡眠发生，加重已延迟的睡眠时间。有研究表明，睡眠-觉醒时相延迟障碍患者对调节昼夜时相延迟的夜间光过度敏感，或对调节睡眠时相提前的早晨光低敏，致睡眠-觉醒时相推迟。

（二）非 24 小时昼夜节律相关睡眠-觉醒障碍

非 24 小时昼夜节律相关睡眠-觉醒障碍（non-24-hour sleep-wake rhythm disorder, N24SWD）是一种慢性的昼夜节律失调性睡眠障碍。患者因内源性睡眠-觉醒昼夜节律与外界 24 小时明暗循环周期不同步而产生失眠、日间思睡或两者均有。患者的内源性昼夜节律生物钟对 24 小时的躯体和社交周期来说不恒定,所以每天入睡和觉醒时间都较前一天推迟 1~2 小时,当患者的睡眠-觉醒时间与外界明暗循环周期及社交活动一致时,其睡眠质量及持续时间可为正常。

非 24 小时昼夜节律相关睡眠-觉醒障碍首例报道是见于盲人,在视力正常的人群中少见。70% 的盲人主诉有睡眠问题,50% 的盲人有非 24 小时昼夜节律相关睡眠-觉醒障碍,因此亦称为"盲人睡眠模式"。家族因素对发病影响尚不清楚。

人类固有的昼夜节律稍长于 24 小时,需要根据来自环境的信息定期调整以维持 24 小时 1 天的日节律。光的明暗交替是最重要的环境授时因子。在全盲者,由于昼夜起搏点缺乏光的输入,光诱导效应减少或缺乏。虽然存在非光的授时因子,但仍不足以能够调节患者的昼夜节律达到正常的程度。因此,全盲者最易发生非 24 小时昼夜节律相关睡眠-觉醒障碍。其昼夜节律(包括睡眠-觉醒节律、体温、皮质激素分泌)呈自由运转模式,不能与环境中光的明暗周期同步而不断延迟,最终脱离期望的、传统的睡眠时相。其生物钟运行周期超过 24 小时,睡眠-觉醒节律约以 25 小时为 1 周期。患者的褪黑激素节律遭抑制或缺乏,也可能为常态,只是被推迟了。一些对光没有感知能力的患者,在强光暴露和无睡眠困难时,可显示正常的褪黑激素分泌节律。

视力正常的患者,可因光暴露减少或对光敏感性减低或社会、身体活动减少,引起自由运转的睡眠-觉醒昼夜节律。如有社会孤独精神疾病、睡眠习惯变化(夜班、失业)或生理因素导致的行为变化因素,则可诱发或加重睡眠-觉醒节律异常。住院的神经、精神疾病患者因对社会诱导因素反应迟钝,更易发生非 24 小时昼夜节律相关睡眠-觉醒障碍。脑外伤的患者也可发生此型睡眠节律障碍。在一些精神疾病,如抑郁症或人格障碍的患者,可出现此种类型睡眠障碍。

参 考 文 献

[1] GUSTAVSSON A, SVENSSON M, JACOBI F, et al. Cost of disorders of the brain in Europe 2010 [J]. Eur Neuropsychopharmacol, 2011, 21 (10): 718-779.

[2] COLLINS PY, PATEL V, JOESTL SS, et al. Grand challenges in global mental health [J]. Nature, 2011, 475 (7354): 27-30.

[3] NOWELL PD, BUYSSE DJ. Treatment of insomnia in patients with mood disorders [J]. Depress Anxiety, 2001, 14 (1): 7-18.

[4] OKAJIMA I, KOMADA Y, NOMURA T, et al. Insomnia as a risk for depression: a longitudinal epidemiologic study on a Japanese rural cohort [J]. J Clin Psychiatry, 2012,

73 (3): 377-383.

[5] JAUSSENT I, BOUYER J, ANCELIN ML, et al. Insomnia and daytime sleepiness are risk factors for depressive symptoms in the elderly [J]. Sleep, 2011, 34 (8): 1103-1110.

[6] HAMILTON M. Frequency of symptoms in melancholia (depressive illness) [J]. Br J Psychiatry, 1989, 154: 201-206.

[7] MCCALL WV, REBOUSSIN BA, COHEN W. Subjective measurement of insomnia and quality of life in depressed inpatients [J]. J Sleep Res, 2000, 9 (1): 43-48.

[8] PERLIS ML, GILES DE, BUYSSE DJ, et al. Which depressive symptoms are related to which sleep electroencephalographic variables? [J]. Biol Psychiatry, 1997, 42 (10): 904-913.

[9] FORD DE, KAMEROW DB. Epidemiologic study of sleep disturbances and psychiatric disorders. An opportunity for prevention? [J]. Jama, 1989, 262 (11): 1479-1484.

[10] TSARAS K, TSIANTOULA M, PAPATHANASIOU IV, et al. Predictors of depression and insomnia in community-dwelling elderly people: a cross-sectional evidence of their bidirectional relationship [J]. Cureus, 2021, 13 (3): e13965.

[11] COLEMAN RM, ROFFWARG HP, KENNEDY SJ, et al. Sleep-wake disorders based on a polysomnographic diagnosis. A national cooperative study [J]. Jama, 1982, 247 (7): 997-1003.

[12] BUYSSE DJ, REYNOLDS CF, HAURI PJ, et al. Diagnostic concordance for DSM-IV sleep disorders: a report from the APA/NIMH DSM-IV field trial [J]. Am J Psychiatry, 1994, 151 (9): 1351-1360.

[13] BRESLAU N, ROTH T, ROSENTHAL L, et al. Sleep disturbance and psychiatric disorders: a longitudinal epidemiological study of young adults [J]. Biol Psychiatry, 1996, 39 (6): 411-418.

[14] CHANG PP, FORD DE, MEAD LA, et al. Insomnia in young men and subsequent depression. The Johns Hopkins Precursors Study [J]. Am J Epidemiol, 1997, 146 (2): 105-114.

[15] CASPER RC, KATZ MM, BOWDEN CL, et al. The pattern of physical symptom changes in major depressive disorder following treatment with amitriptyline or imipramine [J]. J Affect Disord, 1994, 31 (3): 151-164.

[16] KENNEDY GJ, KELMAN HR, THOMAS C. Persistence and remission of depressive symptoms in late life [J]. Am J Psychiatry, 1991, 148 (2): 174-178.

[17] AĞARGüN MY, KARA H, SOLMAZ M. Sleep disturbances and suicidal behavior in patients with major depression [J]. J Clin Psychiatry, 1997, 58 (6): 249-251.

[18] REYNOLDS CF, 3RD, FRANK E, HOUCK PR, et al. Which elderly patients with remitted depression remain well with continued interpersonal psychotherapy after discontinuation of antidepressant medication? [J]. Am J Psychiatry, 1997, 154 (7): 958-962.

[19] JACOBS EA, REYNOLDS CF, KUPFER DJ, et al. The role of polysomnography in the

differential diagnosis of chronic insomnia [J]. Am J Psychiatry, 1988, 145 (3): 346-349.

[20] THORPY MJ, KORMAN E, SPIELMAN AJ, et al. Delayed sleep phase syndrome in adolescents [J]. J Adolesc Health Care, 1988, 9 (1): 22-27.

[21] CZEISLER CA, DUMONT M, DUFFY JF, et al. Association of sleep-wake habits in older people with changes in output of circadian pacemaker [J]. Lancet, 1992, 340 (8825): 933-936.

[22] BUYSSE DJ, REYNOLDS CF, MONK TH, et al. The pittsburgh sleep quality index: a new instrument for psychiatric practice and research [J]. Psychiatry Res, 1989, 28 (2): 193-213.

[23] KNOWLES JB, MACLEAN AW. Age-related changes in sleep in depressed and healthy subjects. A meta-analysis [J]. Neuropsychopharmacology, 1990, 3 (4): 251-259.

[24] DAHL RE, PUIG-ANTICH J, RYAN ND, et al. EEG sleep in adolescents with major depression: the role of suicidality and inpatient status [J]. J Affect Disord, 1990, 19 (1): 63-75.

[25] ARMITAGE R. Microarchitectural findings in sleep EEG in depression: diagnostic implications [J]. Biol Psychiatry, 1995, 37 (2): 72-84.

[26] BRAUN L, TITZLER I, TERHORST Y, et al. Effectiveness of guided internet-based interventions in the indicated prevention of depression in green professions (PROD-A): Results of a pragmatic randomized controlled trial [J]. J Affect Disord, 2021, 278: 658-671.

[27] BENEDETTI F, BARBINI B, COLOMBO C, et al. Chronotherapeutics in a psychiatric ward [J]. Sleep Med Rev, 2007, 11 (6): 509-522.

[28] ASARNOW LD, MANBER R. Cognitive behavioral therapy for insomnia in depression [J]. Sleep Med Clin, 2019, 14 (2): 177-184.

[29] WATANABE N, FURUKAWA TA, SHIMODERA S, et al. Brief behavioral therapy for refractory insomnia in residual depression: an assessor-blind, randomized controlled trial [J]. J Clin Psychiatry, 2011, 72 (12): 1651-1658.

[30] ASHWORTH DK, SLETTEN TL, JUNGE M, et al. A randomized controlled trial of cognitive behavioral therapy for insomnia: an effective treatment for comorbid insomnia and depression [J]. J Couns Psychol, 2015, 62 (2): 115-123.

[31] MANBER R, BERNERT RA, SUH S, et al. CBT for insomnia in patients with high and low depressive symptom severity: adherence and clinical outcomes [J]. J Clin Sleep Med, 2011, 7 (6): 645-652.

[32] BLOM K, JERNELöV S, KRAEPELIEN M, et al. Internet treatment addressing either insomnia or depression, for patients with both diagnoses: a randomized trial [J]. Sleep, 2015, 38 (2): 267-277.

[33] NORELL-CLARKE A, JANSSON-FRöJMARK M, TILLFORS M, et al. Group cognitive behavioural therapy for insomnia: Effects on sleep and depressive symptomatology in a sample with comorbidity [J]. Behav Res Ther, 2015, 74: 80-93.

[34] MANBER R, EDINGER JD, GRESS JL, et al. Cognitive behavioral therapy for insomnia enhances depression outcome in patients with comorbid major depressive disorder and insomnia [J]. Sleep, 2008, 31 (4): 489-495.

[35] MANBER R, BUYSSE DJ, EDINGER J, et al. Efficacy of cognitive-behavioral therapy for insomnia combined with antidepressant pharmacotherapy in patients with comorbid depression and insomnia: a randomized controlled trial [J]. J Clin Psychiatry, 2016, 77 (10): e1316-e1323.

[36] GREG, CLARKE, ELEANOR, et al. Cognitive-behavioral treatment of insomnia and depression in adolescents: A pilot randomized trial [J]. Behaviour Research & Therapy, 2015.

[37] CARNEY CE, EDINGER JD, KUCHIBHATLA M, et al. cognitive behavioral insomnia therapy for those with insomnia and depression: a randomized controlled clinical trial [J]. Sleep, 2017, 40 (4).

[38] ONG JC, KUO TF, MANBER R. Who is at risk for dropout from group cognitive-behavior therapy for insomnia? [J]. J Psychosom Res, 2008, 64 (4): 419-425.

[39] EDINGER JD, MANBER R, BUYSSE DJ, et al. Are patients with childhood onset of insomnia and depression more difficult to treat than are those with adult onsets of these disorders? A Report from the TRIAD Study [J]. J Clin Sleep Med, 2017, 13 (2): 205-213.

[40] MARCKS BA, WEISBERG RB, EDELEN MO, et al. The relationship between sleep disturbance and the course of anxiety disorders in primary care patients [J]. Psychiatry Res, 2010, 178 (3): 487-492.

[41] HOGE EA, IVKOVIC A, FRICCHIONE GL. Generalized anxiety disorder: diagnosis and treatment [J]. Bmj, 2012, 345: e7500.

[42] BELLEVILLE G, GUAY S, MARCHAND A. Impact of sleep disturbances on PTSD symptoms and perceived health [J]. J Nerv Ment Dis, 2009, 197 (2): 126-132.

[43] NABINGER DE DIAZ NA, FARRELL LJ, WATERS AM, et al. Sleep-Related problems in pediatric obsessive-compulsive disorder and intensive exposure therapy [J]. Behav Ther, 2019, 50 (3): 608-620.

[44] KAVAN MG, ELSASSER G, BARONE EJ. Generalized anxiety disorder: practical assessment and management [J]. Am Fam Physician, 2009, 79 (9): 785-791.

[45] JANSSON-FRöJMARK M, LINDBLOM K. A bidirectional relationship between anxiety and depression, and insomnia? A prospective study in the general population [J]. J Psychosom Res, 2008, 64 (4): 443-449.

[46] BRAGANTINI D, SIVERTSEN B, GEHRMAN P, et al. Differences in anxiety levels among symptoms of insomnia. The HUNT study [J]. Sleep Health, 2019, 5 (4): 370-375.

[47] RIEMANN D. Sleep, insomnia and anxiety-Bidirectional mechanisms and chances for intervention [J]. Sleep Med Rev, 2022, 61: 101584.

[48] YANG B, WANG Y, CUI F, et al. Association between insomnia and job stress: a meta-

analysis [J]. Sleep Breath, 2018, 22 (4): 1221-1231.

[49] PAPADIMITRIOU GN, KERKHOFS M, KEMPENAERS C, et al. EEG sleep studies in patients with generalized anxiety disorder [J]. Psychiatry Res, 1988, 26 (2): 183-190.

[50] ARRIAGA F, PAIVA T. Clinical and EEG sleep changes in primary dysthymia and generalized anxiety: a comparison with normal controls [J]. Neuropsychobiology, 1990, 24 (3): 109-114.

[51] ALFANO CA, REYNOLDS K, SCOTT N, et al. Polysomnographic sleep patterns of non-depressed, non-medicated children with generalized anxiety disorder [J]. J Affect Disord, 2013, 147 (1-3): 379-384.

[52] LUND HG, BECH P, EPLOV L, et al. An epidemiological study of REM latency and psychiatric disorders [J]. J Affect Disord, 1991, 23 (3): 107-112.

[53] PATRIQUIN MA, MELLMAN T A, GLAZE DG, et al. Polysomnographic sleep characteristics of generally-anxious and healthy children assessed in the home environment [J]. J Affect Disord, 2014, 161: 79-83.

[54] KOPASZ M, LOESSL B, HORNYAK M, et al. Sleep and memory in healthy children and adolescents—a critical review [J]. Sleep Med Rev, 2010, 14 (3): 167-177.

[55] ALFANO CA, PATRIQUIN MA, DE LOS REYES A. Subjective - Objective Sleep Comparisons and Discrepancies Among Clinically-Anxious and Healthy Children [J]. J Abnorm Child Psychol, 2015, 43 (7): 1343-1353.

[56] REYNOLDS CF, SHAW DH, NEWTON TF, et al. EEG sleep in outpatients with generalized anxiety: a preliminary comparison with depressed outpatients [J]. Psychiatry Res, 1983, 8 (2): 81-89.

[57] REYNOLDS CF, 3RD, TASKA LS, SEWITCH DE, et al. Persistent psychophysiologic insomnia: preliminary Research Diagnostic Criteria and EEG sleep data [J]. Am J Psychiatry, 1984, 141 (6): 804-805.

[58] BRENES GA, MILLER ME, STANLEY MA, et al. Insomnia in older adults with generalized anxiety disorder [J]. Am J Geriatr Psychiatry, 2009, 17 (6): 465-472.

[59] TEMPESTA D, MAZZA M, SERRONI N, et al. Neuropsychological functioning in young subjects with generalized anxiety disorder with and without pharmacotherapy [J]. Prog Neuropsychopharmacol Biol Psychiatry, 2013, 45: 236-241.

[60] ALFANO CA, BEIDEL DC, TURNER S M, et al. Preliminary evidence for sleep complaints among children referred for anxiety [J]. Sleep Med, 2006, 7 (6): 467-473.

[61] ALFANO CA, GINSBURG GS, KINGERY JN. Sleep-related problems among children and adolescents with anxiety disorders [J]. J Am Acad Child Adolesc Psychiatry, 2007, 46 (2): 224-232.

[62] ALFANO CA, PINA AA, ZERR AA, et al. Pre-sleep arousal and sleep problems of anxiety-disordered youth [J]. Child Psychiatry Hum Dev, 2010, 41 (2): 156-167.

[63] CHASE RM, PINCUS DB. Sleep-related problems in children and adolescents with anxiety disorders [J]. Behav Sleep Med, 2011, 9 (4): 224-236.

[64] ROTH T, JAEGER S, JIN R, et al. Sleep problems, comorbid mental disorders, and role functioning in the national comorbidity survey replication [J]. Biol Psychiatry, 2006, 60 (12): 1364-1371.

[65] BATTERHAM PJ, GLOZIER N, CHRISTENSEN H. Sleep disturbance, personality and the onset of depression and anxiety: prospective cohort study [J]. Aust N Z J Psychiatry, 2012, 46 (11): 1089-1098.

[66] SHANAHAN L, COPELAND WE, ANGOLD A, et al. Sleep problems predict and are predicted by generalized anxiety/depression and oppositional defiant disorder [J]. J Am Acad Child Adolesc Psychiatry, 2014, 53 (5): 550-558.

[67] STEINSBEKK S, WICHSTRøM L. Stability of sleep disorders from preschool to first grade and their bidirectional relationship with psychiatric symptoms [J]. J Dev Behav Pediatr, 2015, 36 (4): 243-251.

[68] LAUER C J, KRIEG JC, GARCIA-BORREGUERO D, et al. Panic disorder and major depression: a comparative electroencephalographic sleep study [J]. Psychiatry Res, 1992, 44 (1): 41-54.

[69] LYDIARD RB, ZEALBERG J, LARAIA MT, et al. Electroencephalography during sleep of patients with panic disorder [J]. J Neuropsychiatry Clin Neurosci, 1989, 1 (4): 372-376.

[70] MELLMAN TA, UHDE TW. Electroencephalographic sleep in panic disorder. A focus on sleep-related panic attacks [J]. Arch Gen Psychiatry, 1989, 46 (2): 178-184.

[71] STEIN MB, ENNS MW, KRYGER MH. Sleep in nondepressed patients with panic disorder: II. Polysomnographic assessment of sleep architecture and sleep continuity [J]. J Affect Disord, 1993, 28 (1): 1-6.

[72] FERINI-STRAMBI L, BELLODI L, OLDANI A, et al. Cyclic alternating pattern of sleep electroencephalogram in patients with panic disorder [J]. Biol Psychiatry, 1996, 40 (3): 225-227.

[73] SLOAN EP, NATARAJAN M, BAKER B, et al. Nocturnal and daytime panic attacks—comparison of sleep architecture, heart rate variability, and response to sodium lactate challenge [J]. Biol Psychiatry, 1999, 45 (10): 1313-1320.

[74] UHDE TW, ROY-BYRNE P, GILLIN JC, et al. The sleep of patients with panic disorder: a preliminary report [J]. Psychiatry Res, 1984, 12 (3): 251-259.

[75] AIKINS DE, CRASKE MG. Sleep-based heart period variability in panic disorder with and without nocturnal panic attacks [J]. J Anxiety Disord, 2008, 22 (3): 453-463.

[76] TODDER D, BAUNE BT. Quality of sleep in escitalopram-treated female patients with panic disorder [J]. Hum Psychopharmacol, 2010, 25 (2): 167-173.

[77] SINGAREDDY R, UHDE T W. Nocturnal sleep panic and depression: relationship to subjective sleep in panic disorder [J]. J Affect Disord, 2009, 112 (1-3): 262-266.

[78] RAMSAWH HJ, STEIN MB, BELIK SL, et al. Relationship of anxiety disorders, sleep quality, and functional impairment in a community sample [J]. J Psychiatr Res, 2009,

43 (10): 926-933.

[79] SWINKELS CM, ULMER CS, BECKHAM JC, et al. The Association of Sleep Duration, Mental Health, and Health Risk Behaviors among U.S. Afghanistan/Iraq Era Veterans [J]. Sleep, 2013, 36 (7): 1019-1025.

[80] CERVENA K, MATOUSEK M, PRASKO J, et al. Sleep disturbances in patients treated for panic disorder [J]. Sleep Med, 2005, 6 (2): 149-153.

[81] OLATUNJI BO, WOLITZKY-TAYLOR KB. Anxiety sensitivity and the anxiety disorders: a meta-analytic review and synthesis [J]. Psychol Bull, 2009, 135 (6): 974-999.

[82] SMITS JA, BERRY AC, TART CD, et al. The efficacy of cognitive-behavioral interventions for reducing anxiety sensitivity: a meta-analytic review [J]. Behav Res Ther, 2008, 46 (9): 1047-1054.

[83] BROWN TM, BLACK B, UHDE TW. The sleep architecture of social phobia [J]. Biol Psychiatry, 1994, 35 (6): 420-421.

[84] MESA F, BEIDEL DC, BUNNELL BE. An examination of psychopathology and daily impairment in adolescents with social anxiety disorder [J]. PLoS One, 2014, 9 (4): e93668.

[85] STEIN MB, KROFT CD, WALKER JR. Sleep impairment in patients with social phobia [J]. Psychiatry Res, 1993, 49 (3): 251-256.

[86] ZALTA AK, DOWD S, ROSENFIELD D, et al. Sleep quality predicts treatment outcome in CBT for social anxiety disorder [J]. Depress Anxiety, 2013, 30 (11): 1114-1120.

[87] RAFFRAY T, BOND TL, PELISSOLO A. Correlates of insomnia in patients with social phobia: role of depression and anxiety [J]. Psychiatry Res, 2011, 189 (2): 315-317.

[88] BUCKNER JD, BERNERT RA, CROMER KR, et al. Social anxiety and insomnia: the mediating role of depressive symptoms [J]. Depress Anxiety, 2008, 25 (2): 124-130.

[89] HU J, TENG J, WANG W, et al. Clinical efficacy and safety of traditional Chinese medicine Xiao Yao San in insomnia combined with anxiety [J]. Medicine (Baltimore), 2021, 100 (43): e27608.

[90] YE YY, ZHANG YF, CHEN J, et al. Internet-Based cognitive behavioral therapy for insomnia (icbt-i) improves comorbid anxiety and depression-a meta-analysis of randomized controlled trials [J]. PLoS One, 2015, 10 (11): e0142258.

[91] RIEMANN D, BAGLIONI C, BASSETTI C, et al. European guideline for the diagnosis and treatment of insomnia [J]. J Sleep Res, 2017, 26 (6): 675-700.

[92] CALHOUN PS, WILEY M, DENNIS MF, et al. Objective evidence of sleep disturbance in women with posttraumatic stress disorder [J]. Journal of Traumatic Stress, 2010, 20 (6): 1009-1018.

[93] GERMAIN A, NIELSEN TA. Sleep pathophysiology in posttraumatic stress disorder and idiopathic nightmare sufferers [J]. Biological Psychiatry, 2003, 54 (10): 1092-1098.

[94] STRAUS LD, DRUMMOND SPA, NAPPI CM, et al. Sleep variability in military-

related ptsd: a comparison to primary insomnia and healthy controls [J]. Journal of Traumatic Stress, 2015, 28 (1): 8-16.

[95] LIPINSKA M, TIMOL R, KAMINER D, et al. Disrupted rapid eye movement sleep predicts poor declarative memory performance in post-traumatic stress disorder [J]. Journal of Sleep Research, 2014, 23 (3): 311-319.

[96] VAN LIEMPT S, ARENDS J, CLUITMANS PJ, et al. Sympathetic activity and hypothalamo-pituitary-adrenal axis activity during sleep in post-traumatic stress disorder: a study assessing polysomnography with simultaneous blood sampling [J]. Psychoneuroendocrinology, 2013, 38 (1): 155-165.

[97] ULMER CS, CALHOUN PS, EDINGER JD, et al. Sleep disturbance and baroreceptor sensitivity in women with posttraumatic stress disorder [J]. J Trauma Stress, 2009, 22 (6): 643-647.

[98] DAGAN Y, LAVIE P, BLEICH A. Elevated awakening thresholds in sleep stage 3-4 in war-related post-traumatic stress disorder [J]. Biol Psychiatry, 1991, 30 (6): 618-622.

[99] LAVIE P, KATZ N, PILLAR G, et al. Elevated awaking thresholds during sleep: characteristics of chronic war-related posttraumatic stress disorder patients [J]. Biol Psychiatry, 1998, 44 (10): 1060-1065.

[100] HABUKAWA M, UCHIMURA N, MAEDA M, et al. Sleep findings in young adult patients with posttraumatic stress disorder [J]. Biol Psychiatry, 2007, 62 (10): 1179-1182.

[101] MIKULINCER M, GLAUBMAN H, WASSERMAN O, et al. Control-related beliefs and sleep characteristics of posttraumatic stress disorder patients [J]. Psychol Rep, 1989, 65 (2): 567-576.

[102] ROSS RJ, BALL WA, SANFORD LD, et al. Rapid eye movement sleep changes during the adaptation night in combat veterans with posttraumatic stress disorder [J]. Biol Psychiatry, 1999, 45 (7): 938-941.

[103] HURWITZ TD, MAHOWALD MW, KUSKOWSKI M, et al. Polysomnographic sleep is not clinically impaired in Vietnam combat veterans with chronic posttraumatic stress disorder [J]. Biol Psychiatry, 1998, 44 (10): 1066-1073.

[104] KLEIN E, KOREN D, ARNON I, et al. Sleep complaints are not corroborated by objective sleep measures in post-traumatic stress disorder: a 1-year prospective study in survivors of motor vehicle crashes [J]. J Sleep Res, 2003, 12 (1): 35-41.

[105] COHEN DJ, BEGLEY A, ALMAN JJ, et al. Quantitative electroencephalography during rapid eye movement (REM) and non-REM sleep in combat-exposed veterans with and without post-traumatic stress disorder [J]. J Sleep Res, 2013, 22 (1): 76-82.

[106] COWDIN N, KOBAYASHI I, MELLMAN TA. Theta frequency activity during rapid eye movement (REM) sleep is greater in people with resilience versus PTSD [J]. Exp Brain Res, 2014, 232 (5): 1479-1485.

[107] KOBAYASHI I, LAVELA J, MELLMAN TA. Nocturnal autonomic balance and sleep

in PTSD and resilience [J]. J Trauma Stress, 2014, 27 (6): 712-716.

[108] ENGDAHL BE, EBERLY RE, HURWITZ TD, et al. Sleep in a community sample of elderly war veterans with and without posttraumatic stress disorder [J]. Biol Psychiatry, 2000, 47 (6): 520-525.

[109] LIPINSKA M, TIMOL R, KAMINER D, et al. Disrupted rapid eye movement sleep predicts poor declarative memory performance in post-traumatic stress disorder [J]. J Sleep Res, 2014, 23 (3): 309-317.

[110] ROSS RJ, BALL WA, DINGES DF, et al. Rapid eye movement sleep disturbance in posttraumatic stress disorder [J]. Biol Psychiatry, 1994, 35 (3): 195-202.

[111] MELLMAN T A, PIGEON W R, NOWELL P D, et al. Relationships between REM sleep findings and PTSD symptoms during the early aftermath of trauma [J]. J Trauma Stress, 2007, 20 (5): 893-901.

[112] TALBOT LS, NEYLAN TC, METZLER TJ, et al. The mediating effect of sleep quality on the relationship between PTSD and physical activity [J]. J Clin Sleep Med, 2014, 10 (7): 795-801.

[113] BABSON K A, BADOUR CL, FELDNER M T, et al. The relationship of sleep quality and PTSD to anxious reactivity from idiographic traumatic event script-driven imagery [J]. J Trauma Stress, 2012, 25 (5): 503-510.

[114] MEYERHOFF DJ, MON A, METZLER T, et al. Cortical gamma-aminobutyric acid and glutamate in posttraumatic stress disorder and their relationships to self-reported sleep quality [J]. Sleep, 2014, 37 (5): 893-900.

[115] CASEMENT MD, HARRINGTON KM, MILLER MW, et al. Associations between Pittsburgh Sleep Quality Index factors and health outcomes in women with posttraumatic stress disorder [J]. Sleep Med, 2012, 13 (6): 752-758.

[116] FAIRHOLME CP, NOSEN EL, NILLNI YI, et al. Sleep disturbance and emotion dysregulation as transdiagnostic processes in a comorbid sample [J]. Behav Res Ther, 2013, 51 (9): 540-546.

[117] GERMAIN A, BUYSSE DJ, SHEAR MK, et al. Clinical correlates of poor sleep quality in posttraumatic stress disorder [J]. J Trauma Stress, 2004, 17 (6): 477-484.

[118] GEHRMAN P, SEELIG AD, JACOBSON IG, et al. Predeployment Sleep Duration and Insomnia Symptoms as Risk Factors for New-Onset Mental Health Disorders Following Military Deployment [J]. Sleep, 2013, 36 (7): 1009-1018.

[119] GARTHUS-NIEGEL S, AYERS S, VON SOEST T, et al. Maintaining factors of posttraumatic stress symptoms following childbirth: A population-based, two-year follow-up study [J]. J Affect Disord, 2015, 172: 146-152.

[120] BORDERS A, ROTHMAN DJ, MCANDREW LM. Sleep problems may mediate associations between rumination and PTSD and depressive symptoms among OIF/OEF veterans [J]. Psychol Trauma, 2015, 7 (1): 76-84.

[121] PICCHIONI D, CABRERA OA, MCGURK D, et al. Sleep Symptoms as a Partial

Mediator Between Combat Stressors and Other Mental Health Symptoms in Iraq War Veterans [J]. Military Psychology, 2010, 22 (3): 340-355.

[122] BELLEVILLE G, GUAY S, MARCHAND A. Persistence of sleep disturbances following cognitive-behavior therapy for posttraumatic stress disorder [J]. Journal of Psychosomatic Research, 2011, 70 (4): 318-327.

[123] KESSLER RC, BERGLUND P, DEMLER O, et al. Lifetime Prevalence and Age-of-Onset Distributions of DSM-IV Disorders in the National Comorbidity Survey Replication [J]. Archives of General Psychiatry, 2005, 62 (6): 593-602.

[124] ABRAMOWITZ JS, TAYLOR S, MCKAY D. Obsessive-compulsive disorder [J]. The Lancet, 2009, 374 (9688): 491-499.

[125] VODERHOLZER U, RIEMANN D, HUWIG-POPPE C, et al. Sleep in obsessive compulsive disorder: polysomnographic studies under baseline conditions and after experimentally induced serotonin deficiency [J]. Eur Arch Psychiatry Clin Neurosci, 2007, 257 (3): 173-182.

[126] ALFANO CA, KIM KL. Objective sleep patterns and severity of symptoms in pediatric obsessive compulsive disorder: a pilot investigation [J]. J Anxiety Disord, 2011, 25 (6): 835-839.

[127] ROBINSON D, WALSLEBEN J, POLLACK S, et al. Nocturnal polysomnography in obsessive-compulsive disorder [J]. Psychiatry Res, 1998, 80 (3): 257-263.

[128] INSEL TR, GILLIN JC, MOORE A, et al. The sleep of patients with obsessive-compulsive disorder [J]. Arch Gen Psychiatry, 1982, 39 (12): 1372-1377.

[129] HOHAGEN F, LIS S, KRIEGER S, et al. Sleep EEG of patients with obsessive-compulsive disorder [J]. Eur Arch Psychiatry Clin Neurosci, 1994, 243 (5): 273-278.

[130] KLUGE M, SCHüSSLER P, DRESLER M, et al. Sleep onset REM periods in obsessive compulsive disorder [J]. Psychiatry Res, 2007, 152 (1): 29-35.

[131] ARMITAGE R, DEBUS J, KIGER B, et al. Polysomnogram in major depressive and obsessive-compulsive disorders: A preliminary study [J]. Depression, 1994, 2 (6).

[132] BOBDEY M, FINEBERG. Reported sleep patterns in obsessive compulsive disorder (OCD) [J]. International Journal of Psychiatry in Clinical Practice, 2002, 6 (1): 15-21.

[133] RAMSAWH HJ, STEIN B, BELIK SL, et al. Relationship of anxiety disorders, sleep quality, and functional impairment in a community sample [J]. Journal of Psychiatric Research, 2009, 43 (10): 926-933.

[134] STORCH EA, MURPHY TK, LACK CW, et al. Sleep-related problems in pediatric obsessive-compulsive disorder [J]. Journal of Anxiety Disorders, 2008, 22 (5): 877-885.

其他常见失眠原因

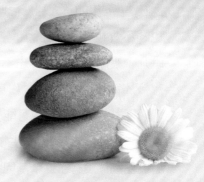

第一节　遗传因素

一、睡眠剥夺的影响

最早在 20 世纪 80 年代晚期，美国芝加哥大学的科学家瑞赫夏芬（Allan Rechtschaffen）就开始用实验室的动物做了一些睡眠剥夺的实验，看看睡眠不足，对生物会有什么后果。

人类如果被彻底剥夺睡眠，还活得下去吗？如果从现代科学伦理出发这种实验有悖人伦不能进行（图 4-1）。但有种罕见的先天疾病"致死性家族失眠症"（fatal familial insomnia）可以让我们了解人完全不能睡的后果。这种遗传疾病多半要到中年才会发作。一个人突然再也无法入睡原因是脑部的朊蛋白表达水平异常。这种基因的突变全世界估计只有 40 个家族有，到目前为止也只记录了大概 100 个病例。第一个"致死性家族失眠症"的病例出现在 1765 年的意大利威尼斯男性突然之间再也睡不着。一开始经历了常见的失眠连续失眠几个星期患者开始神志不清、出现错觉和妄想、恐慌和各种恐惧症发作甚至失智。一般的情况下发病后几个月内可能就会死亡。

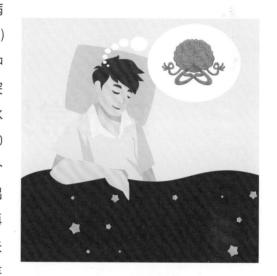

图 4-1　睡眠的作用

过去几十年来，分子生物学和生物化学的进展，很大一部分是建立在把一个基因剔除，看看生物体没有了这个基因的作用，是不是有什么后果。接下来，也就把观察到的后果，当作这个基因的功能。从这种角度，可以发现很多有趣的现象。

此外，通过各种大小规模的纵贯研究，学者验证了不少每个人都知道的常识：如果睡不够，会感到非常疲惫。各种相关性的研究也发现，几乎每个部位的慢性病，都和睡眠不足有关。睡眠不足，不只是容易有心血管循环和代谢异常的疾病，像是心脏病、中风、糖尿病、肥胖，精神层面也容易受影响。举例来说，抑郁症、痴呆、阿尔茨海默病，多少都被认为跟睡眠不足有关。

从这些研究结果之中，科学家自然会得出这样的结论：睡眠不足，不只会减损生活质量，长期下来，难免会缩短寿命。这些研究，是去探讨睡眠不足所导致的致命或异常，也有相当多研究去探讨睡眠所影响的"正常"。比如，大量研究人员也会去探讨睡眠和学习、记忆、创意、心情、快乐之间的关联。西方医学之父希波克拉底所说的"让食物成为良药"（Let food be the medicine and medicine be the food.）。这里也可以说：让睡眠，成为良药。

二、自身易感因素

根据美国学者斯皮尔曼等人提出的"3P 模型"，第一个"P"是易感因素（Predisposing Factor）。指的是容易诱发失眠风险的先天因素，包括人格特征，比如，存在焦虑或抑郁的倾向、完美主义倾向的特质、神经质和敏感、情绪压抑的人格特质或是有遗传倾向，比如遗传易感性等风险因素。比如有两个人，他们都失业了，面临的生活困境也差不多，A 较为乐观、开朗，他认为失业也不是什么大事，再去找工作就好，心情没受到很大影响，也没影响睡眠，但 B 是个有焦虑或忧虑倾向的人，因为失业而难过，又担心找不到工作，最终经常失眠。

家系研究显示失眠具有显著的家族聚集性。如果一个人罹患失眠，那么家庭中的其他成员同样存在失眠障碍的可能性会是健康人群的 3 倍之高。有研究表明，失眠的遗传概率可能超过了 30%，且遗传可能性女性可能高于男性。在 2007 年的一项研究中，有 8 753 对成年双胞胎参与，该研究证明了人的昼夜节律与很强的遗传性。家系研究和双生子的系列研究表明失眠的遗传度大约在 30%~60% 之间。有研究比较了同卵和双卵双胞胎的失眠症状，发现失眠的遗传常见于 59% 的女性参与者和 38% 的男性参与者。

1997 年，美国西北大学约瑟夫研究团队在 *Cell* 上发表文章首次揭示了哺乳动物生物钟的机制之谜。该团队经过两年时间在 2 400 个实验鼠身上进行实验发现控制实验鼠生物钟的基因命名为"clock"。该基因在生理情况下能够产生一种由 855 种氨基酸组成的特殊"时钟"蛋白质并通过该蛋白质调控约 10 个生物节律的相关基因。该实验对于人们对了解自身生物钟，或昼夜运行机制具有重要的意义。

2003 年，杰弗里·霍尔（Jeffrey C. Hall）教授研究了一个格外早睡早起的家族成员。他们在早上 4 点起床，晚上 7 点睡觉。研究发现，这种独特的生活习惯由于基因突变而导致，基因名为"PER2"。为了进一步具体地研究这种基因的影响，研究人员把这种 PER2 基因片段转到了小白鼠，拥有这种基因的小白鼠具有了早睡早起的生活习惯和健康饮食。

接近三百年前，法国的天文学家和地球物理学家迪米宏（Jean-Jacques d'ortous de Mairan，1678—1771）发现植物白天会伸展叶子，晚上会收起来。这种知识或现象，已经是人类已经知晓了上千年的常识。但是，他通过实验，再加上妥当的记录，就可以让其他学者一起验证。迪米宏把植物带到阁楼照顾，结果发现，在不见天日的阁楼，这些植物的叶子还是会在白天打开。也就好像这些植物隐约有一点时间的观念，即使没有直接晒到太阳，好像体内有一个内建的时钟，知道一天什么时候开始、什么时候结束。后来才发现，所有的生物都有一个内在的机制可以体会到时间，让细胞和身体跟着一天 24 小时的韵律来运转。

2017 年，三位美国科学家杰弗里·霍尔（Jeffrey C.Hall）、迈克尔·罗斯巴什（Michael Rosbash）、迈克尔·杨（Michael W.Young）因发现控制昼夜节律的机制而获得当年的诺贝尔生理学或医学奖。

有"时间生物学"这个领域（chronobiology），也就是为了探讨时间在生物内怎么运转，而生物如何克服时间带来的变化。主要发现是，连生物的内在时钟，都是受到基因所控制。身体的任何基因，最后都会产生蛋白质。然而这些时钟基因的蛋白质产物，本身会把自己基因的活性给降下来。就是通过这种"上升-下降"的平衡，维系生物的内在时钟顺着一定的韵律来运转。这样的周期，后来称为日周期（circadian rhythm）。每一种生物都有这种机制。

2009 年，*Science* 首次报道了短睡基因。来自美国加州大学旧金山分校的傅嫈惠和 Louis J Ptáček 团队。他们在一对母女上发现了短睡基因，名为 *DEC2* 的基因发生了特定突变（*DEC2* 编码蛋白可以协助关闭已知调节觉醒的促食欲素的基因），由此导致即使每晚睡了 6 个小时依旧感觉很好。首先，这项研究说明短睡基因是可以遗传的，但由于这种基因突变较为罕见，并非所有短睡症状的原因。

2016 年，日本筑波大学的柳沢正史团队在 *Nature* 报道了嗜睡基因，名为 Sik3 蛋白激酶基因的剪接突变会导致清醒时间减少。指出，虽然有些人睡很少的时间就可以精力充沛，但也有人没这么幸运，他们需要比大多数人睡更长的时间。

2019 年，该团队经过 10 年的研究继 *DEC2* 之后，再次报道了一个短睡基因——*ADRB1*。该研究通过对另一组短睡家庭的鉴定基因发现了 *ADRB1*。与 *DEC2* 基因突变相似，*ADRB1* 的突变同样极为罕见（估计其发生率大约为 0.004%）。随后，研究人员把这种突变基因转到了小白鼠，相较于对照组而言，携带这种基因突变的小鼠每天大约少睡 1 个小时。

2018 年，在 *Molecular Psychiatry* 期刊发表的一项研究美国加利福尼亚大学圣地亚哥分校的研究者发现某些特定基因可以引发失眠并证实了失眠与精神疾病（如抑郁症）和生理疾病（如 2 型糖尿病）之间的遗传联系。这项研究是一项全基因组关联研究，研究者对 33 000 多例参与军人风险与恢复能力评估调查（Study To Assess Risk And Resilience In Servicemembers，STARRS）的士兵的 DNA 样本进行分析。同时欧洲、非洲和拉丁美洲后裔士兵的数据被单独分组以明确特定祖先血统的影响。研究者还将他们的研究结果与最近两项英国生物样本库（UK Biobank）研究进行比较。结果发现失眠的遗传性非常明显。失眠与 7 号染色体位点的特定突变有关在欧裔士兵中失眠也与 9 号染色体异常有关。而且英国生物样本库中失眠严重度多基因风险与 STARRS 队列中失眠发生风险呈显著正相关。

此外 STARRS 队列中失眠的遗传基因与重症抑郁症和 2 型糖尿病呈显著正相关与清晨型（早起毫无困难且早晨是一天中状态最好的时段，而晚上睡得很早且很快进入熟睡状态）和主观幸福感呈负相关。研究者指出失眠相关位点对一系列健康问题都可能存在严重的影响，包括精神疾病和代谢疾病。失眠与精神疾病及生理疾病之间存在基因关联，说明这些常见疾病之间存在共同的遗传因素。

2020 年 10 月，Louis J Ptáček 团队在 *Cell* 的子刊 *Current Biology* 上发表 *GRM1* 短睡基因的相关研究。该研究指出名为 *GRM1* 基因的两个独立突变可能导致了家族性的短睡眠，并且其大脑切片均显示出电特性改变和兴奋性突触传递增加。这些结果都一直表明，*GRM1* 在调节睡眠时间中的重要作用。

在过去的近 40 年中，现代基因工程的发展，使许多神经系统疾病的研究产生了突破性的进展，这带动了失眠遗传学的相关研究。在迄今为止最大的失眠基因的研究中（1 331 010 人），研究人员在基因组的 202 个位点上发现 956 个与睡眠有关的基因。其中有些基因分布在包括大脑皮质的广泛区域。虽然在睡眠的基因和遗传方面的研究已经取得一些成果，但仍有许多重要问题有待解决。在失眠的基因与遗传的研究方面仍然道阻且长。

三、身体波动的周期

我们的生命生活与太阳的周转和四季变化是分不开的。虽然我们有很完整的神经系统，但神经系统和身体的每一个部位传递信息，中间要经过一个转达。这个转达的"机制"和"过程"，同时也有放大的效果，才可以让头脑神经的作用快速转给每一个部位。居中的传递物质和扩大器，就是我们的内分泌系统。从内分泌系统的角度出发，通常会谈两大类关于睡眠的激素，皮质醇和褪黑激素。

皮质醇，又称"压力激素"（stress hormone）。身体的完整的神经系统，通常会称为自主神经系统，它是独立运转，调控许多生理功能，例如消化、心动、呼吸、视力的调整，肌肉的收缩放松，排泄等。自主神经系统又可以再细分成交感和副交感神经系统。其中，交感神经系统是帮助我们面对生存考验，让肌肉收缩，呼吸和心率加快……交感神经的活化，让我们加强每一个部位的机能，活力变高，代谢加快。同时，让我们觉得自己是清醒的。

褪黑素刚好和皮质醇作用的时间相反，在太阳下山后，9 点开始分泌，夜里 11~12 点到高峰，到天亮时，已经几乎消失。其实，褪黑素的水平和体温变化趋势是刚好相反的。到了夜晚，褪黑激素上升，核心体温逐渐下降，身体的作用程序也开始慢了下来。也就是说，我们要入睡，无论内分泌和全身的生理与代谢程序，都要同步朝向睡眠的方向前进。

第二节 环境因素

斯皮尔曼等人提出了"3P模型"解释失眠的原因。第二个"P"是诱发因素(precipitating factor)是导致失眠发生的生活事件打扰了白天生活和睡眠的平衡状态通常是发生的一些愉快的事或不愉快的事影响情绪急剧变化,比如急性压力、冲突、环境或工作的改变等。环境因素也是引起失眠的重要因素。证据表明我们的环境尤其是紧张的生活事件可以间接地改变我们的遗传密码修饰细胞中的基因表达进而影响到睡眠。

环境因素一部分来源于中部空间的温度、湿度、光、声、异味、空气质量、寝具和气压;另一部分因素来源于内部空间的体热、发汗和摩擦;外部空间的噪声、恶臭、振动和气候。

现代生活使得人们很难在一个真正安静的环境完全休息,虽然可以通过隔音,降低声音的影响,但很难不受到电磁场的作用。举例来说,电视和音响看起来是关机,其实还是处在待命状态,有很低的电流通过。一个人如果比较敏感,还是会受影响。所以,长期睡不着的人,不妨尝试让空间保持完全黑暗,并且将身边的电子产品插头拔掉,或许可以睡得更好。

一、温度

周围温度对睡眠的影响,日常已经有丰富经验。在严寒或酷热的天气下就睡不着。不正常的气温,是对睡眠产生极大影响的环境因素之一。当上床睡觉时,床的温度是室温。我们的身体与床之间会进行温度交换,最常见的是床变暖直到不再变化,被子里形成一个微气候,可将其称为"热舒适区"。理想状态下,温度为16~22℃的房间,会在被窝里(皮肤表面)创造出28~30℃的微气候,温和且舒适。在这种"热窝"里,我们的睡眠质量最好。恒温动物为维持生命基本功能,我们要在极其有限的、与外部环境无关的条件下保持机体温度恒定,如果离开这个"热窝",我们的身体会为了维持温度而产生反应:外部寒冷,它就会产生热量,例如通过发抖;外部炎热,它就会试着给身体通过出汗降温,汗水蒸发以带走热量。然而,当我们睡觉时,尤其是在深睡眠和异相睡眠期间,体温调节机制效率会降低:如果这机制出现暂停,大脑就做出反应,命令我们醒来,以此激活维持稳定温度的热调节机制。所以,当温度不处于热舒适区时,睡眠就会变得更短、更破碎,浅睡眠会随之增加,而深睡眠/异相睡眠则会减少。

由于人体的温度调节系统和睡眠调节系统相互作用,因此热环境是导致睡眠障碍的主要原因之一。在睡眠期间即使是轻微的热暴露也会增加热负荷抑制直肠温度的下降降低睡眠质量。

以往研究发现，尤其是包括老年人在内的脆弱人群中较高的温度对睡眠时长和睡眠质量有负面影响。由于生物老化许多与体温调节有关的身体部位在老年人体中受到损害。对被试的清醒情况研究发现老年人对寒冷和温暖环境的感觉效率和感知能力、出汗能力、将热量从身体核心输送到皮肤的能力、心血管的灵活性均有所降低。

二、光线

（一）光线如何影响睡眠

20 世纪 90 年代，美国的心理医师韦尔（Thomas A. Wehr）指出，既然现代社会是到了19 世纪中期才普遍有灯光可以作为夜间照明，那么，现代人的睡眠习惯可能才是一种全新的"发明"。卧室要求光线暗，入睡前应关好灯或使灯光柔和暗淡从而在灯光下入睡，否则会使睡眠不安稳、浅睡期增多。人体生物节律是人类在自然选择的适应环境过程中形成的，"日出而作，日落而息"是人类的生活常规。光线进入眼睛对昼夜节律产生影响。夜间开灯睡眠会让身体无法正确感知昼夜变化。

我们现在知道，大多数人在白天没有得到足够的光线。但是，白天得到太少的光，晚上反而得到过多的光。许多人在晚上使用发光的电子设备，如智能手机和平板电脑，或熬夜在电脑上工作。就在你准备睡觉的时候，这些屏幕发出的光会让大脑认为该起床。

因此为失眠人群提出相关的建议，晚上睡觉时，首先让卧室完全保持黑暗，建立有利于睡眠的条件。最好使用能够充分遮光的窗帘，而且不要漏光，免得受路灯或招牌灯光干扰。还会建议，最好连房间里微弱的小夜灯、电子设备面板一点点的光都要遮住或关掉。如果实在不能消除所有光线，那么，至少戴眼罩睡觉。

（二）太阳光：改变日周期的钥匙

在下视丘里，有一个视交叉上核（suprachiasmatic nucleus，SCN）在控制日周期。要知道的是，身体有一个中枢时钟，这个时钟跟睡眠有关系。管制全身的日周期，不只是靠头脑里的视交叉上核。身体里的心脏、肺、肝脏和主动脉都一样带着调控日周期的机制。这些外围的机制，被称为二级控制。有了中央和外围的控制，也就能全面地调节身体每一个角落。视交叉上核将"醒来"的信号传送给其他脑区，再进一步统合身体各部位，达到一致的日周期。

在眼睛的视网膜上有一些神经，直达启动日周期的中枢，也就是视交叉上核。这些视神经上有一种色素，叫黑视素（melanospin），对波长较短的蓝光特别敏感。这种蓝光特别能活化视交叉上核，而视交叉上核又直接通往松果体，去抑制松果体的活性，不让它产生褪黑素。

如果希望拥有一个好的睡眠，在睡前少看屏幕，确实对入睡有帮助。一来，屏幕产生的蓝光,降低褪黑素分泌的效果相当直接。此外,我们也都深有体会,生活中无所不在的信息,对头脑造成的刺激,可能比蓝光的影响远远更大。睡前最好给自己一个空档,远离信息,也远离蓝光。如此不只能改善睡眠,也可以保护眼睛和视力。毕竟蓝光是能量最强的可见光,接收太多蓝光,会伤害你的视网膜而可能导致黄斑部病变。

当然,蓝光并非一无是处。白天的光线(尤其含有蓝光)抑制松果体分泌褪黑素的作用,让我们比较不容易打瞌睡。从生理调控的角度来谈,这个抑制的过程,其实也就等于在重新设定醒睡的周期。白天把褪黑素抑制下来,到晚上再来释放,让身体去好好睡觉。蓝光对身体有种种的作用,而其中之一就是带来身心周期的重整。

三、睡姿

已经有研究指出来,比起仰睡或俯睡,侧睡更能帮助脑部清理白天留下来的代谢废物(β-淀粉样蛋白)。另外,从心血管系统的角度来看,主动脉在离开心脏之后,是通过一个大左转进入身体。从这一点来看,左侧睡或许更好些,毕竟这么躺,血液从心脏打入主动脉的走向和重力的作用一致。

从气脉和能量的角度来看,右侧睡对身体也有好处。右侧睡,右鼻孔容易塞住,而让我们主要通过左鼻孔呼吸。这时,从气脉的角度来说,是有助于活化左脉(ida,月脉的能量)而引发身体放松和镇静的效果。反过来,左侧睡,右鼻孔比较通气,偏重右脉(pingala,日脉的能量)的运转,让人清醒而有好精神,反而影响到睡眠。在体内流动的右脉和左脉能量,有时候也被人拿来模拟成交感神经系统和副交感神经系统的作用。一个让人紧绷,而另一个让人放松。虽然不能做出哪一侧睡觉一定比较好的结论,但无论往哪一侧睡,都有它的好处。

四、睡眠微环境

睡眠微环境多指,类似寝具等,与睡眠时人体密切接触的物品等是构成的整体环境。其中主要元素有:被褥、床垫等与睡眠活动相关的物品。

1. 床 要清楚守住床和卧室单一的功能。这样的话,我们也不断为头脑建立一个回路,让自己只要一躺到床上,自然离不开睡眠。就是用来睡觉的,而没有其他的目的,不要让床变成一个多功能的空间。有些人不只在床上看书,还干脆架起小桌子用计算机工作,好像床只是方便身体倒下来睡觉。

2. 床垫 以前床垫在木板床上加上棕垫,或茅草、棉絮一类的东西来充当床垫,改革开放后,被称为"席梦思"的床垫才进入到普通老百姓视野里。直到现在,席梦思依旧是对弹簧床垫的代称。在床垫的选择上,软硬度、弹性等方面要适度,床垫是低频率购买的商品,客观上最好符合人体功效学的检测标准。床垫有面料层、填充层和支撑层。

对面料层而言，面料的克数越高，越有质感。常用的材料有针织、天鹅绒等。

床垫的软硬程度主要取决于填充层。现在很多床垫选用乳胶作为填充层材料，优点是天然柔软、透气静音，可以承托并保持人体脊柱的正常生理弯曲，如此一来，肌肉不易疲劳，但是需要结合自身情况进行选择。记忆棉床垫的优点是支撑好、抗冲击和慢回弹，缺点是透气性差，支撑性不如乳胶床垫。棕榈床垫的优点是价格实惠，缺点是承托性差，容易变形，可能存在甲醛超标的问题。弹簧床垫的优点是，整网支撑性强，独立袋装的抗干扰性强，缺点是，整网弹簧抗干扰性差，独立袋装弹簧价格高。

3. 枕头 现代人的颈椎多少都有异常，临床上颈椎病的发病率逐年上升，尤其是白领司机等久坐人群，颈椎病已经成为职业病的代名词。对于脊椎尤其颈椎受伤的朋友，要特别注意睡觉时有没有足够的支撑，让颈椎最轻松而不会局部受力。我们会发现市面上有各式各样的枕头，每个都有各自的诉求。有些人喜欢高的枕头，甚至需要用到两个枕头才觉得足够支撑颈部的弯度。有些人喜欢硬质、方形或中间有沟槽的枕头。无论什么枕头，主要是配合我们的头形，符合颈部自然的弯度，提供足够的支撑，让颈部充分得到休息。需要注意的是，睡觉的时候，不只是头要得到支撑，尤其颈椎和头部与肩膀相接的地方更是需要支持。

在白天大家都习惯颈部前伸，尤其是看屏幕，颈部已经过度承受头部的重量而不自然地往前倾。建议大家可以在颈下垫一个小枕头作为颈椎的支撑，或者就选择中间有沟槽的枕头来安放头部，在靠近肩膀处突起来支撑脖子。此外，有些枕头的材质有流动性（例如古人用米粒、绿豆，或近代的微粒材质）也就能够随着头部落在上面的压力而改变形状，而自然填满颈部下方的空间。睡觉时在膝盖后摆一个小枕头或厚毛巾，可以帮助稳定骨盆和腰椎自然的弯度，而让腰部得到支持，在睡眠时能够放松。事实上，并没有一种每个人都适用的万用枕头。多尝试几种枕头，自然会发现差异。

五、气味

嗅觉是五官中最直接、最快通往脑部的感官知觉。最多是通过嗅觉神经的传达，一步就连到脑部嗅球。信息从鼻子，只经过一个神经，就可以直接抵达脑部。不止如此，嗅觉还会带出一些过去的记忆。也许是小时候的回忆，也有些是无法解释的画面，通过精油或其他设置的香气，这些记忆通常都会令人愉快。也许是让人想起小时候母亲煮的饭菜，或花园里泥土和草叶的芬芳，自然让我们放松，而想停留在这个状态。通过气味和环境的安排，我们可以为自己建立一个能够放松，而有利于睡眠的环境。

六、噪声

很显然,噪声会干扰睡眠。噪声可能主要源于交通环境和上下楼的邻居。也有很多其他来源:空调、冰箱、电风扇、宠物和伴侣等。中华人民共和国生态环境部的《中国环境噪声污染防治报告(2016)》,指出 2015 年全国城市声环境现状。报告显示:"全国城市声监测夜间 1/4 不达标,全国 1/4 城市'睡'在噪声里。这主要是重型货车造成夜间噪声超标。"

在挑选房子时,应该考虑到白天与夜晚的周围环境。在噪声的影响下,人体睡眠结构可能会发生变化。人们并不总能感知到这些变化,在充满噪声的环境中,深睡眠会减少,而浅睡眠会增加;睡眠也会更破碎,睡眠期的变化和微觉醒次数会增多;觉醒时间太短,以致大脑都没有记录,我们意识不到这些觉醒。即便无意识,睡眠也受到了影响,不仅质量变差,恢复能力也有所下降。

睡眠对噪声的敏感度也存在个体差异。所以孩子们被噪声吵醒的概率比成人低,年龄越大的人对噪声越敏感。在不同性别之间,年轻男性抱怨睡眠被打扰的频率比女性高。但在年龄相同的情况下,女性尤其是母亲对嘈杂的环境更加敏感。当然,人越是紧张焦虑,睡眠就越容易被噪声干扰。睡眠环境也会对噪声觉醒阈值构成影响。例如,与周末在家安静睡觉相比,医生在值夜班时更易醒来;与没有孩子的人相比,一位母亲的觉醒阈值会因忧心有病的孩子而降低。

七、电磁波

人为的电磁场,对个人健康的影响,在科学上仍然是充满争议的主题。

我们始终身陷"电磁雾"之中。所有电子设备都会发射电磁场,但电磁场的频率有所不同。有低频(电子设备、高压线等)和高频(无线电波、移动电话、全球移动通信系统、Wi-Fi、微波炉等)之分。当谈及电磁波时,一般是指高频电磁波。有关电磁波会对健康产生潜在风险的争论由来已久,但在移动电话被大量使用后,这一争论就更为激烈了。最近几年,有关电磁场对大脑生理或睡眠影响的实验数据及流行病数据大幅增长。

尽管在传闻中有些人自称对电磁场极度敏感,但卓越的流行病学并没有提供任何证据以证明高频电磁场会对睡眠产生负面影响。一些在实验室进行的研究证实存在轻微的影响。但奇怪的是,大多数研究却得出了有利于睡眠的结论。我们认为这也许与月亮对睡眠的影响相似。即便电磁波带来的某些生物影响无法被排除,但与其他会影响睡眠的因素相比,它对睡眠的影响可以忽略不计。换句话说,手机屏幕的亮光、半夜电话铃响、收到电子邮件或微信消息的提示声,它们对睡眠产生的不利影响远比手机自身发出的电磁波严重得多。

第三节 职业因素

当代职场有三大痛——胖、秃和失眠。这三者中,失眠又间接导致脱发、发胖。这样看来,失眠困扰已经是影响职场人健康的首要因素。

长时间工作,可能是睡眠障碍的一个风险因素。许多研究发现,睡眠障碍的普遍程度不仅可能受到工作时间的影响,还可能受到职业类型的影响。一般来说,体力劳动的工作时间是固定的,而白领职业的工作时间是无限的,而且往往比预期的要长。工作压力和失眠往往呈现高度正相关。据零点中国数据显示,媒体人、医务人员的睡眠指数得分已连续两年排在倒数两位,分别以高达 39.9% 和 56.9% 的比例,成为最常失眠及睡眠障碍严重程度最高的两个职业。

世界卫生组织评价认为,"职业紧张"现已成为全球范围的流行病。在欧洲职业人群中职业紧张已十分普遍,成为排序靠前的职业"工作相关疾病"。在我国,类似社会心理因素所致的职业紧张报道也不胜枚举。究其原因,劳动时间长、缺少空间休息、不良作业环境等,均是多数工作类型常见的职业紧张症结之所在。

职业紧张可以是以非特异性的方式严重损害身体健康,增加缺勤率,酿成意外事故,造成心理问题。在进化进程中,一定程度的紧张对危险有利,但长期过度紧张会损害人体身心健康。职业紧张作为常见的长期慢性应激,很可能引起夜间自律性反应,对睡眠产生长期的严重影响。

一、医务人员

《2019 年的中国医务人员睡眠健康白皮书》指出,医务人员日常平均睡眠时间仅为 6.46 小时。近一半的医务人员存在睡眠质量欠佳的问题,44.09% 的医务人员为有临床定义的失眠,其中 13.96% 为中重度失眠,34.72% 的人群存在焦虑症状,38.88% 的人群存在抑郁症状。众多新闻都可以看出,医务工作的特点是工作繁重、身心压力大,晚上需要值班或轮班。由于高工作强度,睡眠剥夺十分常见,严重影响医务人员精神状态。

首个关注国人睡眠状况及背后社会问题的系列纪录片《追眠记》中,有这样的情境:30 岁不到的陈长城,是上海儿童医学中心重症监护室工作 5 年的住院总医师。下午 4 点,陈长城拖着疲惫的身躯回到出租屋,过去的 30 多个小时,他只睡了不到 4 个小时。工作中和下班后的陈长城,俨然两种状态。下班后的他,就没怎么睁开过眼睛,整个人呈现出一副病态的松弛。毕竟是年轻人,陈长城在镜头前表示,"跟兄弟们出去吃吃饭、喝喝小酒,浪一浪"是自己近来的小愿望,但因为时间问题,这个小愿望如今都成了奢侈。工作中的他如紧绷的弦,不能放松,也不敢放松。全年没有 1 天休息,每 4 天 1 个大夜班,大夜班要从前 1 天早上 8 点到第 2 天下午,长达 30 多个小时中,除了睡觉,他几乎一刻也不能停,而睡觉时间一般也只在 3、4 个小时左右。除了要承受巨大的时间和身体压力,这份工作更考验着他的心理压力。重症监护室是一个沉重的地方,每 1 秒、每个决定都关乎性命。在新冠状爆发后,医务人员出现心理障碍的比例很高,其中失眠症的患病率最高,占 44.1%。

二、学生

学生失眠,尤其是学生的考前失眠,现在已经成为比较常见的一个问题,学生失眠不仅影响学习,而且长期这样会给学生带来心理负担,造成心理问题。学生中的大学生群体,由于需要面临学业和就业等诸多问题,近年来,大学生的失眠患者数量逐年增加,大学生群体中存在着不同程度的睡眠问题。

三、军事人员

由于其职业的特殊性。可能常处于极端环境(冷、热、噪声)或高海拔地区。尤其是在夜以继日的持续军事任务中,没有休息或休息不足但仍需保持高效率地持续性工作导致睡眠缺失和疲劳等问题不言而喻。

四、运动员

职业运动员无论在心理和体能上的消耗,都是一般人难以想象的。国外喜欢举的例子,像是拿下 5 次超级杯冠军的新英格兰爱国者队四分卫明星布雷迪(Tom Brady)每天晚上 8:30 就要准时上床睡觉。在不流行橄榄球的地方,也许会说拿下 20 个大满贯的网球选手费德勒(Roger Federer)每晚需要睡 11~12 小时,来避免累积运动伤害。喜欢看 NBA 篮球的人,自然会谈詹姆斯(LeBron James)在赛季中每晚要睡 12 个小时,而纳什(Steve Nash)在出赛前一定要睡午觉,来提升自己的表现。

第四节　生活习惯

斯皮尔曼的"3P 模型"中,第三个"P"是维持因素(perpetuating factor),是让失眠长时间维持下去的因素包括持续压力、不良的睡眠习惯、不良的应对方式焦虑或抑郁的心情及一些容易加重失眠的心理和观点等(图 4-2)。由此看出,生活习惯因素同样是影响睡眠的重要因素。例如长时间卧床、增加日间小睡时间等,尽管这些行为看似合理,但从长远来看却会降低睡眠压力，并可能导致慢性失眠。维持因素是急性失眠过渡到慢性失眠的主要原因。

改变任何习气，不是刻意去消除。反过来，是需要培养一个新的回路，也就是新的习惯。这新的习惯，最好是一样有乐趣，甚至更有乐趣。只有这样，才有机会在不知不觉间，不费力地转化过去认为不可能改变的生活习惯。

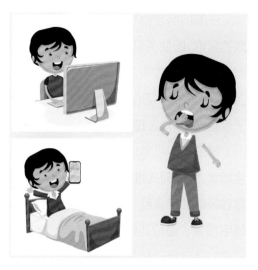

图 4-2　导致失眠的生活习惯

一、午休

当上午清醒地处理了各种事情，过了中午，头脑已经产生很多的腺苷分子，从而让身体自然想要休息。而且，吃完一顿午餐后，需要肠胃的蠕动来消化。而蠕动，自然让血液离开头脑，集中在肠道。人也就觉得想睡。

许多鸟类只要几秒的"微睡眠"（microsleep），就可以继续正常运转。对我们而言，几乎等于没睡。后来大家用"微睡眠"来描述的这个现象，可以是时间上很短的睡眠，也可以是空间上脑局部的睡眠。威斯康辛大学的科学家克鲁格（James Krueger）则对脑内局部的微睡眠很感兴趣。在同一时间，有少数的神经细胞在睡觉，但脑的其他部分是醒的。其实海豚就是这样，它只有一半的脑在睡觉，而让清醒的另一半留意环境的危险，有没有掠食者入侵。

在中国是在上午持续工作后的休息，是一种促进下午工作效率和能力的措施。有学者认为午睡是一种潜在且有力的公共健康工具，午睡可以让人更聪明、更敏捷、更健康，是战胜疲劳的良药。相较青壮年而言，老年人睡午觉的频率和时长都较高，这可能是由于年龄增长所致的生物因素、并发症或晚间的睡眠质量变化所致。

希腊一项病例对照研究发现 30 分钟的午睡可以降低 21% 的急性非致死性冠心病的发病风险。另一项纳入 23 681 人的队列研究，平均随访 6.32 年，结果发现午睡可以降低 34% 的冠心病引起的死亡风险。但现有研究结论并不一致，但也存在午睡是心血管疾病的危险因素的相关报道。所以，是否午休、午休时长都需要因人而异。

二、在床上玩电子设备

我们已经相当依赖平板、计算机、手机等电子设备，不仅随时用来通信交流，还可以接收各种新闻信息、听音乐、玩游戏，甚至拿来阅读。几乎每个人睡觉时，床边还是摆着这些设备，至少当作闹钟，让自己隔天能准时起床。

一般的卧室也至少有几个插座，方便为电视、闹钟或其他设备充电。前面也提过，大多数的家电，即使关机，只要还插着插头，还是有微弱的电流在运转。敏感的人，可能体会得到这种差别。如果我们乘飞机会担心电磁波干扰操控，都知道要将手机改成飞行模式，那么，大家竟然不担心这些设备是不是会干扰自己的身心？用这种角度来看，睡觉时关掉电子设备，是非常合理的做法。

睡前玩手机意味着床从睡眠场所变成了娱乐场所，导致许多人在床上精神抖擞难以产生睡意，睡眠时间推迟并缩短。而且，手机产生的光线（尤其是蓝光）会抑制褪黑素的分泌，导致睡眠节律紊乱，使得睡眠质量下降。同样，睡前看电视也会使褪黑素的分泌减少，影响睡眠质量。最好能够严格控制睡觉前玩手机、看电视的时间，尽量限制卧床时间及在床上只做与睡觉活动相关的事情。

三、饮食

（一）日常饮食

生活的快步调，再加上经济的考虑，三餐自然会大量采用现成的快餐，也就是过度加工、偏向单一营养成分的饮食。这样的饮食，可能偏重油炸或碳水化合物，而且是经过人为改造或过度精制的碳水化合物。我们一般也早就习惯了过度精制的糖、盐、酱油和其他佐料。

首先，均衡的饮食，指的是依照身体所需要的营养比例，来摄取饮食。过去，专家用金字塔的比喻来说明摄取的比例。现在的比喻，已经从金字塔，转成了餐盘，方便一般人尤其小孩子判断一天所吃的食物，是不是符合营养的需要。

当然，从不同的角度可以去强调不同的饮食。举例来说，从热量的角度，我们一般关心的主要是蛋白质、脂肪和碳水化合物的比例。从生理的运转来看，关键其实是这个金字塔最上方的维生素、矿物质和微量元素（图 4-3）。

1. 所有的矿物质对身体都重要　就像人体无法自己制造必需氨基酸和必需脂肪酸，一样地，我们的身体也无法自行产生矿物质。矿物质中，最重要而与睡眠相关的，也就是微量元素。无论什么元素，要能够被人体吸收，一定要通过有机的成分来螯合。螯合，也就是做一个化学的结合，将一个分子或原子保护在有机物里头。没有这种有机螯合，要让元素被肠道吸收是不可能的。更不用讲，还要进一步转变睡眠的质量。

2. 微量元素　人们对微量元素的需求虽然很小，但是，就是这么小的量，可以带来那么大的效果。这是触媒（catalyst）的作用，是体内每个生理反应都的确需要的。这些元素，通常属于过渡元素和稀土元素。过渡元素其实一点都不是可有可无的"过渡"作用。不仅在各种应用领域有它的重要性，这些元素对身体的健康是关键的。种种的生理反应，都需

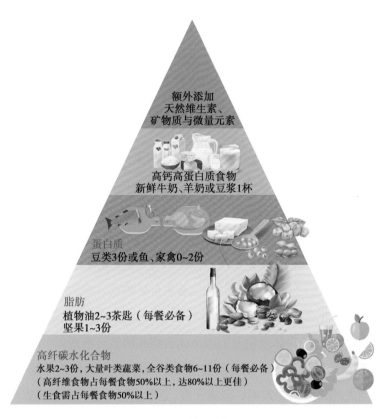

额外添加
天然维生素、
矿物质与微量元素

高钙高蛋白质食物
新鲜牛奶、羊奶或豆浆1杯

蛋白质
豆类3份或鱼、家禽0~2份

脂肪
植物油2~3茶匙（每餐必备）
坚果1~3份

高纤碳水化合物
水果2~3份，大量叶类蔬菜，全谷类食物6~11份（每餐必备）
（高纤维食物占每餐食物50%以上，达80%以上更佳）
（生食需占每餐食物50%以上）

图 4-3　健康的膳食结构

要触媒来加快速度，不然不可能有生命。微量的过渡元素，经过彻底的有机螯合，其实扮演相当重要的触媒作用。而稀土元素（周期表里的钪、钇和镧系元素），后来也发现一点都不"稀有"。身体自然懂得如何使用这微小却重要的物质。

3. 蛋白质与必需氨基酸　人体可以自己制造蛋白质的成分——氨基酸。在 23 种氨基酸中，只有 8 种是没办法自己合成的。豆类，就是一种很好的植物性必需氨基酸来源。需要指出的是，蛋白质和其他饮食一样，往往被过度处理和加工。另外，即使为了补充这 8 种必需氨基酸，1 星期补充 1 次或 2 次即可。毕竟身体本来就有这 8 种氨基酸的存量。此外，随着年纪越大，除了从饮食去弥补，最主要还是要懂得妥当运动，将代谢从分解性的异化作用转成成长性的同化作用。如此，蛋白质和氨基酸才能留在身体里。否则吃再多蛋白质，还是会流失出去。

4. 脂肪　多年前，无论是营养或医疗的专家都强调要少摄取油脂。美国政府很早就强制规定任何食品都要列出成分表，其中必须特别标出油脂的含量。无形当中，当然是在强调油脂类越少越好。然而，油其实是身体所需要的。饱和油是健康的关键。无需为了担心胆固醇上升，而刻意降低各种饱和油的摄取。要知道，一个小小的动物细胞，在它的膜上就需要有 10 亿个脂肪分子。假如身体没有摄取适量的油脂，连细胞最基本的运转都没办法进行。油的来源很关键。比如，椰子油含月桂酸(lauric acid)，刚好是母乳里很重要的成分。只需要用最天然的方法处理(甚至不要处理)，摄取椰子油对健康有相当多的作用，包括可能影响脑部的健康。此外，不饱和的油也很一样重要。各地的营养学家早已发现，身体要摄取一些必需的不饱和脂肪酸，例如许多人都知道的 ω-3。例如亚麻油就比较纯净，受污染的概率也比较低。

5. 原始的碳水化合物 饮食应该尽量采用含有天然膳食纤维的碳水化合物，而少用精制过的食品。精制过的糖类，最多只是由 6 个碳组合的小分子。吃进这种小分子的糖，会快速消化，而且很快地就转成卡路里。用不到的卡路里，也就在体内转成脂肪。反过来，假如采用原始、只有些微加工的糖，或是采用分子比较复杂甚至包括天然纤维的糖类，碳水化合物其实能辅助健康，而不会带来伤害。像糙米、红糖或黑糖，里面还含着各式各样的矿物质和其他营养。尚未加工的原始蜂蜜，也含着各种矿物质。同时，也可以采用有机饮食，来提供一部分的碳水化合物，尤其天然膳食纤维。如果能在清洁和来源做好把关，还是有必要通过有机饮食，来补充身体所需要的碳水化合物和膳食纤维素。

6. 天然调理素 调理素是一些摄取量相当少，却有类似天然内分泌作用的食品。这类调理素有相当大的体质转变效果。微量元素，菇蕈类和某些药草都可以归类为调理素。此外，也有人提出"机能性食品"，就是通过饮食来弥补或调整身体某一些需要。经常也有宣传认为是可以美容、助眠的食物。现在，这方面的信息是越来越多。例如，有些人会强调摄取含有色氨酸(tryptophan)的食物可以帮助睡眠，像是香蕉、枣子、鲔鱼、牛奶、蜂蜜、蛋、奶酪、鹰嘴豆和火鸡肉。他们认为色氨酸是血清素和褪黑素的前驱物，两者都有促进睡眠的效果。芦笋、樱桃、姜和胡桃等食物含有褪黑素；杏仁含镁；牛奶、羽衣甘蓝含钙，也有促进放松和睡眠的效果。还有专家建议晚餐最好避开含有酪胺(tyramine)的食物，包括火腿、茄子、鳄梨、酱油和红酒。酪胺会增加去甲肾上腺素的分泌，让人保持清醒，而不容易入睡。

通常，面对失眠，身心需要做彻底的调整。在身体层面最快地调整，是从消耗转到生长。由此需要配合运动，再加上好的氨基酸和蛋白质的补充。

(二) 宵夜习惯

在晚上大吃大喝，尤其是摄入油炸、辛辣等刺激性食物，不仅难以消化、延缓胃排空的时间，而且会引起肠胃不适，影响夜间睡眠。长此以往，会导致体重增加、营养代谢失衡，甚至导致脂肪肝、胃肠疾病等。中医认为"胃不和则卧不安"，胃肠舒服、和顺才能保证优质睡眠。人体有规律的生物钟：日落后，身体各器官开始进入休养调整及疲劳恢复的阶段，此时进食热量高或不易消化的食物会加重消化道的负担，过度的饱腹感有可能导致失眠。如果临睡前感到特别饥饿，可适当补充能量。

确实不易改变多年的生活习惯，毕竟已经在头脑建立了自动的反应回路，并且经过多年的强化。我们倡导的不是刻意去消除习惯,而是培养一个新习惯。比如,尽量保证在固定的时间就寝;白天需要保持一定运动量,但是在睡前避免高强度锻炼,可以适当睡前拉伸;确保卧室里环境的安静、放松、黑暗、温度适宜,创造一个良好的睡眠环境;将电子设备,如电视、电脑、尤其手机,远离睡眠区域;睡前避免看刺激性的文字和图画,尽量不想复杂用脑的问题,可以适当听一些舒缓的纯音乐。

四、日间补偿行为

当老年人感到夜间睡眠的不足时,对睡眠的渴望及对睡眠不足所导致的后果的糟糕预期可能会使得我们在白天起床后回想前一天失眠的过程,担心白天自身的状态等,而这样一种担心与焦虑的累积便会转变成行为来补偿心理上的睡眠满足感的缺失。常见的例如,通过日间更久的休息时间来弥补夜间睡眠的不足,但白天增加的睡眠时间并不等同于夜间的睡眠时间,也不能达到弥补的效果,反而会增加因过度卧床而导致精力不足,疲惫感加剧等,进而也会进一步加剧夜间难以入睡的现象。当补偿行为出现但却不能改善自身睡眠与失眠影响时,会进一步加深不合理认知与对睡眠的错误信念,加剧了对自身睡眠的担忧与焦虑感。

五、伸懒腰、打哈欠

人疲倦的时候,自然会打哈欠。甚至,连动物都会这么做。我们不由自主地打哈欠,再加上伸懒腰,通过彻底的拉伸,反映身体各个部位的疲倦,而得到一个同步。打哈欠对我们的头脑,包括自主神经系统和内分泌,带来一个最好的重新设定的作用。胎儿在 6 个月后就会打哈欠。这个动作在人类发育的阶段很早就出现,而且爬虫类、鱼类、鸟类、哺乳类都有。从生物演化的角度来看,科学家会认为是很基本的生存反应。通过简单的打哈欠,无论是人还是动物,都可以将注意力集中,来面对睡眠或是醒来后的状态。

刚起床时也是一样,会眯起眼或闭起眼睛打哈欠、伸懒腰,反映身体本来的放松。通过这两个动作,再进一步彻底拉伸整个颈部和脸部的肌腱。不只可以放松脸孔和颈部的神经,还有伸展耳膜,打通耳内咽鼓管的效果。

打哈欠对体温还有些许调控的作用,有些学者认为是为了让进入脑部的血液温度降下来。脑部要在一定的温度范围里运转才会有效率,对过热是相当敏感的。我们也都有过相似的体验,在炎热的夏天更容易打哈欠。并且,有时候明明不累,却一直想打哈欠。举例来说,聚精会神地上课时,奥运选手上场前,可能都会忍不住想打哈欠。这种反应,从体温调控角度可以这么解释:压力和焦虑让脑部温度升高,打哈欠可以把脑部温度降下来。此外,也有人认为打哈欠可以加快血液进入脑补,可以加快神经传递物质的作用,让我们反应变快,而可以保持清醒。

打哈欠的全身同步作用是多层面的,比如,打哈欠还会让心率加快、肺活量变大、有助于放松眼部肌肉。这些作用是一般的深呼吸所没有的。我们只要打哈欠,马上就可以体会到精神上的提升,接下来带来注意力的集中和身心的同步。这样可以帮助我们完全投入眼前的任务。之前谈及的交感神经过度作用,就是从头、脸开始过分紧绷。我们自己可以感受到,打哈欠,自然会流眼泪,而让耳朵和嘴巴开始放松。就这么简单的一个动作,不只可以集中精神,也让人觉得轻松。不只是脸部,其实是全身包括心血管都会跟着放松。从血压和脉搏的数字,就可以直接反映出它放松的效果。任何休息时间,中午、晚上,甚至睡前,都主动打哈欠,也就自然发现这是最好的放松和拉伸的运动。

经常发现,如果多做几次打哈欠,就好像这种脸部的大放松,自然带动另一个更大的反射动作,也就是伸懒腰。

六、用鼻子呼吸

即使不吃不喝,也可以活几天,但只要几分钟不呼吸,就会失去生命。一般人,平均每天要进行 26 000~28 000 次呼吸。在夜里,呼吸速度会慢下来,平均 8 000~9 000 次。大家致力于寻求营养、睡眠和运动对健康的重要性,也可以体会呼吸和状态的关联。比如,心情放松,呼吸自然比较深长。紧张、焦虑或忙碌,呼吸也就比较短浅。但是,很少人会留意到呼吸与睡眠的关系。

呼吸是一个自主、可以随意志驱动的生理功能,又同时是个不需要刻意去动、自然会运转的功能。既可以是意识的作用,也可以是无意识的运转。我们可以刻意去改变呼吸的步调,在一定范围内,想快就快,想慢就慢。然而,就算在走路、聊天、工作、用餐,甚至睡着了,没有想过主动呼吸,呼吸还是会自动进行。

呼吸,在神经系统上的控制,同时属于随意和不随意的范围。这种特色是呼吸独有的。我们无法对心搏或消化系统做同样要求,心动速率和消化速度很难通过意识去随意控制,因为很难通过刻意地去"开"或"关"身体某个部位,就影响到那一个部位的功能。

然而,呼吸让我们有这种选择。几乎每一种调整身心的方法,尤其瑜伽,都相当强调呼吸的重要性。而且,各种方法都会让呼吸成为一个可以自我锻炼,而整顿身心的方法。只要有意识地把注意力落在呼吸上,让全身的步调慢下来,自然放松,长期下来,新的步调自然也会扩散到生活的各个角落。甚至,就连睡觉时的非自主呼吸的频率都会受到影响。

呼吸最主要的功能,是为体内的组织提供氧气,同时让代谢所产生的二氧化碳排出。如果没有鼻塞,本都可以顺利地使用鼻子来呼吸。有些人误以为通过嘴巴呼吸,可以得到更多的新鲜空气,而提高血液的含氧量。然而,一般人的血液含氧量本来就已经接近饱和,即使再用力呼吸，也不会增加多少，反而还会影响二氧化碳的平衡。

一般在呼吸时，只会打开一小部分的肺泡（pulmonary alveoli）。肺泡，就像一个个小泡泡，负责在肺部内空间和微血管间交换气体。慢慢地深呼吸，通过横膈膜肌肉的牵动，让肺部在吸气时可以完全扩张，打开更多肺泡，帮助氧气进入血液。慢慢地深呼吸，让人放松，再加上提升血氧浓度，可以说是完全恢复健康最关键、最重要的第一步。

日渐普遍的过敏、鼻窦炎、鼻塞等问题，更是容易不自觉地张开嘴巴呼吸。我们很少想到，这种呼吸方式非但没有效益，还会让人昏昏沉沉，白天打不起精神。1581年，荷兰医师勒维努（Lemnius Levinus）就已经发现，仰睡时张开嘴巴，会让人睡不饱而容易累。近300年后，1861年，深入当时荒凉的美国西部为印第安原住民画像的凯特林（George Catlin）也在作品中提到用嘴巴呼吸，和打呼、白天打不起精神、身体不健康是有关的。到了20世纪60和70年代，美国鼻科学会创始人、开创了许多鼻腔手术方法的柯特尔医师（Maurice Cottle），后来也提倡用鼻子呼吸对睡眠质量、白天精神和健康的重要性。

用鼻子或是嘴巴呼吸，还跟神经系统与压力反应有关。我们可以回想，在什么时候会用嘴巴快速呼吸？通常用嘴巴呼吸，我们的身体会当作是要应付急性压力事件了。也许是要逃离捕食者，或要追赶公交车。科研人员让刚生出来的小动物通过嘴巴呼吸，没几天，就会发现小动物的肾上腺开始膨大，比起用鼻子呼吸的对照组，它们体内的类固醇激素皮质酮的浓度是1 000倍。之前提到肾上腺和皮质醇都和压力有关，皮质酮也就是交感神经受到过度的刺激。也就是说，即使什么事都没有发生，光是通过嘴巴呼吸，对身体而言，就足以引发压力反应的信号。无论是人还是动物，在这种压力反应下，心脏会比平常跳得更快，血管会缩紧，想输送更多血液到肌肉去，流到消化道和其他器官的血流量也就减少了。我们可以想象，用嘴呼吸，除了诱发人体的压力反应，导致高血压，长期下来，也会让人没有精神，对心血管系统的耗损也相当大。

鼻子呼吸还有各式各样的好处，包括活化迷走神经和副交感神经系统。后者也就是我们放松的系统，帮助身体修复。就像这张图所画的，鼻子呼吸也会过滤空气里的灰尘、霉菌和细菌，还让吸进来的空气可以慢慢变湿，调整温度，达到更适合进入肺部的温湿度。这是通过嘴巴大口呼吸所没有的作用。总而言之，鼻子呼吸可以帮助我们降低压力、焦虑、气喘、头痛、疲劳和呼吸感染的概率。长远下来，对身体可能还带来更好的影响。

七、运动和睡眠

面对睡眠，其实就是要面对代谢。即代谢正常，睡眠的质量自然会好。代谢的一方面是刺激肌肉生长，帮助减缓退化的速度，恢复年轻时代谢的状况，也就是前面提过的同化作用。年轻时，比较容易累及肌肉。年纪大了，就尽量不要让肌肉消失。代谢的另一方面，包括净化——随时将代谢的产物排放出去,而让身体得到清洁。如此在细胞层面随时可以充电,焕然一新。要把身体各个角落的代谢产物排放出去,除了经过血液,还必须通过淋巴和细胞,以及细胞之间的交流。要知道细胞里的水再加上淋巴,液体量远远大于血液的量,甚至可能是5~6倍多。然而并没有其他独立机制来推动身体内的水。要让身体能够全面循环,甚至让细胞也净化、活化起来,非要靠运动来辅助不可。不过头脑的净化是完全相反,是靠不动的休息,尤其深睡,通过脑部的淋巴系统把废物排出来。

在忙碌的生活当中,除了运动,没有机会让代谢的产物可以归零。运动,是目前最有效率的归零的方法。有氧气,最多也只是让心脏循环加快。健身是让肌肉对抗重力,进而可以维持。人到中年了肌肉开始不断消失,而被脂肪取代。拉伸则是让僵化的关节放松。

八、深呼吸

深呼吸,是提高血液里含氧量最快的方法。通过深呼吸,长期下来,不只提高体内的含氧量,还可以矫正代谢性酸化(metabolic acidosis)的倾向。把嘴巴闭起来,用鼻孔,深呼吸几次。吸气时,采用横膈膜呼吸,不只要有意识地扩大胸腔,同时观想用丹田(肚子)在充气。慢慢吸气,至少3秒;如果习惯了,可以到5秒,或5秒以上。接下来,深深地吐气。吐气,一样地,要用横膈膜来帮忙带动。也就是,让肚子先缩起来。从肚子开始先吐,吐到最后,胸腔才塌下来。不需要刻意去采用这个顺序。只要放松,前面讲的顺序自然会发生,也就是肚子吐气,接下来胸腔才会吐完。吸气也是一样地,胸腔先吸气,然后肚子自然会鼓起来。

深呼吸是慢的,不要求快。快速而大量地吸气和吐气,其实是一个人体内的氧气不足,身体为了补救而有的措施。还可能造成"过度换气"的作用。举例来说,一个人如果在睡眠中呼吸停止(睡眠呼吸暂停综合征,sleep apnea syndrome),身体氧气不够,自然想快速恢复呼吸,让氧气增加,而带来过度换气。过度换气,表面上会让含氧量变高。长期下来,其实反而造成代谢性酸化,而导致其他恶性循环。此外,恢复呼吸时,也自然会醒过来。醒过来的时间可能很短,甚至让我们意识不到有醒过来,但还是中断了睡眠。

深呼吸的作用,远远比想象的作用更大。本身会把交感和副交感神经作用的失衡调整回来。其实,自主神经系统里,交感和副交感作用失衡对睡眠的影响,是扮演关键性的角色。

九、随息

随息可以让副交感神经系统放松。随息,也只是让呼吸进,呼吸出。首先,轻轻松松地观察呼吸的每一个动作。无论一口气进来,或出去,都只是轻松又清楚地知道。最多,只是观察到呼吸,都不要去干涉,最多只是知道。吸气吐气,你知道。而你,选择不去干涉它。就这样,重复几分钟,会发现呼吸自然轻松地慢下来,而会变深、变长。

这时候,你选择把注意力往后退。本来每一口呼吸,都知道,而现在选择每一个呼吸都不去管它。也就好像,你本来踏在呼吸上,跟着呼吸的波浪一进一出。现在,轻松选择不去管它,随它,随息。自然放过呼吸,进也好,出也好。

接下来,呼吸跟注意力脱离开来,已经不相关,也就好像已经管不了那么多。不但可以放过呼吸,还可以放过一切,包括睡眠、失眠……全部,都可以放过。一切,都不值得你去注意、说明、分析、归纳、抵抗或不抵抗。全部,都可以放掉。什么念头,都可以放掉。

第五节　药　物　因　素

现在快节奏的工作状态,很难给身心自然调整的空间。睡不够或睡不着的人自然会一定程度地依赖咖啡因、酒精或其他物质,希望能快速帮助疏解疲惫或尽快入睡。坦白地说,咖啡因确实帮助维持清醒,减少疲劳感。但大家不知道的是,咖啡因带来的清醒,是去压制身体面对疲劳的自然反应。咖啡因的机制,是去阻断脑细胞的腺苷受体,不让腺苷发挥作用。

许多长期失眠的朋友,都同时有抑郁的问题,然而巴比妥盐会让有抑郁症的人产生严重的副作用。它影响做梦的周期,而可能恶化抑郁,甚至带来自杀的念头。此外,巴比妥盐也会产生依赖性。

一项荟萃分析结果表明,我国 60 岁以上老年人群失眠的患病率为 47.2%。镇静催眠药因使用方便,短期效果显著,在老年失眠症患者中使用率 26%~40%,长期服用更是占到了 33%。而药物治疗带来的日间困倦、认知功能损害、跌倒风险的增加等诸多问题,与最初服用药物的初衷背道而驰。目前老年人的失眠患病率居高不下、催眠药物的滥用问题甚至成瘾问题,以及由此引发的社会问题已引起全球各个国家的广泛关注。

如果失眠的问题已经影响到白天的睡眠和工作,我们当然可以用适当的药物来解决睡眠质量或睡眠障碍的问题,只是要尽量短期使用。一方面,有不少失眠患者对于使用镇静剂、催眠类药物还心存戒备,担心服用该类药物会成瘾,另一方面,不少患者有滥用的倾向。

一、酒精

一般人通常会晚上喝酒,国外会把这种睡前饮酒的习惯称为 "nightcap"。就好像喝了这杯酒,也就为这个夜晚画上句号,国内也有类似说法。长此以往,有失眠,自然会想用酒精来克服。确实,无论是小酌还是过量饮用,开始都会让人放松,而比较快入睡,而且延长睡眠的时间,甚至让人整晚都不会醒过来。然而,酒精不只让人想睡,也会影响到大脑运转的效果。从睡眠的角度来讲,酒喝得多,或长期喝酒,反而会减少深睡的时间,影响睡眠质量。

酒精具有镇静特性,少量饮酒可减少入睡所需的时间。约 30% 失眠症患者都会通过酒精尝试自我治疗,但这显然不是根本解决方法,因为大脑会迅速适应这种物质,而且酒精还会损害睡眠质量和身体大部分器官。即便酒精助眠,也会让人多次醒来并使后半夜的睡眠质量变差,从整晚来看,睡眠恢复精力的效果明显降低。大多数人都有过这样的亲身经历:喝了几杯酒后能倒头便睡,但通常会不舒服,其间会模模糊糊地醒来多次并做一些奇奇怪怪的梦,隔天早晨会感到不适。

并且,酒精会扰乱睡眠结构,尤其将后半夜的快速动眼睡眠期向后推延。酗酒的人时常会失眠,尤其是在戒酒期间。有研究表明,如果戒酒的人失眠,那他重染酗酒恶习的可能性就很大。因此,对失眠症患者来说,不屈服于酒精的诱惑就格外重要,对于希望减少或停止摄入酒精的人来说,应该求助于专业医生来预防和治疗失眠,以此降低再次酗酒的可能性。

饮酒也会加重睡眠呼吸暂停综合征等睡眠疾病。酒精具有松弛肌肉的效果,研究表明,部分饮酒者身上负责保护喉咙并维持其打开状态的肌肉已变得松弛,在饮酒后更容易打呼噜,喉咙半闭合产生的涡旋状气流导致出现呼噜声。

同时,酒精会诱发失忆。长期使用酒精下来,自然会发现记忆力不如过去。不只如此,失忆的频率会越来越高。甚至,醒过来后,可能会忘记夜里的经过。

二、咖啡

咖啡因的机制,正好是去阻断脑细胞的腺苷受体,不让腺苷发挥作用。也就是说,腺苷引起的疲惫,咖啡因会去阻止,而且是通过同样的管道。我们清醒的时候,身体大量耗能而剩下的代谢产物腺苷(adenosine)也在体内累积。腺苷累积得多了,自然被身体当作启发睡眠的机制。

所以,咖啡确实有提神的功能。咖啡因确实可以诱发一个人清醒,减少疲劳。但咖啡因不是让人有元气而清醒。它带来的清醒,是去压制身体面对疲劳的自然反应。咖啡因的半衰期相当长,大约 5 小时左右。意思是,喝过咖啡 5 个小时后,还有一半的咖啡因会残留体内发挥作用,进而难免对睡眠产生影响。并且,咖啡因残留的时间长短因人而异,有些人需要很长时间才能排出。有些人在午餐或晚餐后喝咖啡就会失眠,就更能体会这种"因人而异"。所以,如果想要改善失眠情况,可以考虑先把咖啡和咖啡因减量。也许会说早点喝咖啡,就可以避开对睡眠的影响。但是,研究发现,即使一大早喝咖啡,入睡前已经几乎侦测不到唾液里的咖啡因含量了,还是会影响深睡。而深睡是睡眠中相当有恢复力的部分。

可以说，无论什么时候用咖啡因，不只会影响到睡眠的时间，还会影响到睡眠的质量。当然，每个人体质不同，敏感度不同，受影响的程度也不一样。

咖啡和尼古丁这类一般认为"提神"的物质，长期使用，可能让身体进入"越提神→越疲惫→越需要提神"的恶性循环。每天醒来，面对一整天数不完的烦恼和工作，多半都会认为需要咖啡才能清醒。但是，如果不小心过量了，反而会让人睡不好，甚至睡不着。接下来，又让人隔天早上更起不来。就是起来了，也没有精神，而又认为需要咖啡因（图 4-4）。

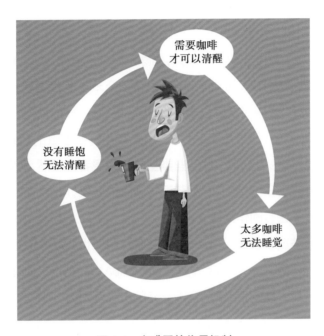

图 4-4　咖啡因的作用机制

三、香烟

除了咖啡因这种物质对睡眠有影响之外，香烟的尼古丁同样有提神的作用，并且也影响睡眠。尼古丁的半衰期比较短，不超过一两个小时。但尼古丁的二次代谢物可丁宁（cotinine）在体内的半衰期长达二十小时。即，一天后还有接近一半的可丁宁在发挥作用。尼古丁会让人更慢地入睡，把睡眠变得更加片段，让快速动眼睡眠和深睡都减少，可能导致白天没有精神。

四、安眠药

该不该，或者可不可以用西药来解决身体的状况，比如失眠？

安眠药，也不完全是现代人的专利。在古代睡不着，同样会使用一些能助眠的方剂，例如鸦片或酒精等。当然，这种做法风险很高，剂量也不容易掌握。不是毒性太大，就是效果不好,有很明显的副作用。

1864 年,德国化学家拜尔(Adolf von Baeyer),合成第一个巴比妥酸(barbituric acid)。直到 1903 年,另外两位德国科学家发现巴比妥(barbital)这种衍生物可以让狗入睡,才有了后来的巴比妥盐类安眠药(barbiturates)。巴比妥盐的发明,是当年很大的突破,解决了相当多人的问题。不过,巴比妥盐发挥效果的剂量,和让人死亡的剂量是很接近的。因安眠药过量而意外死亡的案例,在这个年代特别常见。许多长期失眠的人,同时有抑郁问题,巴比妥盐会让有抑郁症的人产生严重的副作用。影响做梦的周期,可能会恶化抑郁,带来自杀念头。此外,巴比妥盐也会产生依赖性。

科技的发展,自然会想留住助眠的效果,消除不想要的副作用。20 世纪 50 年代后,各种安眠药陆陆续续被研发出来,短短几十年,已有多个苯二氮䓬类药物(benzodiazepine,BZD)。与巴比妥盐相比,这种药没有致命危险,但还是有成瘾性。接着,近十几年来又有更新一代的安眠药(non-BZD)研发出来。此外,一些其他辅助睡眠的药物,例如抗组胺药和一些治疗抑郁症的药物,也会拿来治疗某些类型的失眠患者。当然,对安眠药的使用,一直有相当多的辩论。甚至有研究指出,安眠药延长睡眠的效果,可能不像人们想象的那么长。而且,只要长期使用,都会有副作用。

如果有天然的方法或物质可以解决失眠的问题,当然也可以考虑采用。例如有一些成分能够代谢成 γ-氨基丁酸(γ-aminobutyric acid,GABA)这种让头脑的兴奋程度降下来的物质,帮助我们放松,让头脑安定;或是直接补充脑部在深睡时分泌的褪黑素,去启动睡眠。也或是采用能够镇定、抗焦虑、安定心神的天然本草,例如欧洲人在花茶里常用的缬草、洋甘菊,或中药常用的酸枣仁。

第六节　心　理　因　素

一、不合理认知

在 Harvey 的失眠认知模型中,他指出负性认知有三个特征:①越想入睡,失眠越强烈;②主要关注睡眠的干扰;③效应是负性。

(一)分享没睡好

在一项针对老年人的睡眠信念与态度量表中发现,受访的老年人对自身睡眠存在一些不合理的认知。例如"我需要 8 小时的睡眠才能感觉白天精力恢复,工作正常""我认为失眠是因为年纪越来越大的缘故,对这个问题没有什么好的解决办法""如果我在床上时间越长,我通常睡觉时间也越多"。这些信念与认知在老人中比较普遍,尽管很多老年人认为自己有失眠问题并深受其扰,但事实上,他们并不了解睡眠的相关知识,通常以听说的或是自认为对的经验去理解自身对睡眠的需求及失眠的原因。这样的错误认知在普通睡眠者中间也非常常见,显然这些经常听说的观点没有任何的科学依据却会直接影响睡眠质量。

只要为了失眠而困扰,我们正在把失眠变成一个大问题。而且,长期睡眠不足会影响一个人对周遭、对环境、对情势的判断,让人更容易不理性、焦虑而恐惧,而产生脱序的行为。这种说法确实有一定的正确性,毕竟任何长期的失衡,都会影响到情绪。然而,不只是睡眠有影响,我们的其他生活习惯(包括饮食、生活快步调)造出来的情绪失衡和紧张,作用都可能更大。

(二)对睡眠影响的不合理认知

当失眠发生,对失眠产生的后果的担忧会持续性的影响日常生活,但当这一问题长期无法解决时,开始不断地将生活中的负面事件与效应与自身睡眠情况产生联系,并不断夸大失眠所带来的影响,尤其是老年人对自身健康的关注加剧了其对失眠的负面评价。"因为我睡不好,我现在觉得我的记忆力下降,脑子都糊涂了""你看我现在白天就一直觉得累,就是因为我晚上失眠,这样下去我一定活不了几年了"。如果采用了"灾难化访谈"方法,以"难以入睡时,你担心什么?"开头,步步追问,发现大多数人从对第二天的工作精力、心情的担忧、到长期的睡眠情况的担忧直到对身体健康和家庭关系的担忧,不断扩大失眠带来的影响,并在这一过程中不断加深自己对失眠的恐惧与担忧心理带来更加负面的影响。

"That which we think becomes real"(我们所想,变成真实)如果把一件事当作问题,不断地去想它,这件事自然变成一个问题。而且,还可能是个严重的问题。然而,这世上,没有任何事有绝对的价值或意义。一切最多只是个现象。而任何现象,都离不开意识的反映。包括好睡,包括失眠,也都是大脑的投射。所以不需要把任何问题(包括任何"重大"的危机)当成过不了的槛,它也就消失了。即使什么都不做,它早晚也会自然消失。但是,如果我们将心思不断集中在上面,去想,去烦恼,就像在火上浇油,不但会延续这个情况,还可能让问题扩大、恶化。比如,失眠最多只是一种生理转变,过度担心失眠所带来的危害远远大于失眠本身,因为在这一过程中,对自己造成的负面影响已经不单单局限于睡眠质量低这一个因素,而是由此产生的心理负担、焦虑情绪等,这些都将应发更加严重的对失眠的扭曲感知,形成恶性循环。

(三)睡多久才足够

我们真的需要睡足 8 小时吗?很早就有科学家发现,这种说法不符合事实。早在1959—1960 年间,美国癌症协会的一项癌症预防普查就发现,睡不到 4 小时的人,比起睡

7~8 小时的人，在 6 年内离开人间的概率是 2.8 倍。这一点，只是再次确认了从动物实验及人类致死性家族失眠症所得到的结论，即，一个人睡不饱，长期下来，对身体一定有伤害。然而，你想不到的是，同一个研究也指出来，如果再多睡一点，睡超过 10 个小时，一样地，在 6 年内过世的概率是 1.8 倍。难道不是睡得越多越好吗？这与大多数人的常识相悖，从这个研究的结果来看，睡眠，并不绝对是越多越好。

1965 年开始，伯克利大学的人口研究室（Human Population Laboratory）对加州旧金山湾阿拉米达市（Alameda）近 7 000 名居民做了一项长期追踪的研究，也得到了类似的结果。他们观察到，比起睡超过 10 小时的人，睡 7~8 个小时的人，健康状况通常比较好。接下来，人口研究室再请这个小镇的居民自己记录通常睡多少小时、有无睡眠问题、年龄、性别、健康状况。再继续追踪 9 年，进一步搜集与死亡相关的数据，包括死因和死亡率。这种大规模的小区性研究，除了收集数据的时间更长，还可以探究医院门诊搜集不到的社会关系，可以更深入挖掘各种趋势或疾病的基本资料。

无论这些资料相关或不相关，只要搜集得够多够久，总有趋势会浮现。长期的死亡率就是一个例子。只要追踪够久，存活率、死亡率、寿命这些数据，也就自然浮现。观察和记录的时间是越久越好，现代人都相当长寿，如果追踪的时间不够久，无法区分不同组死亡率的差异。后来到了 1983 年，科学家才提出分析，探讨性别、睡眠时间和死亡率的关系。结果显示，无论男女，睡眠时间在 7~8 小时的组，9 年累计死亡率是最低。然而，如果睡不到 6 小时，死亡率就提高。举例来说，睡眠时间在 7~8 小时的男性，9 年的累计死亡率是 8.2%，但睡眠不足 6 小时的死亡率则接近 14.8%。睡眠时间在 7~8 小时的女性，9 年死亡率是 5.6%，而睡不够 6 小时的女性，死亡率可以达到 9.0%。当然，这样的结果，还符合一般预期——睡得不够，也就不健康，甚至可能影响寿命。但是，出乎意料的是，无论男女，睡眠超过 9 小时的组，反而死亡率还比睡 7~8 小时的更高。

那么是不是真的睡 7~8 个小时最好？后来也有研究再继续深入下去。比如说，2011 年，加州大学圣地亚哥分校的科学家在《睡眠医学》（Sleep Medicine）发表了另一个研究。他们请几百位平均年龄接近 70 岁的女士配合参与，采用的不是每个人自己记录的睡眠时间，而是用 "腕动计"（actigraphy）做一个比较客观的睡眠评估。再继续追踪她们接下来的健康状况，时间长达 14 年。结果发现，睡不到 5 个小时的人，累计存活率是最低的 61%，而睡超过 6.5 个小时的人累计存活率是 78%，睡眠时间在 6~6.5 小时的人，最后还有 90% 活着。无论是应该睡 6~6.5 个小时，还是应该睡 7~8 个小时，都只能表明，对于睡眠的研究还在持续，只是大多数的研究都有统一的发现，睡不饱，长期会伤害身体。但是，什么是睡饱、睡不饱，这个范围是相当大的。对睡眠的需求，是人人不同的。

失眠可以被当作 "文明病" 来谈。这是当然是一种比较普遍的说法，也反映了现代人的一种迷思——我们认为过去的人，一定比我们睡得更多。而且，是一次睡满8小时。甚至，是从太阳落下，睡到太阳再度升起。当然，这种想法听起来很合理，毕竟过去没有现代的电力设备，没有电视，没有收音机，没有网络。大多数人没有各种夜生活的娱乐，晚上用完餐后，没有事做，也就可以早早睡了。

但是这很可能是现代人一厢情愿的想象。20世纪90年代，美国的心理医师韦尔（Thomas A. Wehr）指出，既然现代社会是到了19世纪中期才普遍有灯光可以作为夜间照明，那现代人的睡眠习惯可能才是一种全新的"发明"。为了验证自己的想法，他做了一个实验，参与的人在日落之后，完全没有灯光照明、没有电视可看。整整1个月，每天有完整的14个小时都处在黑暗中，看看能不能还原古人的睡眠形态。结果令人相当惊讶，这些参加实验的人，经过几周的调适期之后，自然落入了一种特殊的睡眠——先睡上4小时，中间会醒来大概1~3个小时，然后，再睡上4个小时。后来的人把这种睡法，称为"分段睡眠"（segmented sleep）。

无独有偶，美国的历史教授埃克奇（Roger Ekirch）花了16年的时间，整理超过五百篇的各种文献，包括日记、法院纪录和书籍。他归纳出来，以前的人通常会在半夜醒来一两个小时，前后各睡四小时。而半夜醒来的这一两个小时，其实是人最放松、最自在的时候。

韦尔进一步分析实验参与者的血液样本，也发现半夜醒来的这一段时间，泌乳素（prolactin）的量会暴增。泌乳素是一种激素，最为人所熟知的功能当然是刺激分泌乳汁。阻断泌乳素的作用，可能导致产后抑郁。动物实验也指出，泌乳素可以减轻焦虑反应。特别的是，参与这项实验的人也都提到，在两段睡眠之间的这个空档，他们可以体会到一种很深的安静和平和。这应该不是巧合，从生物、心理到历史领域的研究都指出，古时候的人，他们的睡眠形态，并不是我们想象中一整晚8小时不中断地睡眠。别忘了现代每个人都有一个专门用来睡觉的卧室和床，其实是人类社会到工业革命之后才有的，特别是连睡觉和醒来的时间，都是配合上班、上学的时间表而制订的。其实，应该这么说，睡一整晚是现代人才有的"发明"。

在人类还没有进入工业革命、还没有形成现在习惯的上班、上学的生活前，睡眠反而是完全自然的，随时随地想睡就睡。甚至，在白天，也可能随时打瞌睡。其实，我们打瞌睡的习惯，也就是过去带来的。对古人来说，累了就躺着睡一觉。休息够了，即使三更半夜醒来，也没有什么好大惊小怪。就好像不断把自己交给身体，身体本来就知道该不该睡，倒不是说非要有什么规律不可。现代通过知识的传播和各种教育的洗脑，无形当中，总是认为自己非要睡满多少小时不可。好像达不到这个标准，自己的健康、表现和幸福就少了什么，当然会想方设法要进入睡眠。可惜的是，为了一种想象中的规律，反而带给自己那么多焦虑。光是这种焦虑，就足以让我们失眠。

睡眠,其实要符合个人实际的需求。不用去调查普通人的睡眠,光是从名人的实例,就可以看出睡眠需求人人不同,就像一个频率谱,有各式各样的分布。每个人处理睡眠需求的方法都不一样,比如说美国 20 世纪 60 年代的约翰逊总统(Lyndon Johnson)晚上只睡四个小时,但他每天一定睡午觉。他的午觉行程相当出名。为了睡午觉,他一天分成两段来用,幕僚也配合他的作息。他会在早上六点半、七点起床,工作到下午两点。接着去运动或游泳,然后换上睡袍很正式地睡半小时。下午四点醒来后,再换上干净衣服,继续"晚班"的工作,有时候会工作到隔天凌晨一两点。克林顿总统(Bill Clinton)也是一样,晚上睡很少,该休息就休息,也熬夜。不只美国总统睡得少,英国撒切尔首相也是每天只睡四个小时。拥有几百项美国专利的爱迪生,一个晚上睡五个小时。他们都活到八十几岁。带领大家度过第二次世界大战的英国首相丘吉尔非但凌晨三点才睡,而且只睡五小时。当然,不见得每个名人都睡得很少,美国的开国元勋富兰克林和比尔·盖茨一天睡七个小时,而爱因斯坦,一个晚上可以睡十到十二个小时。

这些实例是讲不完的。举这些名人作为例子,也只是想用熟悉的人物,帮助体会睡眠少不见得影响工作和生活。但是,值得注意的是,这些实例倒不能证明睡觉多或少是好还是不好,最多是在表达,每个人睡眠的需要是不同的。并不能就此得出什么结论,认为应该睡多,或是睡少。睡多或睡少,其实跟一个人的表现、工作量和成就,没有一定的关系。

(四)每人从小到大睡眠时间一样吗?

参考美国国家睡眠基金会(National Sleep Foundation)的睡眠健康推广资料。它提出的准则比较中肯,除了会指出每个人的睡眠需求确实不同,也会建议一个睡眠时间的大致范围,让一般人有一个可以参考的基准。我们本来也就知道,年纪越大,睡眠需要越少。美国国家睡眠基金会整理出一份相当有趣的数据,依照年龄来看睡眠的需求。比如说,刚出生的小婴儿,可能大多数时间在睡觉,醒醒睡睡可以睡上 14~17 小时。3 个月后,大概要睡上 12~15 小时。一直到 13 岁前,都还需要睡满 9~11 小时。青春期的孩子也还需要 8~10 小时的睡眠。随着身体成熟,一个人需要的睡眠量会逐步减少。等到 18 岁以上,自然减到 7~9 小时。超过 65 岁,一天的睡眠需要量是 7~8 个小时。甚至很多老人睡不到 6 小时(图 4-5)。

如果把范围扩大一些,自然会发现,年龄越大,需要的睡眠时间越少。就睡眠而言,其实没有一套统一的标准。我指的是,每个人一生适用到底的"标准"。

(五)睡眠可以少到什么程度?

睡眠的需求可以多也可以少,而且每个年龄的需求都不同,我们自然会想问:"少,可以少到什么地步?"。针对睡眠的长短,我们也就想知道——一个人最长可以几天不睡觉?

1959 年,美国纽约有一位电台主持人特里普(Peter Tripp)在纽约时代广场的一个透

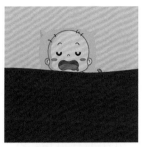
儿童：10~12小时

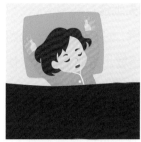
青少年：9~10小时

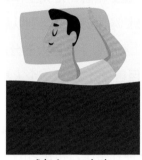
成年人：7~8小时

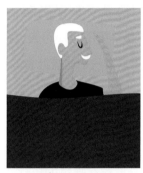
老年人：5~6小时

图 4-5　不同人群的睡眠时长

明的玻璃屋里，由媒体和医生守着，连续 201 小时（8 天又 9 个小时）不睡觉。持续 3 天不睡之后，他开始出现各种幻觉。最后 66 小时，是靠药物支撑过去。实验结束后，他倒头大睡整整 13 个小时。

　　1964 年，美国加州一位 17 岁的高中生嘉德纳（Randy Gardner）在斯坦福大学有名的睡眠专家德门特（William Dement）的观察下，连续 264 小时，也就是整整 11 天不睡觉。4 天后，他开始出现妄想症状，把一个路牌当成了人。11 天后，他无法做简单的减法，也变得比较情绪化，心情容易不好。实验结束后，他睡了差不多 15 个小时。再隔天，又睡了 10.5 小时。再调适几天，也恢复了正常。

　　嘉德纳的纪录没多久就被另外两位年轻人打破。最后一位因为不睡觉而进入吉尼斯世界纪录的实例是在 1977 年，英国的韦斯顿（Maureen Weston）在参加摇椅马拉松时，在摇椅上晃了超过 18 天，破纪录地 449 小时没睡。虽然到比赛结束时，她一样出现幻觉，不过后续没有长期的影响。

　　以上这些实例，通常用来说明睡眠不足并不会对人体造成什么严重的后果。但是，这些实例没有很严谨的追踪，也不能等同于每个人的状况。

　　睡眠，跟我们人体的其他机能一样，看起来有相当大的弹性。人体的可塑性相当大，这种可塑性，讲的还不只是脑神经再生的可塑性。也包括类似胎儿干细胞的作用，可以让组织再生，甚至重新生出器官。

（六）"流行"的失眠症？

睡得少甚至失眠，本来不是问题。然而，现代的社会教育普及，大众传播的力道大，每个人都认为睡眠很重要。再加上在这个快步调而全年无休的社会，任何问题都被认为应该迅速地解决。这样一来，很多人确实睡不着或认为睡不够，也就自然会把失眠当成一个病来看。

现代化的整个社会可以说是 1 周 7 天，每天 24 小时在运转。就连超市都是 24 小时营业，到了晚上，灯红酒绿、火树银花，甚至比白天还更精彩。忙完工作之后，还要继续赶场聚会，总是有各种娱乐休闲的场所可去，也就自然把睡眠的需要留到以后再说。甚至，干脆拖到周末或长假再一次解决。这些社会的机制，让身心似乎有巨大的分离。不再是像古人，想睡就睡，不想睡就不睡。整个社会的运转就像巨兽，压过了每一个人身心需求，甚至还要牵引着每个人走。

从公共卫生的角度，在失眠这个主题上，早就积累了数不清的文献和调查，指出现代人确实睡眠不足。尤其最需要睡眠的年轻人，在各种升学压力和补习的安排之下，睡不够的比例相当高。美国波士顿学院每 4 年会对全球学童的数学和科学学习做 1 项大调查，在调查的同时也发现 9~10 岁的小学生、13~14 岁的中学生，超过 3/4 都睡不够。本来需要睡 8~10 个小时的高中生，在学期间，大概有 2/3 的人睡不到 8 小时。女孩子更容易睡不饱，面对升学压力的 9 年级生和 12 年级生尤其如此。我们都经历过这个阶段，或身边有亲人在准备升学考试，都会知道这是事实。不只是缺少几十个小时的睡眠，甚至说几百个小时，都可能还是低估了睡眠不足的程度。

快步调，是现代社会的普遍趋势，几乎每一个地区的人都受到影响。有人针对中国内地地区 18~44 岁的年轻人做了网络调查，发现能够一觉到天亮的只占一成；而睡不饱、起不来、怎么睡还是累的比例，高达 9 成。其中，北京、上海、广州这 3 个发展快速而竞争激烈的大城市，年轻人睡不好的比例更高。

失眠可能是个果。是什么的果？现代社会的步调快到一个地步，每一个人都觉得跟不上，都觉得有压力。在这种长期失衡的情况下，失眠最多也只是一个必然的结果，反映现代生活的不均衡。也有人诚恳地和失眠共生存，当我们完全不需要刻意去消除失眠时，反而睡眠也自然改善了。

（七）噩梦

梦的内容，可以从神经科学来解释。比如，控制情绪和记忆的位置，即边缘系统（包括杏仁核和海马回），在快速动眼睡眠和做梦时，作用相当激烈。同时，负责理性控制的前额叶，相对不起什么作用。光是这些脑区的运转，或许已经可以解释为什么大多数的梦都集中在熟悉的人事物，而梦的内容往往不理性，没有合理的情节。有意思的是，正是因为梦见的通常是熟悉的人事物，才会觉得梦是真的。美国西储大学的心理学家霍尔（Calvin Hall）历经 30 年研究，整理了男性及女性的 15 000 个梦，包括梦的场景、有几个角色、每个角色的性别、对话内容、梦里的情节是舒服还是吓人。他发现，大多数人的梦都是可预期的，而且通常反映了当天或前几天生活里的事。就像古人说的"日有所思，夜有所梦"，成年人梦到的多半是在家里或办公室的熟人，小孩子会梦到动物。

梦也许是一种脑部的基本运转，帮助我们记得、分析并解释生活中的遭遇。在梦里重演白天的事件，就好像重新理解这些事件的意义，也同时帮助改善记忆、学习和一个人适应环境的能力。从这个角度来看，我们可以把梦当作是一种大脑模拟现实生活的方式，准备我们面对未来，或在心中预先测试各种可能。

除此之外，梦可以是一种减轻焦虑的方式。恐惧和焦虑可能是 21 世纪人类疾病的最大根源。梦可以是生活负面情绪的一个出口。在霍尔的调查中，发现绝大多数的梦是不愉快且负面的。有些心理学家认为，通过脑部的处理，梦将焦虑与恐惧和我们本来就知道的事件混合起来，以减轻恐惧。从这样的角度，可以把噩梦当作是一种安全的释放强烈情绪的方法。有些神经心理学家采用演化的理论，认为梦可能是一种演化留下来的机制，帮助我们从过去的恐惧经验中学习，而能面对危险和威胁。

圣卢克斯医疗中心（St.Luke's Medical Center）的研究人员，追踪了一群离婚女性的梦，观察到离婚后恢复最好的女性，比起没有恢复过来甚至陷入忧郁的女性，通常知道自己做梦了，而且梦比较长、比较复杂，混杂着刚发生的新鲜记忆和过去的旧经验，就好像在通过梦去消化心理上的创伤。

对某些心理学家来说，有些噩梦，就像夜间本来就会发生的心理治疗。生活里的难受，与本来就有的记忆混合搅拌。混合再混合，情绪上的冲突和压力也就被冲淡，不那么强烈。他们也认为，快速动眼睡眠是一种调控情绪的睡眠，让我们在整合记忆时，同时清除里头所含的情绪。这几十年的研究，并不真的推翻了弗洛伊德的理论。对一个心理有严重障碍的人，梦确实可能反映过去所遇到的状况，而且是非常隐秘，连当事人可能都不记得的创伤。通过梦，这些失落不断重复自己，就像想要找一个出口。现代的心理学家也试着通过梦，帮人理解自己的焦虑，而进一步通过认知和生活形态的转变，从无意识的焦虑和恐惧走出来。

这些噩梦，不需要去刻意消除，也不需要去猜测它代表什么。只要给自己一点空档，不要去追究噩梦的内容，也不急着让自己多睡多少小时。单纯地知道自己做了噩梦，知道自己睡得不好，而让它这么发生，这么过去。接下来，自然会发现，也许还是有噩梦，但是梦里的情绪已经开始慢慢减弱。如果过分强调梦境的意义，反倒可能会通过一再的噩梦，不断地强化过去某一个悲伤或是失落的经验。也就这样子，不断加强一个负面的回路，让人越来越当真，越难走出来。对梦境的内容过度在意，不但不能通过梦来解答现在的困境，反而还可能加强了本来就有的创伤和痛苦。其实,你会发现,想要解开痛苦,没有必要重复梦或任何经验。经验,包括梦,是重复不完的。我们要先解开自己的心态,才可能解开噩梦。这时候,必须要跳出现有的生活的框架,才可以解开创伤,从失落走出来。

也许可以这么认为,梦反映了我们日常所遇到的问题。包括烦恼,会通过梦来化解掉。我们其实没有必要去一一深入解读每个梦,反正它自然会消化掉清醒时来不及处理的情绪的结。

二、负面情绪

"3P 模型"对失眠的发生机制解释过程中,诱发因素是其中导致失眠的重要原因,即患者遇到的应激性生活事件。例如,产生突发事件,或压力事件无法及时解决时,因日间事件产生的负面情绪延续到夜间,影响睡眠的自动性,导致失眠的产生。但是,大多是对存在失眠问题的人都是长期受到失眠的困扰,难以再去追究其刚开始失眠时的事件及原因,想要从源头解开这个死结可能是无法实现也不必去纠结的事情。

三、压力

自主神经系统,前面提过可以区分成交感神经和副交感神经系统。交感神经系统和副交感神经系统一旦失衡,影响会特别大,从出不出汗、体温高低、心率快慢、呼吸深浅、消化、排泄、眼睛对光线的反应、肌肉是绷紧还是放松,没有一个方面不受影响。

交感神经系统,是来支持我们行动的动力,同时也带来紧张和焦虑。用神经科学的语言来说,也就是让人进入"打或逃"的反射——面对威胁,我们不是打就是逃跑。因此,交感神经系统又被称为"压力反应系统",让我们在遇到紧急状况时,先放掉不那么急迫的生理功能,例如消化,而全心全意地应付压力。前面谈过皮质醇是压力激素,也就是在内分泌的层面帮助扩大压力的反应。然而,副交感神经系统的作用是刚好相反,就像是在危机过后的空档,帮助身体放松下来,准备休养生息,同样是生存所不可或缺,松弛有度。

可惜的是,社会飞速发展及信息泛滥,反而是自己生活的步调变成了最大的威胁,变成了生存的考验。现代生活几乎无处不是压力。一醒来,要为了工作、学业、人际关系等成天忙不完的事而烦恼。工作时间很长,难得有时间好好吃饭、休息,即使夜里要入睡了,也还有烦不完的心事。这使得长时间处在交感神经负荷过重的状态,原本在危急时刻救命的"打或逃"反射,已成了现代生活最习以为常的运转模式。

工作和升学的压力与焦虑,以及现代人长时间使用手机等电子产品,让五官和念头几乎都没有停过。睡眠,本来是身体的本能。然而,对现代人而言,要想睡得好,反而成了一个需要努力去达成的功课。

杨定一教授始终强调，交感的过度刺激是我们 21 世纪最大的身心失衡的原因。通过这种刺激，不只是身心失衡，很明显受到影响的部位是消化系统。仔细观察，在这种快步调的生活中，几乎每个人的消化都不正常。胃肠道的问题，对现代人是特别普遍的困扰。交感神经的紧绷，和副交感神经的放松，都是生存所需。然而现如今，不仅在为过去困扰，为未来担忧，还要随时面对威胁。对交感神经的刺激，一刻都没有停止过。这也就解释了为什么会因为压力失眠。

一个人假如长期失眠，交感神经随时在活化，等于无时无刻不处于过度的刺激，面对这样的现象和人事物，反应和认知自然都很紧绷。反过来，一个人假如随时处在高压力的状况下（每一个现代人无法割离的状态）自然也难免刺激交感神经系统过度作用，回过头来也得不到睡眠。

参 考 文 献

[1] Liu RR, Melanson M, Bendahan N, et al. Fatal familial insomnia with early dysautonomia and diabetes [J]. Can J Neurol Sci, 2021, 48 (5): 737-739.

[2] Funato H, Miyoshi C, Fujiyama T, et al. Forward-genetics analysis of sleep in randomly mutagenized mice [J]. Nature, 2016, 539 (7629): 378-383.

[3] Winter WC, Hammond WR, Green NH, et al. Measuring circadian advantage in Major League Baseball: a 10-year retrospective study [J]. Int J Sports Physiol Perform, 2009, 4 (3): 394-401.

[4] Werntz DA, Bickford RG, Bloom FE, et al. Alternating cerebral hemispheric activity and the lateralization of autonomic nervous function [J]. Hum Neurobiol, 1983, 2 (1): 39-43.

[5] Wehr TA. In short photoperiods, human sleep is biphasic [J]. J Sleep Res, 1992, 1 (2): 103-107.

[6] Pal GK, Agarwal A, Karthik S, et al. Slow yogic breathing through right and left nostril influences sympathovagal balance, heart rate variability, and cardiovascular risks in young adults [J]. N Am J Med Sci, 2014, 6 (3): 145-151.

[7] Dyche J, Anch AM, Fogler KA, et al. Effects of power frequency electromagnetic fields on melatonin and sleep in the rat [J]. Emerg Health Threats J, 2012, 5 (1): 10904.

[8] Smith RS, Efron B, Mah CD, et al. The impact of circadian misalignment on athletic performance in professional football players [J]. Sleep, 2013, 36 (12): 1999-2001.

[9] Smith RS, Efron B, Mah CD, et al. The impact of circadian misalignment on athletic performance in professional football players [J]. Sleep, 2013, 36 (12): 1999-2001.

特殊人群失眠介绍

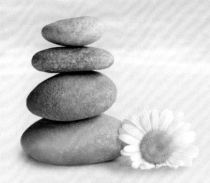

失眠症状的类型随年龄改变,不同人群的失眠原因、失眠表现和失眠机制不同。比如,在青年中最常见的是入睡困难,但在中年和老年群体维持睡眠的问题更经常出现。

　　从数据看来,特别是年长的人和女性这两个人群,失眠的比例都偏高。当然,可能的因素很多。但可以想象的是,到了一定的年纪,身体健康的状况可能开始浮出来,甚至有疾病或内分泌的变化。另一方面,在这个年纪,可能要面对退休前后身份和角色的转换,也可能开始跟不上职场的步调。在工作上,是相当需要调适的阶段。

　　睡眠和生理代谢的关系。讲到代谢,做一点简单的介绍。人类的代谢,一般分成两种,一个是同化作用(anabolism),另一个是异化作用(catabolism)。这两个作用,是以我们人体的组织和结构为中心来谈的。

　　小孩在成长过程,主要是进行同化作用,把外来的能量和营养转化成身体的组织。我们还是孩子时都经历过,随着身体在抽高、在长大,似乎总是吃不饱,就好像身体还需要更多能量,来让自己生长。异化作用则刚好相反,一个人老化、生病,甚至这个肉体生命快要离开人间时,全部的组织不断地在消耗和分解,也就通过能量散失掉了。我们年纪大了,自然会发现再怎么运动,肌肉增加的效果似乎有限。反过来,年轻时,不怎么费力,肌肉量就会上升。此外,我们只要生病,也都自然会发现体重降低,而身体自然需要补充什么东西。这就是同化和异化作用的平衡在变化。

　　睡眠会让身体进入同化作用,让身体组织修复和还原。大多数人都没想过,我们身体内部随时都在产生伤口,最普遍的就是肌肉。只要肌肉动,就有肌纤维局部断裂。断裂的地方需要再生,在睡着时慢慢地恢复。反过来,就算已经有些微感冒症状,经过一晚良好睡眠,感冒症状也会减弱。通过睡眠,身体好像能重新整顿。

　　身体的生长激素,也是通过深睡才会释放。我们也许都听过这种夸张的表达,比如,小孩睡一晚,长高一寸。这种保健智慧,确实在每个文化中都有。睡眠中释放的生长激素，其实影响到全身每一个部位，不只促进肌肉骨骼的生长，组织的修复，免疫力的提升，还会加快吸收和排放这些代谢过程，让细胞能够复制。它本身就带来一个更新换代的作用。我们很少想到，通常是通过睡眠，身体才会放松。趁着身体运转降下来，才有时间和空间让身体从各部位排出废物。这些各式各样的废物，都要从细胞里面放出来，通过淋巴和血液循环排放出去。其中，所谓的"活性氧类分子"（reactive oxygen species）和自由基（free radicals）是比较有害的。然而，这些物质，在细胞的能量生产和消耗过程中，随时会产生。它们就像炸药的引信一样，可能在细胞里引发过度的氧化反应，而造成伤害。

过去，相当多科学家投入这个领域，通过各式各样的实验，发现这些代谢的废物自然会让细胞老化，甚至可能与细胞功能重要的大分子，例如 DNA、RNA、蛋白质产生作用。专家们也从这些成果，自然体会到"抗氧化"的重要性。如果睡不够，脑部会累积各种代谢的产物，包括这里讲的自由基和活性氧类分子。这些物质会和重要的生物大分子反应，而伤害脑部的细胞。如果我们要抗氧化，不是光从食物补充，而最好是运用体内本来就有的天然抗氧化机制，也就是睡眠。深睡时，代谢的速率下降，让这些氧化物质的生成减缓，而让脑部可以清除已经发生的自由基，这可以说是一种对脑部先天的保护。

脑含有一种透明的液体称为脑脊液，环绕着脑和脊髓的组织。过去以为这个液体最多只是作为保护脑和脊髓的缓冲，就像用水温柔地捧住脑，免得柔软的组织在头骨里摔坏了。现在研究发现这个液体还会大量进入脑的组织，就好像在整体地冲洗白天头脑运转累积下来的废物。脑部的清理系统在睡眠时，清理效率比醒着时高出 60%。脑部的清理程序，大部分都是在夜里睡眠时发生。这个过程会让脑细胞和细胞之间的液体量加倍，并且带到脑内的深处，等于在脑中造出了一套临时的运河系统。就像威尼斯运河，把小城的每个角落都连起来。在清醒的时候，脑细胞之间液体的流动受限，等睡着后才开始流动，从脑部移除代谢的废物。冲洗后，还会将废物堆积到静脉外围，通过颈部的淋巴将其带走。

第一节　老年人失眠

老年人的睡眠质量影响了他们昼间功能、心身健康，与许多疾病的发生、进展密切相关。随着社会老龄化、空巢化、退休独居、丧偶等现象，老年人睡眠障碍的发生率不断攀高，影响着老年人群的心理健康、适应恢复力等。

的确，睡眠障碍是老年人群中普遍存在的问题。虽然失眠不会直接危及生命，但能造成焦虑抑郁和精神疲乏等心理健康的隐患，同时会引起免疫功能低下、神经内分泌功能紊乱，不仅会增加慢性疾病包括高血压等疾病的风险，或可能加重原有疾病，进而降低他们的生活质量。并且，中老年人睡眠障碍因伴随的慢性躯体疾病掩盖而常被忽视。

诚然，随着年龄增长，人的睡眠变得越短，越零碎。睡眠最终表现得跟大脑的其他功能一样。老年人敏捷度减弱，平衡能力下降，记忆力慢慢变差。但老年人的睡眠差不是正常现象！只是确实是在老年群体中睡眠障碍较为普遍。根据美国一项调查 18~79 岁的人群，这批人群一年中出现失眠的总发生率是 35%，而随着年龄的增长 18~64 岁人群中失眠发生率增加到 31%~38%，65~79 岁年龄段的人群中失眠发生率为 45%。根据美国老年化研究所披露的流行病学数据表明，42% 的 65 岁以上老人说出现了至少一种睡眠相关症状，其中 23%~34% 有失眠症状，7%~15% 的人在早上醒来后存在未恢复感。经多变量分析发现，睡眠差与越来越多的呼吸道疾病、躯体疾病、滥用非处方药物、抑郁和自我健康感差有一定程度的相关性。

一、老年人失眠的现状

关于老年人的失眠发生率，国内外均有大量报道和研究。Rorberts 等人发现 60 岁以上老年人中有 27.2% 的人有失眠症状；Ohayon 对 5 622 大样本进行了调查，发现在法国 65 岁及以上的老年人中失眠者占到了 29.4%。Bixler 等人在美国洛杉矶调查了 1 006 户家庭，发现 50 岁以上的人群中 39.8% 有失眠主诉。北京大学第六医院的陆林团队在中国河北省 4 个城市以社区为基础的一项研究中，发现失眠的患病率大概为 37.75%。最常见的睡眠障碍有：睡眠维持困难，其次是入睡困难和清晨觉醒。

二、老人失眠的原因

我们可能常听老年人抱怨过，睡眠恢复精力的效果下降而且让人更疲惫，他们必须小睡一下才能恢复。睡眠就好比是一台复杂的机器，随着时间的流逝，性能变差不足为奇。有时因疼痛而在夜间醒来会打断睡眠；心脏、呼吸及神经等方面的疾病更多了，也会影响睡眠;夜间上厕所的需求也会打断睡眠。也有些其他因素,例如,感到孤独或缺少社会约束则会让人们养成不利于连续睡眠的习惯;因为无事可做而睡得太早或在床上待到很晚。此外,睡眠疾病也会随着人们年龄的增长而更加频发。而且老年人的情况会正好与青少年相反,他们的睡眠阶段提前。他们的生物钟让其倾向于睡得更早,也醒得更早。

综上所述,老年人失眠的原因有多种,甚至可能互为因果,器质性疾病、心理或精神障碍、社会因素、环境因素和某些个性特征。老年人大多退休在家,虽然远离了工作场所,告别繁忙工作,但仍然可能多种因素引发老年人的失眠,比如不安、忧伤、烦恼、焦虑等不良情绪,主要可能表现为入睡困难、反刍等。此外,周围环境嘈杂,不良的生活习惯或睡眠习惯也都可能引起失眠。

第二节　女　性　失　眠

女性容易睡不好,这个现象不只在中国如此,全世界都差不多。有些人认为可能和生理期、怀孕、更年期各种剧烈的生理及内分泌变化有关,也认为女性更容易忧心忡忡而失眠。

睡眠状况存在较大性别差异,这种差异来源于体内激素内分泌的不同,女性在一些特殊时期更易失眠。女性的睡眠时间通常会比男性少,是睡眠障碍的易感人群之一,且女性患者社会功能受损的严重程度也高于男性。同一年龄段女性失眠的发生率是男性的 2 倍。临床常见的女性睡眠问题有失眠、嗜睡、多梦等,40~64 岁年龄阶段的女性中约有 5.2% 的人患有睡眠呼吸障碍。有研究表明,经济状况、照顾孩子、婚姻问题等社会心理因素与妇女的睡眠状况有相关性。

怀孕期间,胎盘会导致某些激素的分泌急剧增加,例如雌激素、黄体酮、催乳素。黄体酮对于保持妊娠和胚胎形成必不可少,可以提高体温并具有催眠作用。孕早期(第一季度)随着黄体酮急剧升高,孕妇会出现疲劳、嗜睡、孕吐等症状。子宫压迫膀胱会使膀胱容量减少,但在这之前孕妇排尿的频率就会增加。这可能也是孕激素的作用,妊娠的最初几个月孕激素使膀胱的平滑肌变得松弛,因此储存尿液的能力下降,孕妇夜里必须起来多次排尿。最后是心理原因,例如对流产和异位妊娠的恐惧,也可能导致孕妇怀孕初期失眠,第一次孕检之后这类症状会逐渐减轻。

孕晚期(第三季度)通常是最难入睡的。研究表明,怀孕的最后几个月睡眠的时长和质量下降最明显。多种因素促成了这一结果:孕妇越来越难找到合适的睡觉姿势;子宫增大压迫横膈使呼吸变浅,还会压迫肠和食管的括约肌,引起反流和胃部的灼热感;特别是在躺下的时候,对膀胱的压迫也越来越严重,迫使孕妇晚上起来数次排尿。胎儿突如其来的动作也可能弄醒准妈妈,更不用说各种各样的焦虑:对分娩的恐惧、父母的新角色、母乳喂养、托儿所的选择等。一切都在脑子里盘旋,在漫长的不眠之夜,这些想法尤其会使孕妇感到焦虑。实际上,因为多种原因,妊娠使孕妇易感甚至直接导致这种呼吸疾病:比如,体重增加,这在怀孕期间很正常,但体重增加不仅会让脂肪堆积在身体的不同部位,还会在激素影响下产生水分潴留。白天水主要聚集在腿部,一旦躺卧,水就会从身体下部上升到脖子和咽部,在夜间产生水肿。咽部黏膜的水肿会堵住咽部的一部分,这部分是从鼻腔到肺部的通道。人体通过唤醒来重新激活打开喉咙的肌肉(咽部扩张肌),继而纠正这种咽喉堵塞。这些清醒很短暂,人们几乎想不起来,但还是会影响孕妇的睡眠质量——这是一种演练,为孩子出生后频繁醒来提前做了准备!子宫对横膈的压迫是另一个导致孕妇睡眠呼吸暂停的原因,子宫使横膈向上移动,不仅会减少肺的体积(肺部被压缩),还会降低肺对喉壁牵引力:如果我们施加对一根"软管"(例如气管)的纵向张力,管壁就会变得更软,导致睡眠呼吸暂停。最重要的原因可能是孕妇在妊娠后期只能仰卧,在这种姿势下重力会推动舌头和下颚向后移动,从而导致咽喉阻塞,引发呼吸暂停。呼吸暂停不仅不雅,还可能严重影响身体健康。有呼吸暂停的孕妇患高血压、子痫前期、糖尿病和早产的风险更高。呼吸暂停还可能导致新生儿发育迟缓。因此有必要尽早诊断孕妇是否有呼吸暂停症状,从而帮助她们调整夜间呼吸。因此,孕妇可能有时需要在鼻子上佩戴连接小型空气压缩机的面罩,夜间在气管内形成气垫防止上呼吸道闭合导致呼吸暂停。但是一开始戴着面罩是很难入睡的,但是当患者体会到它可以提升睡眠质量,使白天更有活力,就会选择持续使用它。

更年期的主要症状之一就是睡眠障碍。绝经期或更年期的妇女常受睡眠问题的困扰,例如难以入睡或睡眠难以持续,夜间频繁醒来。这当然不是绝经期或更年期唯一的症状,此外还有血管舒缩症状,例如盗汗、潮热、阴道干涩、性交疼痛、尿急、心悸、头痛、眩晕、焦虑、病理性心境恶劣、易怒、抑郁、记忆力和注意力减退、体重增加等症状。它的另一个名字"climatière"的由来也是有依据的,来自希腊语"klimaktér",意为"人生的关键时刻"。更年期的典型症状,特别是血管舒缩症状似乎与周期性性激素分泌有关。

尽管很多女性都饱受更年期睡眠问题的困扰,但很少有科学文献研究妇女绝经期、更年期睡眠问题的原因、诊断和治疗。产生问题的原因是多种多样的,但是很多情况下,例如我们这位患者,激素变化引起的潮热或盗汗可能才是失眠的原因。适当使用激素替代疗法后,血管舒缩症状会得到缓解,但这种睡眠症状还会持续,说明这产生了一种行为上的改变:失眠是由盗汗产生的,就算导致失眠的原因消失了,害怕睡不着的恐惧也会让人无法入睡。最好不要忽略一些心理因素,例如一些妇女在更年期会出现焦虑、抑郁,以及伴随而来的失落感。

第三节　儿　童　失　眠

　　刚出生的小婴儿,可能大多数时间在睡觉,醒醒睡睡可以睡上 14~17 小时。3 个月后,大概要睡上 12~15 小时。一直到 13 岁前,都还需要睡满 9~11 小时。青春期的孩子也还需要 8~10 小时的睡眠。相信我们还记得小时候是永远睡不够的,而且也叫不醒。不过,随着身体成熟,一个人需要的睡眠量会逐步减少。等到 18 岁以上,自然减到 7~9 小时。

　　儿童失眠十分常见,而且对于一些父母来说是不可避免的灾难,这些父母只有在身心俱疲时才会求助于主治医生、儿科医生或睡眠专家。然而,睡眠不好对孩子来说并不会有多少负面影响。正如我们在前几章看到的那样,在人的一生中睡眠是不断改变的,我们要了解它的变化,有时还要学着适应它。

　　刚出生及出生之后的几周就是调整适应的过程。儿童的生活节奏和日夜交替是分开的,因此他的生物钟尚未调整规律。这是一个转变和逐渐适应的过程。正因如此,人们不需要再额外做什么去影响儿童的睡眠。渐渐地,孩子会学会如何好好睡觉。睡眠不仅是一种受基因影响的生物功能,还是一种行为。儿童必须学会好好睡觉,就像学会好好吃饭一样。他要学会不借助外界成员自己睡觉。要避免在儿童的大脑中形成这样的顺序:醒来、哭泣、成人介入、安抚、睡觉。因为一旦儿童学会了这样睡觉,他每天都需要经历相同的程序来入睡。从 6 个月起,这一切就开始上演了。儿童的生物钟已经可以感知日夜变化。他会在一个固定的时间醒来,经历 9~10 个睡眠循环,每个循环约 1 小时。这并不会被饥饿打断,因为我们新陈代谢的控制系统可以一整夜维持血液中营养成分的稳定。尽管这时儿童白天还要午睡,但睡整夜觉是儿童大脑发育成熟的表现。

第四节　慢病人群失眠

　　随着经济的快速发展及人们的生活水平日益提高,生活方式和物质水平的改变等因素使得高血压、糖尿病等慢性疾病患病率直线上升,且年轻化,慢性疾病俨然成为影响人们睡眠的危险因素。

　　通过各种大小规模的纵贯研究,研究人员发现了不少我们每个人都知道的常识:一般人如果睡不够,当然会累。各种相关性的研究也发现,几乎每个部位的慢性病,都和睡眠不足有关。睡不够的人,不只容易有心血管循环和代谢异常的疾病,像是心脏病、中风、糖尿病、肥胖,精神层面也容易受影响。举例来说,抑郁症、失智、阿尔茨海默病,多少都被认为与睡眠不足有关。

可见,年龄越大,患慢性躯体疾病的概率增加,并且慢性病数量增多,相关的睡眠问题越容易发生,出现恶性循环。因为,当睡眠问题明显增多且干扰正常生活时,可能导致中老年人免疫功能下降,又会引起各种躯体慢性疾病加剧或产生。

一、肥胖

超重或肥胖的问题困扰了超 1/4 的中国人,目前这个比例随着社会经济的发展,生活水平提高而不断上升。肥胖问题的日益凸显,与民众生活水平提高、运动量减少、运动机会减少及工作生活压力增大等方面都高度有关。研究发现,睡眠减少也极可能是其中的一个重要原因。一方面,肥胖与睡眠问题始终伴随,相较于数十年之前,基本所有人的睡眠时间都明显缩短。而正是在这一时期,睡眠时长明显缩短,肥胖率骤然上升。进一步的研究证实了,成人短睡眠者的肥胖问题和体重增加风险是普通人的 1.55 倍;相对于成人而言,儿童及青少年更容易受睡眠缩短影响,并且出现肥胖问题,受到不良影响。结果表明,每多睡 1 小时,BMI 会降低 $0.35kg/cm^2$。因此可以有根据地进行推测,人体在清醒时能量消耗比睡眠状态多。睡眠时间减少,那么相对清醒增多,为了维持清醒状态的能量消耗,需要摄入更多的热量。而睡眠时间的减少,可能促使个体主动摄入更多热量,同时也会有更多摄入热量的时间和可能。另一方面,肥胖问题反过来也会恶化睡眠质量。肥胖是阻塞型睡眠呼吸暂停低通气综合征的危险因素,阻塞型睡眠呼吸暂停低通气综合征会使患者的睡眠持续性和睡眠深度都显著下降。

二、糖尿病

糖尿病是常见的慢性内分泌和代谢性疾病,以高血糖为特征,病理生理机制是,胰岛 β 细胞结构受损或功能障碍导致的胰岛素分泌不足或胰岛素抵抗。根据不同的病理生理机制,将其分为 1 型糖尿病及 2 型糖尿病。

在 2013 年的调查中显示,我国内地的成年人糖尿病患病率为 10.9%,该病及其并发症的发病率、患病率和死亡率均伴随经济发展、城市化、人口老龄化和生活饮食方式变化等多种因素在不断地增长,趋向年轻化。糖尿病与年龄、性别、家族史、高血脂病史、肥胖等因素均相关。

(一)失眠和糖尿病

在失眠患者中,入睡困难的患者罹患 2 型糖尿病的风险较常人高 55%,睡眠维持困难的患者罹患 2 型糖尿病的风险是常人高 1.74 倍。成人睡眠时长与 2 型糖尿病患病风险呈"U"形相关,睡眠过少或过多,都会增加罹患 2 型糖尿病的风险。其中,睡眠少于 6 小时的人患 2 型糖尿病的风险是常人的 1.18 倍,少于 5 小时的人患病风险是常人的 1.48 倍。

一项基于护士队列研究随访数据的研究发现,70 026 名无糖尿病的女性中,相对睡眠修复时期,睡眠剥夺时期的实验个体糖耐量受损,夜间皮质醇升高,交感神经更加兴奋,瘦素分泌下降。相较睡眠 7.5~8.5 小时的人群,睡眠时间低于 6.5 小时者胰岛素水平更高。这些研究都可以说明睡眠时间不足可以降低胰岛素的敏感性,成为后期发展为糖尿病的危险因素之一。

(二)失眠对糖尿病可能的影响机制

已有研究揭示了失眠对糖尿病可能的影响机制。在研究表明,睡眠剥夺会诱导饥饿性低血糖或饭后胰岛素抵抗,使得胰岛素分泌的高峰变得很不稳定。即使是健康的、无肥胖问题的成人,发生了睡眠剥夺也会使内源性葡萄糖的产生增多,机体对血糖浓度的调节能力受损。睡眠剥夺对血糖浓度调节能力的影响很可能通过以下几个途径:正常的夜间皮质醇调节能力变差、儿茶酚胺类分泌增加、炎症反应因子释放增多;睡眠剥夺还会使未酯化的游离脂肪酸水平升高,特别是在夜间和清晨。增加的游离脂肪酸与夜间生长激素分泌高峰延迟及肾上腺素和去甲肾上腺素的分泌水平升高有关。游离脂肪酸抑制了由胰岛素介导的骨骼肌对糖的吸收,进一步触发了更严重的胰岛素抵抗;另外,睡眠剥夺会导致人体的脂肪细胞分泌瘦素减少,生长激素释放肽分泌水平升高,两者共同作用,增加饥饿感和食欲,使个体进食更多,间接影响了血糖浓度的调节。

三、高血压

高血压同样是一种常见的慢性疾病,是多种疾病的危险因素,其并发症更是威胁生命健康。高血压患者易发生脑卒中、冠心病等心脑血管疾病,死亡率为常人的 1.2 倍。近年来,随着社会压力的增加,高血压的患病率逐年增高,且呈现年轻化的趋势。

研究发现,长期失眠会导致血压异常波动甚至高血压。睡眠过程中的血压异常是多种疾病的风险因素。正常情况下,与白天清醒时相比,夜间睡眠状态下的血压值会降低 10%~20%。研究显示,夜间血压值下降幅度低于 5% 时,患者心血管病的发生风险增加 20%,并且会使死亡率提高 1.7 倍。若夜间不能保证正常的睡眠,则夜间的血压就会处于异常的状态,继而会导致高血压甚至其他疾病出现。有研究证实,失眠患者的收缩压较高,且夜间血压下降不足。对失眠进行有效治疗可能会改善高血压和夜间血压下降不足的情况,这可能是压力或焦虑减轻、交感神经系统活性减低的结果。研究表明,连续 6 周每天增加 30 分钟睡眠时间,可降低收缩压 14mmHg、舒张压 8mmHg,这可以明显减少冠心病和脑卒中事件的发生。总之,存在失眠的高血压患者需针对睡眠问题进行治疗,以协同改善血压状况。

四、心血管疾病

在患有心血管疾病的人群中会有较高比例的睡眠呼吸障碍综合征,在高血压患者中的比例为30%~80%,冠心病的患者中有30%~60%,充血性心力衰竭的患者中有50%~80%。另一方面,患有睡眠呼吸障碍综合征的人群合并心血管疾病的风险也更高,包括中风、心力衰竭、心肌梗死等。

一项纳入了71 617名45~65岁女性的队列研究,分析发现睡眠时间为小于5小时、6小时和7小时的人群,相较8小时者,发生冠心病的风险分别为1.82、1.30、1.06。一项纳入138 201名对象研究,通过调查其2周内的睡眠情况,发现睡眠不足的人群心衰、中风和冠心病的风险均增加。

睡眠时间不足影响冠心病的机制可能是由于交感神经兴奋、血压增加或糖耐量下降。学者通过监测心率变异发现睡眠不足会增强交感神经调节,表现为低频心率和低频高频心率比值的增加;而高频心率的下降反映了迷走神经调控的下降。在急性睡眠剥夺的实验里,IFN-y释放的白细胞会升高,所以睡眠不足会出现炎症反应。

首先,在正常生理睡眠中,上呼吸道的频繁塌陷会引起觉醒,导致睡眠碎片化;其次,每次窒息后的再次充氧,会引起低氧高碳酸血症,继而改变正常的气血交换。人体化学感受器发射激活与脑电波的改变有关(觉醒),为了应对塌陷气管的过度吸气会增加胸内负压,继而改变心脏的解剖结构,比如心房增大和肺静脉扩张。而以上这些变化激活不同的生理通路,其中最重要的一个就是自主神经的调节,包括迷走自主神经共激活,这也是睡眠呼吸障碍的特征之一,其余还包括氧化压力、全身炎症反应、血小板激活聚合、内皮功能紊乱、代谢改变等。

第五节 高原人群失眠

睡眠障碍是影响许多上升到高海拔高度的人的常见特征。著名的高海拔医生和生理学家约翰·韦斯特(John West)教授曾经写道:"在上升到高海拔地区时,未经适应的低海拔地区人通常会抱怨他们需要更长的时间才能入睡,经常醒来,经常做不愉快的梦,早上不会感到神清气爽。由此产生的困难并不局限于晚上,因为由于睡眠不佳,人们经常在第二天感到昏昏欲睡和疲劳,他们的生产力下降,他们更容易犯错误。近年来,山地旅游越来越受欢迎,占全球旅游业的15%~20%"。前往高海拔地区时,气压和氧气分压降低,并发生高原依赖性低氧血症。此外,低氧血症已被证明与高原引起的睡眠呼吸障碍(SDB)、睡眠碎片化和急性高山病(acute mountain sickness,AMS)有关,这三种情况会降低高海拔地区的幸福感和日间表现。与睡眠呼吸障碍(SDB)相关的间歇性缺氧可能会进一步扩大夜间环境缺氧,因此睡眠障碍可能是慢性高山病(chronic mountain sickness,CMS)的重要特征。睡眠障碍是上升到高海拔地区的低海拔地区居民的常见主诉,可能导致浅表睡眠比例增加、主观睡眠质量下降和认知能力下降。高海拔地区睡眠受损的一个潜在原因是高海拔周期性呼吸,其特征是通气起伏的振荡模式,伴有过度通气期与中枢性呼吸暂停和低通气交替出现。

高海拔地区的睡眠障碍很常见。尽管人们普遍认为高原地区的睡眠质量很差,但支持这一观点的科学证据仍然不多。根据观察性研究,其中许多研究仅在少数健康年轻男性中进行,据推测,高原睡眠结构的主要变化包括深度睡眠减少和睡眠连续性受损。

2019年底,COVID-19大流行对一般人群的心理健康产生了各种影响。非洲(45%)、亚洲的焦虑(34%)和拉丁美洲的失眠估计值最高(35%)。在平均海拔约4 300米的秘鲁,每天报告多达13 236例病例,是全球死亡率最高的第5个国家,并证实第2波感染是毁灭性的。这种情况导致睡眠模式和节律的全面变化,特别是与失眠相关的因素包括:家庭成员死亡,心理压力、焦虑和抑郁、工作压力、COVID-19病毒以及感觉与家人疏远等。与一般民众不同的是,高原特殊作业人员代表着一个执行高风险行动的群体,如应急和灾害应对等特殊作业对相关人员失眠的影响。美国睡眠医学会和睡眠研究学会建议,成年人每晚至少应定期睡眠7小时,以保持身体健康,而高原作业人员每晚睡眠时间少于6小时是很常见的,这涉及强烈暴露于导致睡眠障碍的应激源,以及经历不规则和长时间的工作时间表,最终转化为睡眠障碍。高原特殊的自然环境对人的影响是多方面的,然而神经系统对高原高寒低氧最敏感,易受影响,出现一系列的神经功能失调症状。慢性缺氧可使大脑的感觉和智力的敏感度降低,记忆力和分析能力丧失。高原低氧对神经机能的影响导致睡眠结构的改变,引起失眠、睡眠质量降低。其结果加深了中枢神经功能的紊乱,使其对高原环境适应调节能力下降,甚至可能发生夜间睡眠呼吸暂停综合征等病症的病理、生理改变,使高原睡眠紊乱的机制变得更为复杂。

高原地区特殊的地理环境和气候条件,如空气稀薄、气压低、氧分压低等不利因素,可导致高原地区作业人员多种生理功能出现改变,其中睡眠障碍表现最为突出。研究表明,随着海拔的升高,将会引起睡眠模式的紊乱和夜间睡眠呼吸暂停及周期性呼吸困难的发作,对人体的生理和生理产生诸多不利影响,尤其是对急进作业人员睡眠质量产生严重的影响。研究显示,初入高原1周内约有70%的人有睡眠障碍,上高原3个月习服后为40%,失眠率显著高于平原,主要表现为:入睡时间延长、容易惊醒、夜梦增多、夜间憋醒甚至坐位呼吸、慢波睡眠和快动眼睡眠减少等。国外资料报道,海拔2 240m和4 270m周期性睡眠呼吸暂停的发生率分别占睡眠时间的24%和40%,国内在4 700m处观察为 43.8%。高原作业人员习服期的匹兹堡睡眠质量指数（Pittsburgh Sleep Quality Index，PSQI）分布研究表明：2008 年 73 人 PSQI 总分为 9.60±3.22、2013 年 98 人 PSQI 总分为 9.21±3.97，均明显高于内地部队战士的 4.33 分、飞行员的 5.20 分，表明高海拔、缺氧等特殊的环境条件可明显影响作业人员的睡眠质量。高原地区作业人员慢性睡眠障碍将对脑作业和认知功能产生显著影响，主要表现为注意广度和注意转移能力下降、短时记忆力下降、复杂思维判断能力下降、思维灵活性下降等。睡眠障碍引起的反应迟钝，应激能力下降。

Ravi Gupta 等人发现，不宁腿综合征（restless leg syndrome，RLS）会导致失眠，在高海拔地区（1 900~2 000 米为 12.2%，3 200 米为 11.8%）比在低海拔地区（400 米为 2.5%）更为普遍。即使在控制了与 RLS 高风险相关的其他医疗条件的影响后，这些与海拔相关的发现仍然有效。其他研究表明，RLS 是高海拔地区睡眠质量差的一个危险因素。LMR 最初被描述为早期帕金森病（Parkinson's disease，PD）的症状。在 PD 中，LMR 被证明会导致睡眠障碍和日间过度嗜睡（excessive daytime sleepiness，EDS）。此外，LMR 对睡眠质量有显著影响，包括更长的睡眠潜伏期和更短的总睡眠时间。目前的研究结果表明，LMR 是居住在高海拔地区的人失眠的危险因素。

高原睡眠受到各种因素的干扰，但主要是周期性呼吸；高原睡眠期间的周期性呼吸程度随着暴露时间和严重程度的延长而加剧；旅居到高海拔地区的人经常会出现睡眠障碍，即夜晚不安和失眠，甚至从睡眠中醒来时的窒息。1886 年，莫索首次描述了睡眠中的这种周期性呼吸；几十年后，道格拉斯及其同事进行了进一步观察发现，在高海拔地区进行的周期性呼吸不同于心力衰竭患者周期性呼吸中观察到的潮气量的增减，或与使用阿片类药物相关的呼吸暂停的某种混乱或不规则表现。通常，它发生在海拔 2 000m 以上，严重程度不同，具体取决于个体的特征，但海拔 4 000m 以上的大多数人都会发生。有趣的是，最近有报道称，性别可能影响高海拔地区周期性呼吸的程度[以呼吸暂停低通气指数（apnea-hypopnea index，AHI）为指标]；与 5 400m 处的男性相比，女性 AHI 降低。REM 睡眠过度换气在缺氧暴露后立即开始，并随着时间的推移而加剧。睡眠人体缺氧 10 分钟后，潮气量开始以涨落模式振荡。随着缺氧的维持，这些振荡的幅度不断增加，动脉血二氧化碳分压（$PaCO_2$）进一步下降到呼吸暂停阈值的水平。通常情况下，吸气增加，受试者开始持续 15~25 秒的明显周期性呼吸周期，其特征是潮气量大 2~4 倍（例如，比正常潮气量高 3~4 倍），随后出现持续 5~15 秒的呼吸暂停，以及呼吸道的纤毛摆动频率大幅上升。在这些周期性循环中，动脉血氧饱和度也会振荡，并且通常（取决于海拔高度）在氧解离曲线的陡峭部分出现危险。呼吸爆发有时与睡眠-觉醒有关，有时与完全清醒有关，至少在中等海拔地区，呼吸爆发可能会导致白天疲劳和认知障碍，类似于睡眠中断的其他原因。缺氧环境下睡眠中呼吸暂停和周期性呼吸的主要原因被认为是控制器或反馈增益的升高，这可以从呼吸暂停和呼吸周期的急剧增加中得到证明。

　　高海拔地区的中枢性睡眠呼吸暂停（CSA）通常由2~4次呼吸组成，由呼吸暂停和下一次2~4次的呼吸分开，这在外观上与早产儿的周期性呼吸非常相似。这与心力衰竭的周期性呼吸中常见的潮气量增减不同，也不同于阿片类药物使用引起的呼吸暂停的混乱或不规则外观。二氧化碳是睡眠状态下的关键调控因子，CSA发生在浅睡眠中，通常是非快速动眼（NREM）睡眠的第1和第2阶段，当患者$PaCO_2$超过"呼吸暂停阈值"时，通常意味着他们进入浅睡眠。急性事件通常是由叹息或睡眠-觉醒引起的，这会导致$PaCO_2$的突然下降。高原的基线低碳酸血症是继发于低氧通气驱动。

　　上述影响深度睡眠和睡眠连续性的因素与高原有着直接或间接的关系，需要进一步科学研究证实，但无论何种因素，都有助于人们全面、深入地了解高原失眠，并可能有助于人们减少其产生的负面影响。

参 考 文 献

[1] Krueger JM, Tononi G. Local use-dependent sleep：synthesis of the new paradigm [J]. Curr Top Med Chem, 2011, 11 (19): 2490-2492.

[2] Jacobs GD, Pace-Schott EF, Stickgold R, et al. Cognitive behavior therapy and pharmacotherapy for insomnia: a randomized controlled trial and direct comparison [J]. Arch Intern Med, 2004, 164 (17): 1888-1896.

[3] Kripke DF, Simons RN, Garfinkel L, et al. Short and long sleep and sleeping pills: is increased mortality associated? [J]. Archives of general psychiatry, 1979, 36 (1): 103-116.

[4] Belloc NB, Breslow L. Relationship of physical health status and health practices [J]. Prev Med, 1972, 1 (3): 409-421.

[5] Li T, Tan L, Furian M, et al. Sex-Specific Difference in the Effect of Altitude on Sleep and Nocturnal Breathing in Young Healthy Volunteers. J Clin Med, 2022, 11 (10): 2869.

[6] Perger E, Baillieul S, Esteve F, et al. Nocturnal hypoxemia, blood pressure, vascular status and chronic mountain sickness in the highest city in the world. Ann Med, 2022, 54 (1): 1884-1893.

[7] del Rio-Rama M, Maldonado-Erazo C, Duran-Sanchez A, et al. Mountain tourism research. A review. Eur J Tour Res, 2019, 22: 130-150.

[8] Taher SHM, Jamal SA, Sumarjan N, et al. Examining the structural relations among hikers' assessment of pull-factors, satisfaction and revisit intentions: The case of mountain tourism in Malaysia. Journal of Outdoor Recreation and Tourism, 2015, 12:

82-88.

[9] Villca N, Asturizaga A, Heath-Freudenthal A. High-altitude Illnesses and Air Travel: Pediatric Considerations. Pediatr Clin North Am, 2021, 68 (1): 305-319.

[10] Bloch KE, Buenzli JC, Latshang TD, et al. Sleep at high altitude: guesses and facts. J Appl Physiol (1985), 2015, 119 (12): 1466-1480.

[11] Latshang TD, Lo Cascio CM, Stöwhas AC, et al. Are nocturnal breathing, sleep, and cognitive performance impaired at moderate altitude (1, 630~2, 590 m)? Sleep, 2013, 36 (12): 1969-1976.

[12] Luks AM, Swenson ER, Bärtsch P. Acute high-altitude sickness. Eur Respir Rev, 2017, 26 (143): 160096.

[13] Meier D, Collet TH, Locatelli I, et al. Does This Patient Have Acute Mountain Sickness? — The Rational Clinical Examination Systematic Review. Jama, 2017, 318 (18): 1810-1819.

[14] Tesler N, Latshang TD, Lo Cascio CM, et al. Ascent to moderate altitude impairs overnight memory improvements. Physiol Behav, 2015, 139: 121-126.

[15] Reite M, Jackson D, Cahoon RL, et al. Sleep physiology at high altitude. Electroencephalogr Clin Neurophysiol, 1975, 38 (5): 463-471.

[16] Weil JV. Sleep at high altitude. High Alt Med Biol, 2004, 5 (2): 180-189.

[17] Windsor JS, Rodway GW. Sleep disturbance at altitude. Curr Opin Pulm Med, 2012, 18 (6): 554-560.

[18] Valladares-Garrido MJ, Picón-Reátegui CK, Zila-Velasque JP, et al. Prevalence and Factors Associated with Insomnia in Military Personnel: A Retrospective Study during the Second COVID-19 Epidemic Wave in Peru. Healthcare (Basel), 2022, 10 (7): 1199.

[19] Hossain MM, Sultana A, Purohit N. Mental health outcomes of quarantine and isolation for infection prevention: a systematic umbrella review of the global evidence. Epidemiology and Health, 2020: 42.

[20] Nelson KL, Davis JE, Corbett CF. Sleep quality: An evolutionary concept analysis. Nurs Forum, 2022, 57 (1): 144-1451.

[21] Chaput JP, Dutil C, Sampasa-Kanyinga H. Sleeping hours: what is the ideal number and how does age impact this? Nat Sci Sleep 2018; 10: 421-430.

[22] Buysse DJ. Insomnia. Jama 2013; 309 (7): 706-716.

[23] Zhang SX, Chen J. Scientific evidence on mental health in key regions under the COVID-19 pandemic - meta-analytical evidence from Africa, Asia, China, Eastern Europe, Latin America, South Asia, Southeast Asia, and Spain. Eur J Psychotraumatol, 2021, 12 (1): 2001192.

[24] Al Karaki G, Hallit S, Malaeb D, et al. Prevalence and Factors Associated with

Insomnia Among a Representative Sample of the Lebanese Population: Results of a Cross-Sectional Study. J Epidemiol Glob Health, 2020, 10 (2): 124-130.

[25] Aernout E, Benradia I, Hazo JB, et al. International study of the prevalence and factors associated with insomnia in the general population. Sleep Med, 2021, 82: 186-192.

[26] Capaldi VF, Kim JR, Grillakis AA, et al. Insomnia in the Military: Application and Effectiveness of Cognitive and Pharmacologic Therapies. Curr Psychiatry Rep, 2015, 17 (10): 85.

[27] Watson NF, Badr MS, Belenky G, et al. Recommended Amount of Sleep for a Healthy Adult: A Joint Consensus Statement of the American Academy of Sleep Medicine and Sleep Research Society. Sleep, 2015, 38 (6): 843-844.

[28] Miller NL, Shattuck LG. Sleep patterns of young men and women enrolled at the United States Military Academy: results from year 1 of a 4-year longitudinal study. Sleep, 2005, 28 (7): 837-841.

[29] Gupta R, Ulfberg J, Allen RP, et al. High prevalence of restless legs syndrome/Willis Ekbom Disease (RLS/WED) among people living at high altitude in the Indian Himalaya. Sleep Med, 2017, 35: 7-11.

[30] Sun S, Qiu J, Ren J, et al. Association between leg motor restlessness and depression among Chinese males living at high-altitude: the mediating role of insomnia. Sleep Breath, 2021, 25 (2): 979-987.

[31] Gjerstad MD, Tysnes OB, Larsen JP. Increased risk of leg motor restlessness but not RLS in early Parkinson disease. Neurology, 2011, 77 (22): 1941-1946.

[32] Shimohata T, Nishizawa M. Sleep disturbance in patients with Parkinson's disease presenting with leg motor restlessness. Parkinsonism Relat Disord, 2013, 19 (5): 571-572.

[33] Uekata S, Kato C, Nagaura Y, et al. The impact of rotating work schedules, chronotype, and restless legs syndrome/Willis-Ekbom disease on sleep quality among female hospital nurses and midwives: A cross-sectional survey. Int J Nurs Stud, 2019, 95: 103-112.

[34] Ainslie PN, Lucas SJ, Burgess KR. Breathing and sleep at high altitude. Respir Physiol Neurobiol, 2013, 188 (3): 233-256.

[35] Wilkinson MH, Berger PJ, Blanch N, et al. Source of respiratory drive during periodic breathing in lambs. Respir Physiol, 1996, 104 (2-3): 115-126.

[36] Burgess KR, Ainslie PN. Central Sleep Apnea at High Altitude. Adv Exp Med Biol, 2016, 903: 275-283.

[37] Wang D, Teichtahl H. Opioids, sleep architecture and sleep-disordered breathing.

Sleep Med Rev, 2007, 11 (1): 35-46.

[38] Dempsey JA. Crossing the apnoeic threshold: causes and consequences. Exp Physiol, 2005, 90 (1): 13-24.

[39] Kellogg RH. Altitude acclimatization, a historical introduction emphasizing the regulation of breathing. Physiologist, 1968, 11 (1): 37-57.

失眠常用监测和评估方法

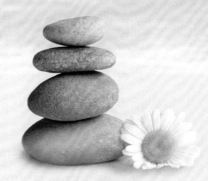

只要去仔细分析失眠,包括从医学的角度去探讨,都自然会发现,无论是古代还是现代,失眠都是一种主观的观念。古人最早认为失眠要从体质的变更着手,把失眠当作最多只是反映体质的变化,倒不认为它是一个问题。

人类是如何探究失眠这个问题的?

西方历史的第一个失眠案例,可以追溯到古希腊时期。当时,西方医学之父希波克拉底还没有出现。人类史上最早的病历埃皮达鲁斯文书(Epidaurian tablets)记录了 70 个案例,其中一个例子就是失眠。在那个时代,无论希腊或印度的传统治疗,建议的多半是非药物的方式,例如通过音乐、冥想、持咒,帮助一个人进入睡眠。

公元前 1 世纪,希腊医师赫拉克利德斯(Heraclides of Taras)建议患者用鸦片治疗失眠。可以说是人类历史上第一次试着用药物来治疗睡不着的问题。

1870 年之后,失眠开始成为睡眠研究的热门主题。一开始,钻研失眠治疗的医师的主张跟古人其实是一样的。举例来说,麦克法兰(Alexander William Macfarlane)就认为“失眠只是症状,而非疾病本身”。至于失眠被认定成是一种疾病,是到了 20 世纪后半叶才开始的,也就有了各式各样的定义和诊断标准。然而,无论哪种标准,询问的一般是这 3 大类问题:入睡有困难吗? 睡一整晚有困难吗? 早上会太早就醒来吗? 睡醒了,觉得没有休息好吗? 假如答案都是“是”,而且影响到白天的工作与生活(通常会加上睡不着的频率,以及这种情况维持多久来做评估),那么,可能称得上“有失眠”。这 3 个问题锁定的还是个人主观的体会,而不是用数据来衡量。这 3 个问题,也反映了人们对于“健康睡眠”的期待——最好很快入睡,最好能够睡一整晚,醒来的时间刚刚好,不会太早或太晚。

这 3 个询问从现代医学的角度来看,相当有代表性。比如说在第二节会提到的,在临床上常用的雅典失眠自评量表(Athens Insomnia Scale),通过 8 个和睡眠有关的询问,来评估一个人整体的睡眠状态。根据专家的说法,如果得分为 4~5 分,可列为潜在性的失眠;总分大于等于 6,就是属于失眠的人群。这 8 个问题,基本上还是不离前面所提到的这 3 个询问,就算是第 4 个项目问到了总睡眠时间,也还是在问自己觉得够不够,并不是和一个具体的数字做比较。在医疗的领域,很少会有一种生理疾病,只用自我评估来帮助诊断。一般疾病的诊断都是相当科学的,而需要具体且数字化的标准。所以说,医学界其实并没有一个客观的标准来诊断失眠。

对失眠进行有效而全面的临床评估是失眠诊疗的开始。全面的临床评估至少包含临床病史回顾、主观失眠症状及严重程度的评估和睡眠日记评估。各种睡眠参数常需各种主客观方法相结合来得出,如睡眠日记、量表评估、多导睡眠监测(PSG)等。

第一节　脑电波的发现

从科学和医学的角度来看,现代人一直相当清楚睡眠的重要性。睡眠,对记忆、学习、创意和情绪有主要的作用,而且,在运动领域,也有相当多的研究,强调睡眠和临场表现的关系。不止如此,睡眠有一种充电甚至疗愈的效果。这种疗愈不只是对头脑的运转有帮助,而且让身心每一个部位都获益。

我们都有过这种经历,有时候遇到了问题,索性蒙头大睡,不只感冒等的不适会好转,就连慢性病也跟着好了。一般人也会说,遇到烦心的问题,还不如干脆就把它睡过去。不只烦恼可能得到最好解答,有时候身体也可能会得到疗愈。

一、脑电图和脑电波

这些流传了千百年的常识,倒是没有具体的医学根据。直到 1924 年,一位德国的心理医师博格(Hans Berger,1873—1941)发明了测量脑波的脑电图设备,才改变了一切。博格 1897 年毕业后,不到 40 岁就成为最高阶的主任医师。在 1927 年,成为耶拿大学的校长。1924 年,发现了脑电图的现象、技术和设备。提出了"脑电图(electroencephalography)"这个词(图 6-1)。

脑电图的操作简单,把一些电极贴到头皮上,没有侵入性。虽然电极和大脑皮质的神经元之间,还有头皮和头骨的阻隔,

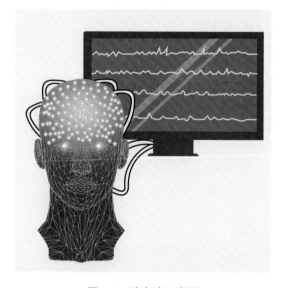

图 6-1　脑电波示意图

也难免受到肌肉牵动和外在环境的干扰,但是,还是可以测到一些很小的电压变化。这些电压,是头脑的神经元通过神经传导作用所释放出来的,是一波一波发生的。到了头皮,能测到的只是很小的信号变化。然而,就从这些小小的变化,可以观察到各种状态(包括睡眠)的脑波形态都不一样。如果一个人的左右脑失衡或是有癫痫,也可以从脑波看出异常。博格觉得很不可思议。花了整整 5 年反复确认,发表了第一篇脑电图的论文。

博格不只发明了测量脑电图的设备,还发现一个奇妙的脑波模式,是每秒振动 9~14 次的 α 波,也有人用他的名字称为博格波(Berger wave)。博格除了发现 α 波,代表一般清醒状态的 β 波也是他发现的。我们一般清醒的状态,脑波的频率是比较快的,例如每秒振

动 14~30 次的 β 波和每秒振动 30 次以上的 γ 波。相较之下,α 波算是比较慢的脑波。早期科学家并不知道有 γ 波,是脑电图突破了类比设备的上限,科学家才"看见"了 γ 波,并且体会到这是代表一种高度清醒的专注状态。γ 波的状态,有人认为就是心流。此外,还有昏沉入睡的 θ 波(每秒振动 4~8 次),以及深睡状态的 δ 波(每秒 1~3 次)。

二、睡眠的脑电波

博格的实验室和后来各地的科学家都发现,人即使睡着了,脑部还是有电波的活动。倒不像过去的人所认为的,脑在睡眠时完全是静止的,或最多只是一种从世界退出的状态。有了脑电图,终于有工具可以了解脑部各种状态的变化,甚至去掌握变化的原则和规律。20 世纪 50 年代开始,睡眠实验室非常活跃,科学家请人来实验室过夜,在受试者头皮上贴电极,记录整晚睡眠过程的脑波变化。

从这些脑波变化的研究,得到最明显的发现,从脑波来看,我们的睡眠确实是分段的(图 6-2)。一整晚的睡眠,大约要经历 4~5 次重复的周期。每个周期大概接近 1.5~2 小时。这是大致的情况,但每个人的情况不一样,有些人多,有些人少。

如图 6-2 所表示,每个大约 90 分钟的周期,又可以分成两大部分。这两大部分的分界是很有趣的,是用睡着后眼睛的动作来区分的。一个称为快速动眼期(rapid eye movement,REM),另一个就是非快速动眼期(简称 non REM,NREM)。如果观察家人或朋友睡觉,自然会发现人睡着了并非是面无表情。有些人睡着后表情还相当丰富,时而皱眉,时而吞口水,还有人会说话,甚至拳打脚踢。在其中,有一个特殊的现象:我们有时候会看到睡着的人,虽然眼睛闭着,但是他的眼球在眼皮下滚动,速度还很快。就好像虽然睡着,

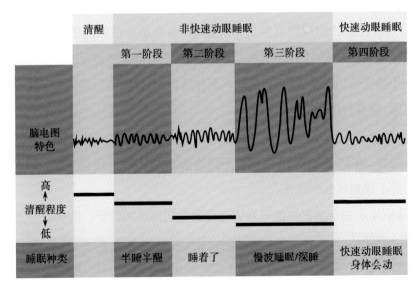

图 6-2　睡眠的脑电波

却还在头脑里忙碌地看着什么。这个现象，睡眠学家也观察到了，也就是前面所称的"快速动眼"。

这种快速动眼睡眠非常普遍，不只人类有，其他哺乳类动物和鸟类都有。同样，家里的猫、狗睡觉，不仅一样会动眼睛，还会在睡梦中低声呜呜叫。更有意思的是，在人类的例子里，如果在快速动眼睡眠中把人叫醒，这个人通常会说他正在做梦。前面这张图，可以知道快速动眼睡眠只占整个睡眠周期的 1/4 左右，并不是睡眠的主要部分。它会引起关注，可能最多是有眼球的动作、做梦。其实，非快速动眼的睡眠，占据了整个睡眠周期的 3/4，才是主要的部分。从脑波的变化又把非快速动眼睡眠区分出 3 个阶段。随着 3 个阶段（早期也有人说是 4 个）——深入，睡得越沉，越难叫醒。睡眠有深浅。我们大概都有过这种经验，睡得很沉，就连地震、飞机或消防车的声音都听不到。但也有时候睡得很浅，就连冷气、电风扇或房里一点动静，都可以听到。如图 6-2，从醒着到进入睡眠，是先经过非快速动眼的睡眠，睡到最深最深之后，才进入快速动眼睡眠。

快速动眼睡眠的现象，是在 1953 年由现代睡眠研究之父克莱特曼（Nathaniel Kleitman，1895—1999）和他的学生发现的。他们很快就发现了这种睡眠和做梦的关联。他的研究生阿瑟林斯基（Eugene Aserinsky）在 1953 年用"快速动眼期"来描述睡眠中的这个现象。克莱特曼的另一位学生德门特，甚至让睡眠研究成为一门显学。在快速动眼睡眠中，身体肌肉的张力很弱，甚至好像瘫痪。这是脑部最下方的脑干的"肌力压抑"的机制，将我们随意肌（用意志力可以控制的肌肉）活动都压抑下来了。只有这样，在做梦的时候，才不至于手舞足蹈，或把梦里面更激烈的动作带到现实。有些人因为各种原因失去这个机制，在睡觉时动作很剧烈，甚至要用绳子把自己绑住，或把自己裹在睡袋里，才不会让自己或身边的人在睡梦中受伤。

肌肉张力在快速动眼睡眠受到压抑的现象，最早是一位法国的科学家朱维（Michel Jouvet，1925—2017）在 1959 年用手术刀切断猫的脑干神经，才发现这个压抑肌力的机制。这些猫的脑干神经被切断后，睡觉时肌力不再被压抑。这样，他们睡梦中动作变得很大，有时还会跳起来，甚至会跑。

对睡眠，能记住或有印象的可能是梦。过去，或许也读过或接触过不少梦的诠释，都在强调梦的重要性。确实，讲到梦，可以谈的不只是快速动眼睡眠，还有梦在心理层面的意义，甚至对人生是不是有什么代表性。

梦，是睡眠中不由自主产生的一系列心理影像和身体的觉受。前面提过，睡眠的每一个阶段都可以有梦，但是只有快速动眼睡眠的梦比较鲜明丰富，而容易被记得。一般来说，一个晚上会有 3~5 次梦，大概每 90 分钟 1 次。一场梦的长度，可以短到几秒。长的，也许有 20 分钟。

并不是每个科学家都能接受弗洛伊德的理论。对有些科学家而言,梦只是脑部随机的作用。当初发现 DNA 结构而得到诺贝尔奖的克里克,后来也投入了意识的研究。克里克通过计算机运算的模拟,也建立了梦的理论。他认为脑部通过学习累积了太多信息,自然要有一个清理的程序。在这个清理程序中,脑想要删除的链接和信息,就变成了梦。从这个角度来说,梦没有什么特殊的意义,最多只是正常脑部作用的副产品。梦见可能是为了要忘记。这种解释,虽然可能让人失望,但想想那些杂乱而很难记得的梦,这种说法也有它合理之处。

德门特先证实了快速动眼睡眠的脑部作用和清醒状态类似,并不是什么深刻的作用。为了证明睡觉和做梦是一种很普遍的生物现象,还有科学家去量测蜥蜴的脑波,而发现它们的脑部睡着了一样有快速动眼睡眠、深睡各阶段的波动。对这些科学家来说,梦是一种纯生理的现象,最多像是从白天的生活"下线"后,脑部继续进行练习,而不见得带有什么更深的意义。

梦本身也是一个头脑的产物,倒不需要用其他的道理来解释。我们自然都经历体验过,在做梦的阶段,头脑其实还是很活跃。这一点,也反映在前面提到的脑波的反应上。后来的科学家也指出了一种自动运转的机制——"脑部默认网络",随时都在随机地产生念头、反射、各种习惯和本能反应。在这种运转下,脑部并没有办法真正休息。

三、睡眠的阶段

克莱特曼(Nathaniel Kleitman)是世界公认的第一位系统研究睡眠的专家,被称作"现代睡眠之父"。他是 REM(快速眼动)睡眠的发现者,也因此提出了睡眠的不同阶段相关理论。克莱特曼到了近 90 岁高龄,头脑仍然清晰,可以写全面性的综论,总结了他后来投入的"基础作息周期"观念二十多年的发展。100 岁时,他参与美国睡眠学会的年会,回顾了自己早期对睡眠研究的热情、所面对的困难,以及对睡眠研究领域茁壮至今的感叹。克莱特曼让睡眠研究成为一股风潮。再加上快速动眼睡眠这个主题和梦有关,大众自然会相当感兴趣。很长一段时间,只要谈到睡眠,不免都要谈梦。一谈梦,自然就开始讲快速动眼睡眠,就好像它才是睡眠的主角。

一开始,为了研究快速动眼睡眠,德门特设计实验,把一个人在快速动眼期中叫醒,连续好几天。接下来,这个人的睡眠如果不再被打断,快速动眼期的时间比例自然会变高。后来有些科学家就用这个现象,来强调快速动眼睡眠是不可或缺的。如果仔细看,会发现其实睡眠的每个阶段都重要,并不是单单一个快速动眼阶段重要。对这个阶段的重视,和睡眠本身不见得有真正的相关。德门特当初是由快速动眼期进入睡眠研究领域,自然也用快速动眼睡眠,当作睡眠阶段最主要的分期。在看脑电图时,要观察的重点有两个:脑波上下变化的幅度，和振动的频率。

快速动眼睡眠和第 3 阶段的深睡，在脑电图上有显著的差异。快速动眼睡眠的脑波更接近清醒状态，好像没有在睡。在快速动眼睡眠中，脑的耗氧量、呼吸、心率等数据在整个睡眠中也是偏高的，和清醒状态已经相当接近。除了还在睡之外，快速动眼睡眠和清醒状态的主要差异其实在于，身体肌肉这时是没有力气的。是之前提过的"肌力压抑"机制，让我们在快速动眼睡眠中不会乱动。有时候，我们在半梦半醒间也会体会到一种瘫软无力的感觉。过去有人把快速动眼睡眠称为"矛盾的睡眠"（paradoxical sleep）——好像不是睡眠，但又可以达到睡眠的效果。也有人把它翻译成不同步的睡眠，是在表达身心已经快要清醒，但又还没有醒，这种将醒未醒之间的不同步。后人的研究发现，从休息的深度来看，其实是非快速动眼睡眠比较重要。尤其是通过深沉甚至没有梦的睡眠，我们才可以得到彻底的休息，甚至让身心自然疗愈。

虽然看不见大脑内部发生了什么事，但脑波的变化其实相当明显，从每秒振动 30~100 次的 γ 波、每秒振动 14~30 次的 β 波，到每秒振动 9~14 次的 α 波，甚至更慢的 θ 波和 δ 波。脑波不只是变慢，而且逐渐开始同步。同步，就是不同区域的脑波都一致化，也代表更深的休息程度。

非快速动眼睡眠的第 1 阶段，是种半睡半醒的状态。在这个状态下，人会慢慢地失掉知觉。我相信每个人都察觉过这个经过，有时突然失掉，有时是慢慢地失掉。外围的印象变得模糊，呼吸和心搏自然慢下来，头脑和代谢也陆陆续续变慢。在这个阶段，身体还是会动。仔细观察，大概每半个小时，身体会挪动一下。

非快速动眼睡眠的第 2 阶段，人已经失去意识。这时候已经真正睡着了，完全不知道周遭发生什么事。同时，肌肉的活动和张力更弱，脑波则进入每秒振动 4~8 次的 θ 波。最有意思的是，自己并不知道是怎么从第 1 阶段的半睡半醒，突然落到第 2 阶段的睡眠。

非快速动眼睡眠的第 3 阶段，已经是一种深睡。脑波变得更慢，到了几乎快要停下来的地步（δ 波，每秒振动 1~3 次）。身体的所有功能，包括呼吸、心率、体温都降到最低。这时候，要把一个人叫醒，是相当难的。在深睡中被叫醒的人，反应会很迟钝，要很长时间才能恢复正常的运转。如果从这个阶段醒来，最好能够给自己一点时间慢慢醒，然后再去开车或工作，或从事其他需要专注的事。反过来，在快速动眼睡眠中把人叫醒，或许不那么难，但是被叫醒的人通常会觉得情绪受影响。

在深睡中，脑波变慢的同时，波幅也变大。就好像原本零星发射的神经元，组合成了整体。这个整体沉稳地一同呼吸，一起波动。另一方面，在这种深睡中，身体的代谢、血液循环和呼吸的波动已经降到最低。这个根本态，本身就是靠身心每一个角落自然的统一和同步，来轻松地运转。不只是靠步调慢下来，还需要同步，才能让头脑和身体得到那么多的休息和充电。假如一个人长期睡眠不足，首先要补回来的就是这种最深层的睡眠。

图 6-3 的左边是脑电图的记录，从上至下分别是——清醒、快速动眼睡眠及 3 个非快速动眼睡眠阶段。前面提过，脑电图看起来很复杂，但操作上很简单，只是把一些电极贴到头皮上，去"窃听"脑部内部的活动。就像我们隔着木板墙，虽然听不到隔壁房间的人对话的详细内容，但是可以大概知道动静。

图 6-3 的右边，发现这个睡觉的人大约在 7 小时内完成了 4 个周期。而睡眠阶段的变化——本来是清醒，很快进入熟睡，快速动眼期则是在每个周期的结尾出现，就像是睡眠周期的句点。比较有意思的是，随着睡眠"进度"的进展，睡了一个再一个周期，快速动眼睡眠所占的时间会越来越长。如果一个人进入了睡眠的第 1 个阶段（半睡半醒），脑波已经开始慢下来，波幅也变小。再往下，振动变得更慢，但波幅变大。

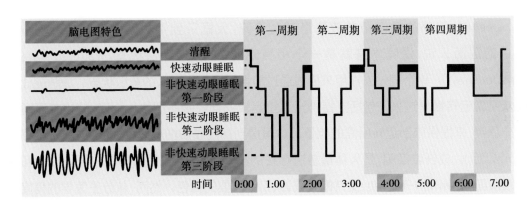

图 6-3 睡眠周期的脑电波

到了第 2 个周期完成时，大概是在入睡后 3 个多小时左右，可以看到图上有一个凸出来的区域，超出了快速动眼睡眠的状态，而进入清醒的领域。有类似的生活体验，睡到半夜，好像有点醒过来，但还很容易再入睡。如果这时候反而睡不着，也就会开始担心自己失眠。

第 1 个睡眠周期里，在非快速动眼的深睡阶段停留最久。接下来的周期，深睡的长度才会慢慢减少。也就是说，不只非快速动眼睡眠重要，而且是第 3 阶段的深睡最重要。好像身体要先满足第 3 阶段的深睡需求，才可以停留在第 2 阶段的睡眠和第 1 阶段的浅睡。这些都够了，才停留在做梦。睡眠是分段的，一层层更深，而且很快就达到最深层。然而，如果休息够了，也是一层层变浅。

如果多半都是易醒的浅睡，或睡眠总是被打断，也就让我们的深睡时间变短，而让我们觉得累，情绪不稳定。我们也就会说，这是失眠的现象。

四、深睡时的大脑活动

深睡,也就是提到的非快速动眼睡眠的第 3 阶段,是最深的睡眠。在这个时候,身体的所有运转都降到最低,可以说是进入一种最深的休息状态。从脑电图的特色来看,深睡,又称为慢波睡眠(slow wave sleep),也就是在这个阶段,脑波变得非常慢,甚至出现了越来越多的 δ 波。δ 波是最慢的波,每秒振动 1~3 次,一个人在昏迷时的脑波就是这个频率。这种波,在正常状况下,只有在深睡时才有。

当 δ 波占了脑波的一定比例,例如 20%,甚至超过 50%,代表脑部越来越多的脑细胞在同步地慢慢振动。很有意思的是,这种同步,是自然而然、不费力的。如果有一点费力,也就不能称为深睡了。一个人如果睡不够,隔天自然会有比较多的深睡,直到睡得够了,尤其是深睡足够,快速动眼睡眠才会增加。然而,一个人刻意睡得比平时更久,不见得会有足够的深睡。不过,如果睡得少,隔天却没有疲惫的感觉,也许就是深睡足够了。

深睡时,脑部的代谢和血液流量都会下降,大概只到平时清醒状态的 75%。从意识的层面来说,深睡本身就是一个相当明显的"超常意识状态"(altered state of consciousness)。这个词过去被用来描述通过静坐或药物所进入的意识状态。深睡能让头脑从平常运转恢复过来。包括支持神经系统运转的神经胶质细胞(glial cell)也在深睡中补充糖类,来提供脑部运转所需的能量。这里提到神经胶质细胞,就是脑部的成纤维细胞(fibroblast)。成纤维细胞,是人体最普遍存在的细胞。过去,一般人都把成纤维细胞和神经胶质细胞当作是一种辅助、支持的系统,只扮演次要的角色。然而,从分子医学的角度来看,它具有身体其他所有细胞的潜能,就类似于胚胎的干细胞。

进入深睡,生长激素的分泌会达到最高,交感神经的作用也会下降,让副交感神经系统的放松作用浮出来,而把交感和副交感神经系统的平衡找回来。换句话说,就是让我们身心完全放松。深睡,包括了两个层面:一个是有梦的,另一个是无梦深睡的状态。前面也提过梦不是眼动睡眠的专有,在非快速动眼的睡眠也有梦。无梦的深睡,不只让身体达到彻底的休息,它本身也是最原始的状态,接近睡觉的"觉"。这种"觉",倒不是觉察到什么,而是轻松的、根本的"觉"。

深睡的状态,让脑部所带来的休息和恢复的作用,对学习和认知是相当有帮助的。威斯康星大学麦迪逊分校的睡眠研究专家也提出,深睡的慢波可能是在清除神经之间的联结,而慢波中有时会爆发出一种既短又快的脑波(又称睡眠纺锤波,sleep spindles)则将短期记忆转成长期记忆。换句话说,在深睡中,睡眠纺锤波就像把信息从计算机的内存写入硬盘,将原本只是暂时使用的短期记忆,变成固定在脑海里的长期记忆。而另一方面,深睡的慢波好像可以洗掉多余的神经联结,让隔天又是一个全新而干净的开始。

这些结果都在暗示着,通过睡眠,尤其是深睡,可以重新建立神经的联结,重新塑造我们的大脑,而改善记忆力,带来学习的效果。深睡,就像是一座桥梁,将短期记忆整合到长期记忆。深睡不只是影响记忆和学习,更是对大脑的架构不断地重新设定,这种机制可以当作神经回路的强化。也就是通过不断地强化一个路径,去建立新的回路。而这种回路的强化,是在最放松的休息中,比如睡眠或静坐所达到的。

第二节　精密仪器监测

先看一个实际的诊断例子,如果想要诊断睡眠呼吸暂停这种病症,可以通过哪些方式?

第一种是多导睡眠呼吸监测,通过一系列呼吸传感器监测鼻气流、呼吸运动(胸腹带)和血氧(通过夹在指尖上的传感器)。这种检查的优点是可以在家进行。病人在诊室或睡眠中心佩戴好仪器,在家中睡觉,第二天再归还仪器进行分析。第二种检测更加完整,是通过多导睡眠监测,除了呼吸仪器还需要通过头部佩戴的传感器、腿部运动来记录睡眠质量,甚至还要进行夜间录像。这些检测要在专业的睡眠中心进行,由一位技术员或护士在技术中心整夜观察病人的情况。估算呼吸暂停的严重程度可以通过计算夜间呼吸暂停的总次数并除以睡觉的总时间,得到的数据即为"呼吸暂停-低通气指数(AHI)"。这一指数高于每小时 10~15 次就说明出现异常,高于 30 时表示严重异常。以上不难看出,结合仪器对我们的判断非常有帮助。

一、多导睡眠监测

(一)多导睡眠监测定义

多导睡眠监测(polysomnography,PSG)被认为是我们用来测量睡眠质量的"金标准",主要因为它能客观地测量睡眠进程,还能分析睡眠结构。多导睡眠监测作为评估和诊断睡眠及呼吸障碍的"金标准",一般并不常规用于失眠障碍的诊断,因为在长时间的连续睡眠中的进行检测价格昂贵且不方便,使得其应用受到一定限制。

(二)多导睡眠监测的作用

通过跟踪并监测整夜睡眠脑电、眼电、肌电,客观评价患者睡眠质量、进行睡眠时间、睡眠效率及分期的监测来排除睡眠认知错误观念,使患者正确认识睡眠问题的同时可以对睡眠质量有客观的评价。监测口鼻气流、血氧饱和度及鼾声对睡眠呼吸紊乱患者进行分期、分级的多层次检查。针对患者不同的睡眠障碍事件,如,周期性腿动、不宁腿综合征等设置不同的导联,针对性检测和监测,充分了解引起失眠的病因。

(三) 多导睡眠监测技术相关研究

美国的 Kleitman 和 Aserinsky 在 1957 年结合了多导睡眠监测技术,发现了人类睡眠是由两个不同时期交替出现,首次发现了眼快动睡眠(REM),快速动眼是眼球快速水平运动的一种状态,出现在深度睡眠之中,加深了世人对睡眠的进一步了解,随后进一步发现,快速动眼期远比最初想象的复杂得多。在这一阶段,各种肢体感觉或五感的功能可能衰减到难以唤醒的程度,即使地震打雷都不容易被唤醒;同时,肌肉也变得非常松弛,血压可能会升高,整个人的神经机能下降并且可能出现不稳定的情况。在 1968 年,结合 PSG 技术,美国 Rechtschaff 和 Kales 发布了《人类睡眠阶段标准化术语、技术及划分系统手册》,这一手册解决并统一之前难以统一和划分的研究问题,目前被大多数睡眠研究机构和临床所采用。

近十年,睡眠剥夺治疗抑郁症是很好的一个手段。利用 PSG 监测抑郁患者睡眠剥夺后的睡眠的状况,如睡眠维持,潜伏期、效率等都起到了很好的作用。PSG 对睡眠呼吸暂停综合征(sleep apnea syndromes,SAS)也有很好的帮助。

(四) 需要做多导睡眠监测适应证

1. 存在睡眠呼吸障碍(sleep-related brea-thing disorder,SBD),例如:成人睡眠呼吸暂停综合征、儿童阻塞型睡眠呼吸暂停(常见病因扁桃体和或腺样体肥大)。

2. SBD 患者无创呼吸机的压力滴定、随访阻塞型睡眠呼吸暂停(OSA)患者手术后、口腔矫治器治疗的疗效评估。

3. 心力衰竭的患者若存在睡眠干扰、打鼾或尽管已经实施了最佳的内科治疗仍有充血性心力衰竭症状。

4. 如果怀疑存在睡眠呼吸暂停的症状和体征的冠心病患者。

5. 如果怀疑存在睡眠呼吸暂停的有脑卒中、短暂性脑缺血的患者。

6. 怀疑存在阻塞型睡眠呼吸暂停、中枢性睡眠呼吸暂停的显著快速、缓慢心律失常的患者。

7. 发作性睡病。

8. 存在睡眠相关症状的神经肌肉病患者,或是通过睡眠史、睡眠卫生评估、睡眠日志不能明确诊断者。

9. 存在疑诊异态睡眠(睡行症等)、睡眠相关癫痫的患者,或是对常规治疗无反应的情况。

10. 主诉或经常可以观察到睡眠反复肢体运动伴频繁觉醒、睡眠维持困难、白天过度嗜睡考虑可能为周期性肢体运动障碍的患者。

二、便携式睡眠检测仪

睡眠监测仪,在对阻塞型睡眠呼吸暂停综合征、心肺睡眠障碍及其他睡眠疾病的初步诊断和后续治疗,甚至跟踪评估都始终发挥着至关重要的作用。

便携式睡眠呼吸监测仪,患者可以接在病房或家中进行监测。无需改变患者的睡眠环境,因此更具有生态效度,测量结果更为真实,跟踪数据更为持久。

2011 年,加州大学圣地亚哥分校的科学家在《睡眠医学》(*Sleep Medicine*)发表了一个研究。他们请几百位平均年龄接近 70 岁的女士配合参与,采用的不是每个人自己记录的睡眠时间,而是用"腕动计"(actigraphy)做一个比较客观的睡眠评估。再继续追踪她们接下来的健康状况,时间长达 14 年。腕动计是一种像手表的简单设备,通常是佩戴在手腕上,记录手腕的动静。毕竟人如果睡着了,手腕几乎不会有什么动作。结果发现,睡不到 5 个小时的人,累计存活率是最低的 61%,而睡超过 6.5 个小时的人累计存活率是 78%,睡眠时间在 6~6.5 小时的人,最后还有 90% 活着。实验出来的结果,因为采用腕动计的数据,在睡眠时间的评估上,比前面阿拉米达普查所得到的时间短。假如不去仔细探究方法的不同,我们也会自然以为睡 6~6.5 小时是最理想的,而不是过去研究得出的 7~8 小时。

三、体动记录仪

体动记录仪(actigraphy)常佩戴于手腕部,使用简单、方便,可在家里完成,可连续评估一段时间内患者习惯性的客观睡眠情况和睡眠节律,更为真实反映患者的睡眠情况。睡眠体动记录仪因其方便易行、可长期监测等优点可以完成 PSG 所不能实现的监测随着灵敏度的提高及研究的深入为美国睡眠医学会(The American Academy of Sleep Medicine, AASM)临床实践指南推荐。

由于精确度低,证据的总体质量中等。睡眠体动记录仪的潜在获益包括方便、患者负担相对较小、纵向评估能力和成本相对较低。睡眠体动记录仪可能为某些患者亚组提供额外的益处包括疑似矛盾性失眠或因睡眠时间短而处于心脏代谢、其他内科和精神疾病共病风险中的患者。根据临床经验专家组得出结论在获得睡眠参数的客观监测方面特别是在需要对睡眠进行纵向客观监测的情况下睡眠体动记录仪可能比 PSG 更可行且更具成本效益。

此外,失眠患者在中心机构中可能难以入睡而更愿意在家中进行评估。潜在危害包括对某些患者的轻微皮肤刺激。失眠患者会受到许多环境因素的影响一些患者抱怨由于测试设备的安装而难以入睡。尽管如此与多个 PSG 导联相比体动记录仪更易耐受。专家组还表示如果在推荐和注解中描述的情况下使用睡眠体动记录仪则会将伤害风险降至最低并增加临床获益的可能性。最后根据临床经验专家组表示体动记录仪在将不良影响降至最低的同时提供了患者重视的结果因此绝大多数患者会选择使用体动记录仪。

在获得客观测量的睡眠参数方面特别是在需要对睡眠进行纵向客观测量的情况下睡眠体动记录仪可能比 PSG 更可行且更具成本效益绝大多数患者会选择使用。睡眠体动记录仪在识别儿童失眠患者的睡眠维持障碍和睡眠时间缩短方面可能更为敏感绝大多数患者/监护人应使用睡眠体动记录仪。睡眠体动记录仪可能有助于评估睡眠不足且总体成本较低绝大多数患者应使用。

第三节　量表评估

只要去仔细分析失眠,包括从医学的角度去探讨,都自然会发现,无论是古代还是现代,失眠都是一种主观的观念。古人也早就认为失眠要从体质的变更着手,把失眠当作最多是反映体质的变化。

1870 年之后,失眠开始成为睡眠研究的热门主题。一开始,钻研失眠治疗的医师的主张跟古人其实是一样的。举例来说,失眠被认定成一种疾病,是到了 20 世纪后半叶才开始的,也就有了各式各样的定义和诊断标准。然而,无论哪种标准,询问的无非是这 3 大类问题:入睡有困难吗? 睡一整晚有困难吗? 早上会太早就醒来吗? 睡醒了,觉得没有休息到吗?

为了系统了解睡眠状态,主观量表评估是重要手段。

一、睡眠日记

(一) 什么是睡眠日记?

为了更好地了解每天实际的睡眠状况我们可能早已制订过自己的"睡眠日记"却不自知。所谓睡眠日记(sleep diary)也可以称为睡眠日志(sleep log)是对自己的总体睡眠时长和醒来时间等相关信息的日常记录。规范细致的睡眠日记通常涵盖了更多相关信息主要有:准备入睡的时刻、进入睡眠的时刻、醒来时刻、起床时刻、夜间醒来的次数及其时刻等。

(二) 为什么要记睡眠日记?

只有了解了睡眠才可能正确地应对失眠等方面的问题。而科学、完整、尽可能详尽地了解并记录自己真实的睡眠状况是解决失眠问题的基础。

首先,睡眠日记是一种有效的自我监督及跟踪睡眠状况的工具。它方便易行,但改善睡眠质量并非朝夕,不仅需要个人对此循序渐进、长期坚持,也需要时刻调整生活和工作的节奏。如果没有自我觉察和自我反思,很可能会因为长期没有明显反馈而气馁;因为没有确切目标失去调整的方向。因此简单易行的睡眠日记是方便有力工具,从一次记录开始、从自我觉察开始。

其次睡眠日记为具体的睡眠干预措施提供了纵向的数据支持。通过自己日常的记录,可以了解自己睡眠问题所在症结,在日常生活中自己就可以稍作调试和干预,并且能够及时观察睡眠的变化细化未来的调节方向和措施。即使是求助医生,睡眠日记中的具体数据也会比主观回忆更为可靠和详实。

(三)怎样记睡眠日记?

除了传统纸质记录外,有多种可供选择的工具和方式有普通的手机记录程序软件、有专门记录睡眠情况的程序软件、小程序等有自制的表格模板、笔记模板等,当前市场上一些运动手环会生成每日睡眠记录,可以参考其中一些数值,但建议自己完成记录日记。

有了适用的模板,在进行记录的过程中需要注意几点:一是最好养成固定时间记录日记的习惯可以避免忘记或者不及时;二是最好连续记录一到两周的睡眠情况;三是了解儿童的睡眠情况时可能需要监护人完成日记。

二、失眠评估量表

(一)失眠严重程度指数量表

失眠严重程度问卷(insomnia severity index,ISI)是针对失眠症状的评估问卷,评估受试者最近 1 个月的失眠症状,此工具适合 18 岁及其以上人群(图 6-4)。总分≥7 分提示存在失眠。总评分为 28 分,0~7 分为无临床意义的失眠;8~14 分为轻度失眠;15~21 分为中度失眠;22~28 分为重度失眠。自测存在失眠后,可以自行通过心理放松、饮食、环境改变等改善睡眠状况;如果都无法缓解,就需要到专科医院求助于睡眠门诊。

(二)匹兹堡睡眠质量指数

于 1989 年,匹兹堡睡眠质量指数(Pittsburgh Sleep Quality Index,PSQI)由匹兹堡大学精神科医生 Buysse 博士编制而成用于评价睡眠质量的临床和基础研究(表 6-1)。于 1996 年刘贤臣等人将该量表译成中文,并对其进行信度和效度检测,结果发现这一量表即使应用于国内也具有很高的信度和效度。

PSQI 简单易行,信度和效度高,与多导睡眠脑电图测试结果有较高的相关性,是目前主流的失眠评估量表,已成为国内外精神科临床评定的常用量表。

PSQI 评定被试最近 1 个月的睡眠质量。本量表不仅用以评价一般人的睡眠行为和习惯,更重要的是可以用于临床病人睡眠质量的综合评价。

1. 描述您当前（最近1个月）失眠问题的严重程度：

	无	轻度	中度	重度	极重度
入睡困难	0	1	2	3	4
维持睡眠困难	0	1	2	3	4
早醒	0	1	2	3	4

2. 对您当前睡眠模式的满意度：

很满意	满意	一般	不满意	很不满意
0	1	2	3	4

3. 您认为您的睡眠问题在多大程度上干扰了您的日间功能（如：日间疲劳、干业务的能力、注意力、记忆力、情绪等）：

没有干扰	轻微	有些	较多	很多干扰
0	1	2	3	4

4. 与其他人相比，您的失眠问题对您的生活质量有多大程度的影响或损害：

没有	一点	有些	较多	很多
0	1	2	3	4

5. 您对自己当前睡眠问题有多大程度的担忧或沮丧：

没有	一点	有些	较多	很多
0	1	2	3	4

ISI总分：＿＿＿＿＿＿

测评表中所有7个条目评分相加
（1a+1b+1c+2+3+4+5）=总分范围0~28分
0~7分=无临床意义的失眠
8~14分=亚临床失眠
15~21分=临床失眠（中度）
22~28分=临床失眠（重度）

图6-4 失眠严重程度问卷

表6-1 匹兹堡睡眠质量指数

1.	近1个月,晚上上床睡觉通常（　　）点钟。
2.	近1个月,从上床到入睡通常需要（　　）分钟。
3.	近1个月,通常早上（　　）点起床。
4.	近1个月,每夜通常实际睡眠（　　）小时(不等于卧床时间)。
5.	近1个月,因下列情况影响睡眠而烦恼: a. 入睡困难(30分钟内不能入睡) (1)无 (2)<1次/周 (3)1~2次/周 (4)≥3次/周 b. 夜间易醒或早醒 (1)无 (2)<1次/周 (3)1~2次/周 (4)≥3次/周 c. 夜间去厕所 (1)无 (2)<1次/周 (3)1~2次/周 (4)≥3次/周

d. 呼吸不畅

(1) 无　(2) <1 次/周　(3) 1~2 次/周　(4) ≥3 次/周

e. 咳嗽或鼾声高

(1) 无　(2) <1 次/周　(3) 1~2 次/周　(4) ≥3 次/周

f. 感觉冷

(1) 无　(2) <1 次/周　(3) 1~2 次/周　(4) ≥3 次/周

g. 感觉热

(1) 无　(2) <1 次/周　(3) 1~2 次/周　(4) ≥3 次/周

h. 做噩梦

(1) 无　(2) <1 次/周　(3) 1~2 次/周　(4) ≥3 次/周

i. 疼痛不适

(1) 无　(2) <1 次/周　(3) 1~2 次/周　(4) ≥3 次/周

j. 其他影响睡眠的事情

(1) 无　(2) <1 次/周　(3) 1~2 次/周　(4) ≥3 次/周

6. 近 1 个月,总的来说,您认为自己的睡眠质量:

(1) 很好　(2) 较好　(3) 较差　(4) 很差

7. 近 1 个月,您用药物催眠的情况:

(1) 无　(2) <1 次/周　(3) 1~2 次/周　(4) ≥3 次/周

8. 近 1 个月,您常感到困倦吗?

(1) 无　(2) <1 次/周　(3) 1~2 次/周　(4) ≥3 次/周

9. 近 1 个月,您做事情的精力不足吗?

(1) 没有　(2) 偶尔有　(3) 有时有　(4) 经常有

匹兹堡睡眠质量指数使用和统计方法:PSQI 由 19 个评和 5 个他评条目构成,其中第 19 个评条目和 5 个他评条目不参与计分,18 个条目组成 7 个成分,每个成分按 0~3 等级计分,累计各成分得分为 PSQI 总分,总分范围为 0~21,得分越高,表示睡眠质量越差。被试者完成试问需要 5~10 分钟。

PSQI 总分=成分 A+成分 B+成分 C+成分 D+成分 E+成分 F+成分 G

评价等级:0~5 分,睡眠质量很好;6~10 分,睡眠质量还行;11~15 分,睡眠质量一般;16~21 分,睡眠质量很差。

(三) 阿森斯失眠量表

于 1985 年,美国俄亥俄州立大学医学院设计的阿森斯失眠量表(Athens Insomnia Scale,AIS),因其医学院位于阿森斯大学城,所以被命名阿森斯失眠量表。该量表是以被测试者对睡眠的自我感受作为评估项目,是国际上认可的睡眠质量自测量表。目前阿森斯失眠量表在临床上广泛使用,重测信度为 0.90。本量表共 8 个条目,每条从无到严重(0~3)4级评分。让参与者对下列给出的问题进行评分。

(四) 雅典失眠自评量表

雅典失眠自评量表(Athens Insomnia Scale)通过 8 个和睡眠有关的询问，来评估一个人整体的睡眠状态。如果得分有 4~5 分，可列为潜在性的失眠。总分大于等于 6，就是属于失眠的族群(图 6-5)。

说明	失眠的主观感受很重要，这份量表可以协助你评估自己睡眠的困扰程度。如果过去一个月内每星期至少有3天的睡眠困扰，可以通过这8个项目来评估睡眠困扰的程度：		
问卷内容			
入睡时间	☐ 0 没问题	☐ 1 略为延迟	☐ 2 中度延迟	☐ 3 严重延迟
睡眠中断	☐ 0 没问题	☐ 1 问题不大	☐ 2 问题明显	☐ 3 严重中断
过早清醒	☐ 0 没问题	☐ 1 有点提前	☐ 2 明显早醒	☐ 3 严重早醒
总睡眠时间	☐ 0 已足够	☐ 1 有点不足	☐ 2 中度不足	☐ 3 严重不足
整体睡眠质量	☐ 0 很满意	☐ 1 有点不佳	☐ 2 中度不足	☐ 3 严重不满意
白天舒畅程度*	☐ 0 还不错	☐ 1 有点下降	☐ 2 明显欠佳	☐ 3 严重下降
白天身心功能**	☐ 0 还正常	☐ 1 有点下降	☐ 2 中度影响	☐ 3 严重下降
白天嗜睡程度	☐ 0 没有嗜睡	☐ 1 轻度嗜睡	☐ 2 中度嗜睡	☐ 3 严重嗜睡
备注	* 舒畅程度指心情、情绪状态 ** 身心功能包括体力、注意力、记忆力等 总分4~5分　　　潜在性的失眠 总分≥6分　　　失眠		

图 6-5　雅典失眠自评量表

三、思睡评估

爱泼沃斯思睡量表(Epworth Sleepiness Scale, ESS)为 1999 年，澳大利亚 Epworth 医院睡眠疾病中心设计的用于临床的思睡自评量表，包含 8 个问题，总分为 0~24 分，被试根据自身的情况回答 8 个问题。对 8 种情况下打瞌睡的可能性进行主观打分，该量表判断准确，具有简便易行、家庭自测性强的特点，成为了国际公认具有实用性的睡量表之一。

爱泼沃斯思睡量表的总分，代表被试者在日常生活中白天不同情况下思睡程度分值越高思睡倾向越重。一般的正常值范围是 4.5±3.3。高于 11 分则表示可能存在过度思睡的症状。

四、快速动眼睡眠期行为障碍问卷

"他睡觉不老实,拳打脚踢,有时候也会大喊大叫" 在临床上这种睡眠的异常行为被称为快速动眼睡眠行为障碍(rapid eye movement sleep behavior disorder,RBD)。这是一种以在快速动眼睡眠期间,主要以伴随梦境及肢体活动为特征,在发作时的暴力行为可对自身及同床者造成伤害并破坏睡眠质量的睡眠疾病。

快速动眼睡眠行为障碍(RBD),是帕金森病或其他认知障碍的重要预警症状和信号,也是预防此类疾病的关键时间窗口。以往的研究认为 RBD 仅是一种独立的睡眠障碍,但越来越多的临床随访研究显示其与帕金森病、多系统萎缩和路易体痴呆等多种神经系统性变性疾病有着密切相关。早期筛查、及时发现和认真治疗对于改善患者的睡眠质量,失眠受损程度有重要实践意义和价值。

RBD 睡眠行为障碍问卷(表 6-2)共包含 13 个条目评估梦的内容和相关行为,包括两个因素:因素 1(第 1~5、13 条目)描述梦的内容和睡眠中断因素 2(条目 6~12)评估睡眠相关行为。因子 1 各条目得分最高为 5 分,因子 2 每项 10 分,总分为 100 分,总分 >18 分即为 RBD 高危人群。

表 6-2 RBD 睡眠行为障碍问卷

1. 如果你能够完全自由地规划白天的时间,你希望大约在什么时间起床?
   [1] 不知道/不会
   [2] 一年一次到几次
   [3] 一月一次到几次
   [4] 一星期一次到两次
   [5] 一星期三次以上

2. 您睡觉时会不会经常做噩梦?
   [1] 不知道/不会
   [2] 一年一次到几次
   [3] 一月一次到几次
   [4] 一星期一次到两次
   [5] 一星期三次以上

3. 您会不会经常有一些让你忧伤难过的梦境?
   [1] 不知道/不会
   [2] 一年一次到几次

［3］一月一次到几次

［4］一星期一次到两次

［5］一星期三次以上

4. 你的梦境会不会经常是一些让你激动,愤怒的情景? (如打斗等)

　　［1］不知道/不会

　　［2］一年一次到几次

　　［3］一月一次到几次

　　［4］一星期一次到两次

　　［5］一星期三次以上

5. 您的梦境会不会经常是一些令你害怕或惊恐的情景? (如见到鬼怪等)

　　［1］不知道/不会

　　［2］一年一次到几次

　　［3］一月一次到几次

　　［4］一星期一次到两次

　　［5］一星期三次以上

6. 您是否曾经被告知或怀疑自己在睡眠中表现出梦境相关的行为(如挥手、踢腿、坠床等)?

　　［1］不知道/不会

　　［2］一年一次到几次

　　［3］一月一次到几次

　　［4］一星期一次到两次

　　［5］一星期三次以上

7. 您是否在睡眠中说过梦话?

　　［1］不知道/不会

　　［2］一年一次到几次

　　［3］一月一次到几次

　　［4］一星期一次到两次

　　［5］一星期三次以上

8. 您会经常在睡眠中跟随梦境呼叫、尖叫或叫骂吗?

　　［1］不知道/不会

　　［2］一年一次到几次

　　［3］一月一次到几次

　　［4］一星期一次到两次

　　［5］一星期三次以上

9. 您会经常在睡眠中跟随梦境动手动脚吗?

　　［1］不知道/不会

　　［2］一年一次到几次

[3] 一月一次到几次
[4] 一星期一次到两次
[5] 一星期三次以上

10. 您经常在睡眠中坠床吗?
  [1] 不知道/不会
  [2] 一年一次到几次
  [3] 一月一次到几次
  [4] 一星期一次到两次
  [5] 一星期三次以上

11. 您经常在睡眠中打到自己会或其他人吗?
  [1] 不知道/不会
  [2] 一年一次到几次
  [3] 一月一次到几次
  [4] 一星期一次到两次
  [5] 一星期三次以上

12. 您经常在睡眠中打到床边东西吗?
  [1] 不知道/不会
  [2] 一年一次到几次
  [3] 一月一次到几次
  [4] 一星期一次到两次
  [5] 一星期三次以上

13. 您会经常说梦话吗?
  [1] 不知道/不会
  [2] 一年一次到几次
  [3] 一月一次到几次
  [4] 一星期一次到两次
  [5] 一星期三次以上

五、艾普沃斯嗜睡量表

睡眠及觉醒是一个逐渐累积、逐渐发生的过程。如果经常"秒睡"的话,或者经常猝然进入睡眠,可能存在着某种疾病。嗜睡症中有一个叫发作性睡病,是下丘脑功能异常导致的一种中枢性的嗜睡疾病。它在青少年时期出现,万分之一到万分之三的发生率。由于它是下丘脑分泌素细胞凋亡,导致下丘脑分泌素不足的一种疾病,所以是不可治愈的,但可以通过药物改善患者的情况。

如果对嗜睡病情放任不管,病情可能会逐渐加重,不仅会导致一些意外伤害,还会出现失眠、易醒、焦虑抑郁、认知能力下降等。因此,时常自测,提高预警意识是非常有必要的。

艾普沃斯嗜睡量表(图 6-6):依照下列 8 种状况,可以描述自己可能会打瞌睡的程度,不只是疲累,而是会打瞌睡。每种状况,自评最近这几个月的反应,选择一个最贴近的答案。

状况	从未打瞌睡 0分	很少打瞌睡 1分	一半以上会打瞌睡 2分	几乎都会打瞌睡 3分
坐着阅读				
看电视				
在公众场合安静坐着(例如戏院里或开会中)				
坐车连续超过一个小时(不含自己开车)				
下午躺着休息				
坐着与人交谈				
没有喝酒,在午餐后安静坐着				
开车时,车子停下来几分钟				
8种情况的分数相加 0~5分: 白天嗜睡程度正常偏低 6~10分: 白天嗜睡程度正常偏高 11~12分: 轻度白天过度嗜睡 13~15分: 中度白天过度嗜睡 16~24分: 重度白天过度嗜睡				

图 6-6　艾普沃斯嗜睡量表

六、清晨型和夜晚型问卷

之前说到的日周期,每一个人有自己的生理时钟,但这个时钟启动的时间人人不同。有些人习惯早早开始一天,有些人却要到一天快过了一半,才要起床。

很巧合的是,一个人早起或晚睡,世界各地都用"鸟"来比喻。从我的角度来看,也许是因为以前的人没有闹钟,早上醒来,可以听到的不是鸡鸣就是鸟叫,也就把这个印象变成了文化的一部分。有一种人像云雀,是习惯早起的"早鸟",上午的精神比较好。也有人像"夜猫子",也就是猫头鹰。像这样喜欢晚睡晚起的,以年轻人居多,他们的一天通常要比别人晚几个小时才会开始。

这种"早鸟"或"夜猫子"的分别,时间生物学家称为不同的"时间表现型"(pheno-/chrono-type)。"phenotype"是指基因的"表现型"。对科学家而言,一个人喜欢早起或晚起,不只是后天养成的行为习惯,也与我们身体的基因有关。这些基因,后来称为时钟基因。

每个人的日周期一定一样,这是由"时钟基因"的变异而定。这个生理时钟,其实也不是刚好 24 小时整。有些人身体的日周期比 24 小时略长,而有些人略短。有意思的是,婴幼儿并不是一生出来就会展现日周期,而是随着发育逐渐成熟,慢慢开始表现这些基因。

婴儿一睡就是几个小时。尤其刚出生几个月时,睡或醒不分白天黑夜。新手父母都尝过这种滋味,心里会默默祈求,希望小孩哪天可以认真睡觉。有幸哪一天可以好好睡一夜,也就很珍惜,当作最大的福气。只是,通常和希望相反。也有很多母亲在这过程中睡眠不足而心情低落,甚至产生严重的抑郁症。

有些人是所谓的"早鸟"或"云雀",在早上的运转比较有效率。"夜猫子"型的人,日周期启动得晚,也就喜欢晚睡晚起。"早鸟"或"夜猫子",虽然有基因的作用,但也多少是受到个人行为、饮食习惯、年龄和环境的影响。年轻人通常是"夜猫子",随着年纪渐长,也就逐渐向"早鸟"靠近。美国的学校开始注意到这个现象,也做了一些实验,延后孩子上学的时间,结果发现无论学生的注意力、认知能力和成绩都有改善。

清晨型和夜晚型问卷(表 6-3)主要是想让我们体会到睡眠和作息习惯有很大的变化的空间。了解自己是"早鸟"还是"夜猫子",可以当作自己作息的参考。每个人的习惯和体质本来就不一样,不需要刻意强迫自己去符合某种作息,更不用再多分析,而造成不必要的负担。

表 6-3　清晨型和夜晚型问卷

在每项问题中,请选出最能形容你在过去几星期的感受的句子,并且将句子旁的数字圈起来。

1. 如果你能够完全自由地规划白天的时间,你希望大约在什么时间起床?
　　[5] 早上 5:00~6:30
　　[4] 早上 6:30~7:45
　　[3] 早上 7:45~9:45
　　[2] 早上 9:45~11:00
　　[1] 早上 11:00~ 正午 12:00

2. 如果你能够完全自由地计划夜晚,你希望大约在什么时间去睡觉?
　　[5] 晚上 8:00~9:00
　　[4] 晚上 9:00~10:15
　　[3] 晚上 10:15~12:30
　　[2] 凌晨 12:30~1:45
　　[1] 凌晨 1:45~3:00

3. 如果你要在早上的某个时刻起床,你会有多么依赖闹钟来唤醒你?
　　[4] 完全不依赖
　　[3] 略为依赖
　　[2] 比较依赖
　　[1] 非常依赖

4. 在早上时,你有多容易起床? (当你没有被突如其来的事唤醒)

    [1] 非常困难

    [2] 比较困难

    [3] 一般容易

    [4] 非常容易

5. 早上起床后的半小时内,你有多精神?

    [1] 完全不精神

    [2] 不太有精神

    [3] 一般精神

    [4] 非常精神

6. 在起床后的半小时内,你感到有多饿?

    [1] 完全不饿

    [2] 一点点饿

    [3] 一般地饿

    [4] 非常饿

7. 清晨起床后的半小时内,你的感觉如何?

    [1] 非常疲倦

    [2] 稍微疲倦

    [3] 一般清醒

    [4] 非常清醒

8. 如果隔天你没有任何约会,相较于平时习惯的上床时间,你会选择什么时候去睡觉?

    [4] 只比平常晚一点点或从不推迟

    [3] 较平常晚不到 1 小时

    [2] 较平常晚 1~2 小时

    [1] 较平常晚 2 小时以上

9. 假设你决定要开始做运动,你的朋友建议应 1 周进行 2 次 1 小时的运动,而且早上 7:00~8:00 是最佳时间。你只需考虑自己的生理时钟,你认为自己会表现得怎么样?

    [4] 很好

    [3] 还不错

    [2] 难以执行

    [1] 非常难以执行

10. 晚上,你大约到什么时候会感到疲倦,而且需要睡觉?

    [5] 晚上 8:00~9:00

    [4] 晚上 9:00~10:15

    [3] 晚上 10:15~ 凌晨 12:45

[2] 凌晨 12:45~2:00

[1] 凌晨 2:00~3:00

11. 假设你希望在一项会令你精疲力竭,而且需要持续两个小时的考试取得最佳表现,而你能完全自由地计划你的时间,只要考虑自己的生理时钟,你会选择以下哪段时间考试?

[6] 早上 8:00~10:00

[4] 早上 11:00~ 下午 1:00

[2] 下午 3:00~5:00

[0] 晚上 7:00~9:00

12. 如果要你在晚上 11:00 去睡觉,会有多疲累?

[0] 完全不疲累

[2] 略微疲累

[3] 一般疲累

[5] 非常疲累

13. 假设因为某些原因,你比平时晚几个小时去睡觉,但又不需在隔天早上的特定时间起床,你最可能出现以下哪种情况?

[4] 按平常的时间起床,而且不会再睡

[3] 按平常的时间起床,但感到昏昏欲睡

[2] 按平常的时间起床,然后再睡

[1] 较平常的时间迟起床

14. 假设你要轮夜班,而你要在清晨 4:00~6:00 保持清醒,隔天你没有任何约会。以下哪种情况最适合你?

[1] 轮班结束后才去睡觉

[2] 轮班前片刻小睡,而结束后再睡觉

[3] 轮班前睡一觉,结束后再小睡

[4] 只在轮班前睡一觉

15. 假设你需要进行一项 2 小时的艰巨体力工作,你可以完全自由地计划时间,只考虑自己的生理时钟,你会选择以下哪个时段?

[4] 上午 8:00~10:00

[3] 上午 11:00~ 下午 1:00

[2] 下午 3:00~5:00

[1] 夜晚 7:00~9:00

16. 假设你决定要开始运动,你的朋友建议你应 1 周进行 2 次 1 小时的运动,而且在晚上 10:00~11:00 为最佳时间。你只需考虑自己的生理时钟,你认为你会有怎么样的表现?

[1] 很好的表现

[2] 还不错的表现

[3] 难以执行

[4] 非常难以执行

17. 假设你可以选择自己的工作时间,你每天只需工作 5 个小时(包括休息时间),而这项工作是很有趣的,酬金会依据你的工作表现,你会选择以下哪个时段?

[5] 早上 4∶00~8∶00 间开始

[4] 早上 8∶00~9∶00 间开始

[3] 早上 9∶00~ 下午 2∶00 间开始

[2] 下午 2∶00~5∶00 间开始

[1] 下午 5∶00~ 凌晨 4∶00 间开始

18. 一天之中以下哪个时段是你的最佳时间?

[5] 早上 5∶00~8∶00

[4] 早上 8∶00~10∶00

[3] 早上 10∶00~ 下午 5∶00

[2] 下午 5∶00~10∶00

[1] 晚上 10∶00~ 凌晨 5∶00

19. 人可分为"早鸟"型和"夜猫子"型,你认为自己属于哪一类型?

[6] 绝对"早鸟"型

[4] 偏向"早鸟"多于"夜猫子"

[2] 偏向"夜猫子"多于"早鸟"

[0] 绝对"夜猫子"型

注:19 条题目的得分总和:将你勾选的选项前的数字加总,总分在 41 分以下,代表是"夜猫子"型。总分在 59 分以上,代表是"早鸟"型。得分在 42~58 分之间,是中间型。

参 考 文 献

[1] Wingard DL, Berkman LF. Mortality risk associated with sleeping patterns among adults [J]. Sleep, 1983, 6 (2): 102-107.

[2] Crosby AW. At Day's Close: Night in Times Past [J]. Technology and Culture, 2006, 47 (3): 640-641.

[3] Hirshkowitz M, Whiton K, Albert SM, et al. National Sleep Foundation's sleep time duration recommendations: methodology and results summary [J]. Sleep Health, 2015, 1 (1): 40-43.

[4] Gottselig JM, Hofer-Tinguely G, Borbely AA, et al. Sleep and rest facilitate auditory learning [J]. Neuroscience, 2004, 127 (3): 557-561.

失眠的非药物治疗

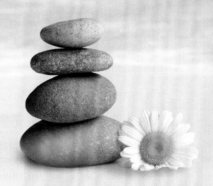

第一节　认知行为理论介绍

一、基本概念

(一)认知行为理论

目前在提及失眠的非药物治疗时,大部分人主要会想到的是认知行为疗法。我们在介绍针对失眠的认知行为疗法(cognitive behavioral therapy for insomnia,CBT-I)之前,先对认知行为的理论简单回顾一下。

认知行为理论是由行为主义和认知理论整合而来的。尽管行为主义和认知理论有着不同的理论渊源,但是,在实践中二者被整合在一起,为人们提供了更有效的服务手段。行为主义的理论基础来自巴甫洛夫的经典条件反射学说。经典条件反射,也称为应答性条件作用、响应条件反射或巴甫洛夫条件反射,由俄罗斯生理学家和研究员伊万巴甫洛夫(I. Pavlov,1849—1936)发现。巴甫洛夫在实验室中研究狗的消化过程时,注意到狗不仅仅是在食物出现时分泌唾液,而且在与食物出现有关的任何其他刺激物单独出现时也有唾液分泌。为了证实这一点,巴甫洛夫进一步实验时,在给狗食物的同时又给狗一个节拍器的声音刺激。食物和节拍器声音结合多次之后,狗一听到节拍器声音(未给食物)就会分泌唾液。在这个实验中,狗的行为是对外界刺激的直接反应,铃声与食物的反复结合,使铃声具有了直接引起狗分泌唾液的作用。以该实验为例,巴甫洛夫将食物定义为无条件刺激物(unconditioned stimulus,US),节拍器声音为中性刺激物(neutral stimulus,NS)。狗对无条件刺激物的反应[即,无条件反射(unconditioned response,UR)]能通过无条件刺激物与中性刺激物结合,使狗对中性刺激物也产生相同于对无条件刺激物的反应(唾液分泌),形成了条件反射(conditioned response,CR)。此时中性刺激成为了条件刺激(conditioned stimulus,CS)。进一步巴甫洛夫又发现几乎任何的先天性反应,如眨眼等,都可以与任何刺激(如声音、颜色、口令等)建立起一种条件反射。但如果条件刺激多次出现,却没有无条件刺激的强化,这个条件反射则会消退。

总结来说,经典条件反射包含以下几个基本现象:一是条件反射的形成和建立,这是条件刺激取代无条件刺激形成特定的刺激-反应关系的获得过程;二是泛化,这是人或动物把学习得到的经验拓展运用到其他类似的情境当中去的倾向;三是消退,是指条件反射建立之后不再需要无条件刺激(如食物),而是仅由条件刺激物(如声音)即可引起条件反应(狗分泌唾液),但继续给予条件刺激物时,条件反应的强度会逐渐下降,直至不再出现条件反应。

当巴甫洛夫在进行早期的经典条件反射的研究工作时,美国的心理学家桑代克正在以另一种不同的途径进行实验。他把猫关在箱子中;猫可以借助于拉绳子、推动杠杆、转动枢纽等方式逃出来,关在箱子中的猫一开始挤栅栏,抓、咬放在箱子里的东西,把爪子伸出来等,进行了多种尝试以逃出箱子。最后偶尔发现了打开箱子的机关之后,猫的错误行为逐渐减少,只有成功的反应保存了下来。动物就是这样通过尝试与错误及偶然地成功学会了逃出箱子。桑代克由这些资料开始进行研究,后来提出了著名的效果律,即一种行为过程的发生次数受该行为的后果的影响而改变。效果律所反映的是人或动物保持或消除先前反应与效果之间的关系。一种行为之后出现了好的效果,这种行为就趋向于保持下来;如果效果不好则趋向于被消除,这就是斯金纳等人称之为强化的一种关系。斯金纳将上述行为定义为操作性条件反射,尤其强调环境对行为的塑造和行为的持续作用,他认为行为既可以作用于环境以产生某种结果,又受控于环境中偶然出现的结果。任何一个有机体与环境的交互作用都必然包含以下三个元素:①反应的偶然性;②反应本身;③强化性的结果。使这三者结合在一起的是偶然性的强化。

(二) 针对失眠的认知行为疗法(CBT-I)理论模型

斯皮尔曼和他的同事在 1987 年提出的失眠行为模型(behavioral model of insomnia)是关于慢性失眠病因的第一个、最为清晰、也是引用最为广泛的理论。其核心是素质-应激模型(diathesis-stress model),当加入了行为因素之后,该模型概念化了急性失眠是如何演变成为慢性失眠,并且点明了可以作为失眠干预靶点的因素。综合起来,这个理论模型最终被称为第二章介绍的三因素模型("3P 模型"),即:易感因素(predisposing factor)、诱发因素(precipitating factor)和维持因素(perpetuating factor)(图 7-1),该模型也是 CBT-I 的理论模型。

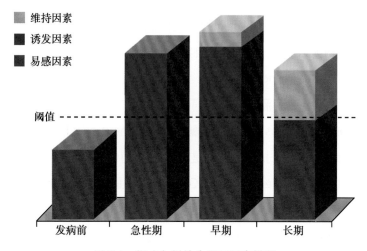

图 7-1　斯皮尔曼的失眠三因素模型

研究和治疗尤其关注于两个方面:过多的卧床时间和在卧室中发生的非睡眠相关行为的增加。斯皮尔曼的三因素模型倾向于关注前者:过多的卧床时间。这是指失眠症患者有早睡、晚睡和/或日间小睡的倾向。虽然患者采用这些变化的目的是改善睡眠,获得更多的睡眠机会,增加睡眠时长。但从本质上来看,这些行为其实是导致了睡眠机会和睡眠能力的失调。这种失调越严重,也就意味着患者在实际需要入睡的时候需要花费更长的时间启动睡眠(换言之,该入睡的时候清醒的时间越长)。同时,虽然卧室中的非睡眠相关行为在最初没有被斯皮尔曼纳入模型,它其实也是一个很重要的维持因素。这些非睡眠相关行为,用上述的认知行为理论框架解释,被认为会导致刺激控制障碍。即,这些原本有着一对一刺激-反应的行为现在被泛化至一种刺激可能对应多种反应。而这个概念也成为了CBT-I中刺激控制干预方法的核心。

这个三因素理论模型的一大优势在于它可以提供给实践者们非常清晰明确的干预靶点。比如,如果发现患者的慢性失眠症主要与维持因素有关,那么对该患者的行为治疗的重点应该放在消除导致疾病持续存在的非适应性行为上。也就是说,行为治疗的重点应该是控制该患者在床上花费的时间(将睡眠机会与睡眠能力相匹配),并防止在卧室中发生非睡眠相关的行为。这实际上也是CBT-I中睡眠限制和刺激控制的具体操作方法,在本章后续部分会进行详细介绍。

(三) 作用原理

在对认知行为理论和失眠三因素理论有了基本的理解之后,接下来我们以CBT-I的刺激控制为例,解析其作用原理。

刺激控制干预主要针对的是入睡困难,也称为睡眠启动困难。刺激控制干预主要基于本章前期介绍的条件反射原理,通过一系列的策略使患者和床、卧室建立有益于睡眠的积极反射。

首先,我们需要了解在刺激控制干预之前的反射情况:这里的无条件刺激物是个体的"困意",其引发的无条件反射结果为自然入睡[困意(unconditioned stimulus,US)→自然入睡(unconditioned response,UR)]。通过刺激控制干预,帮助患者习得床与睡眠的条件反射,即,引入中性刺激物"床/睡前仪式",将"床/睡前仪式"与"困意"相结合[困意(unconditioned stimulus,US)+床/睡前仪式(neutral stimulus,NS)→自然入睡(unconditioned response,UR)],最终目的是让"床/睡前仪式"成为条件刺激物,引发自然入睡[床/睡前仪式(conditioned stimulus,CS)→自然入睡(conditioned response,CR)]。

同时,刺激控制干预也针对前期可能建立的不良反射,如睡前电子屏幕暴露、负性情绪等,对其进行消退。具体来说,入睡困难的来访者可能存在的反射为床(conditioned stimulus,CS)+努力入睡(unconditioned stimulus,US)→负性情绪(conditioned response,

CR),继而引发失眠。通过对"努力入睡"这一行为的消退,即,要求来访者在床上 15 分钟睡不着即起床,打破"床"与"努力入睡"间的结合,从而使床恢复至中性刺激物,消除"床"与"负性情绪"的反射。

二、实证研究

近年来,以临床随机对照试验为主的实证研究在不断验证 CBT-I 的有效性。一项系统总结了 14 项 CBT-I 临床随机对照试验的荟萃分析研究将接受 CBT-I 的失眠患者与对照组进行比较,结果表明 CBT-I 在缓解失眠方面展现出了显著的效果,同时这样的效果可以维持到整个治疗期结束之后。

在另一项系统综述中,Mitchell 和同事选取了 5 篇将 CBT-I 与药物治疗相比较的临床随机对照试验。结果发现,睡眠药物相比,CBT-I 可以达到至少与药物治疗相同的效果。更为重要的是,通过在治疗完成 6 个月或更长时间之后的追踪调查,研究结果表明 CBT-I 的治疗效果可能比药物治疗的效果维持时间更为长久。但同时作者也指出,直接将 CBT-I 与药物治疗相比较的随机对照试验目前还太少,而且他们所包含的 5 项实验中,有 3 项是针对老年人群的,可能缺乏对年轻人群的结果推广。即便如此,研究总体的结论还是一致的,验证了 CBT-I 作为非药物治疗的有效性。

至此,已有多位研究者呼吁对 CBT-I 的临床应用及推广。首先,相较于大部分以药物为处方的治疗方法,医生及治疗师应多积极考虑将 CBT-I 作为失眠患者的治疗选择。其次,与药物相比,CBT-I 可能具有优势,尤其显著于其更为持久的治疗效果,而且也可以达到减少或消除对长期依赖药物治疗的目的。此外,这些显著的临床收益可以在相对较短的治疗时间内获得(大多数研究是每周 6~8 次或每 2 周 1 次)。

三、治疗方法及疗程示例

绝大部分的 CBT-I 治疗方案的设置为每周进行,部分治疗方案设置为每隔 1 周进行,共 4~8 次治疗,多数以每次 30~60 分钟,一些初评会设置为 120 分钟。需要注意的是,CBT-I 并没有一个固定、共用的治疗方案设置,所以各机构内部或每位咨询师会在遵循 CBT-I 的核心原理、关键干预技术及方法和总体结构的基础上,结合来访者需求,进行治疗方案的设置。

CBT-I 囊括的五大主要策略为:刺激控制(stimulus control)、睡眠限制(sleep restriction therapy)、睡眠卫生(sleep hygiene)、放松训练(relaxation training)、认知治疗(cognitive therapy)。接下来我们对这五大策略分别进行介绍。

（一）刺激控制

如前所述，刺激控制基于条件反射的原理，通过一系列的策略使患者和床、卧室建立有益于睡眠的积极反射。

刺激控制干预尤其适用于睡眠启动问题。根据美国睡眠医学会的说法，该疗法被认为是治疗慢性失眠的一线行为疗法。之所以如此，是因为这种干预作为一种单一疗法被广泛评估，并被发现可靠地产生良好的临床结果。刺激控制的主要入手点在于限制清醒时在卧室的时间，以及他/她在床上可能从事的活动。从长期来看，这样的限制是为了建立及加强床/卧室与入睡行为之间的联系。

具体的刺激控制干预建议包括：①只有在有睡意时才去睡觉；②床上只用来睡觉和性生活，即，避免在床上玩手机或做其他事情；③超过15分钟还无法入睡，则起身离开床，甚至离开卧室；④只有在感到睡意的情况下才回到床上。第③点和第④点可能会需要重复。同时，一些医生还会要求患者在感到明显清醒，或因感到清醒而感到烦恼或愤怒时立刻离开卧室，避免建立或消退床/卧室与负性情绪之间的联系。

（二）睡眠限制

睡眠限制这种治疗方式也被推荐用于睡眠启动问题，同时也用于针对睡眠碎片化、浅眠。与刺激控制不同，睡眠限制很少被作为独立的一个治疗方法；大多数行为睡眠医学专家认为睡眠限制疗法是作为CBT-I的一个组成部分出现。

睡眠限制疗法要求患者将他们在床上的时间限制在他们的平均总睡眠时间内。为了实现这一目标，临床医生一般会要求患者：①建立并保持一个固定的起床时间；②减少睡眠机会，将患者的卧床时间（time in bed，TIB）限制为等于他们在基线评估中确定的个体平均总睡眠时间（total sleep time，TST）。

一般不建议限制时间少于4.5小时。一旦设定了目标卧床时间，患者的就寝时间将被推迟到晚上的晚些时候，从而使其卧床时间和平均总睡眠时间相同。值得注意的是，这种干预在初期是会导致轻度到中度的睡眠不足的。但这种受控形式的睡眠剥夺通常对应的是睡眠潜伏期的减少及在眠时间的增加。换言之，在急性睡眠限制期，患者总体睡眠时间会减少，但是他们会以一种更加"巩固"的形式睡眠，也就是说他们入睡更快、睡眠持续的更久。当睡眠效率（计算为总睡眠时长除以在床时间）增加了之后，医生会让患者逐步增加在床时间，即，睡眠滴定。向上滴定一般以15分钟的在床上时间增加为一级。

睡眠限制疗法的基本步骤（图7-2）如下：

1. 日记填写　患者填写睡眠日记。

2. 计算需求　收集首周睡眠日记，计算出患者基本的睡眠需求（例如，实际的睡眠时长）。

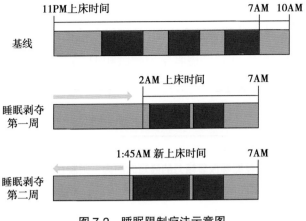

图 7-2　睡眠限制疗法示意图

3. 制订方案　根据患者的睡眠需求,制订第一次睡眠作息方案(例如,几点睡/几点起,卧床时间需要等于上周实际睡眠时长)。

4. 睡眠滴定　收集第二周睡眠日记,计算出患者第一次睡眠作息方案周期内的睡眠效率(sleep efficiency,SE),并根据睡眠效率调整下一周的作息方案。

(1) 睡眠效率 SE ≥ 90%,下一次睡眠作息方案中在床时间增加 15~30 分钟。

(2) 睡眠效率 SE 85%~90%,下一次睡眠作息方案中在床时间不变。

(3) 睡眠效率 SE ≤85%,下一次睡眠作息方案中在床时间减少 15~30 分钟。

5. 睡眠滴定　重复步骤 4,直到最终患者睡眠效率达到 90% 以上,且主观睡眠质量和白天精力判定为满意。

睡眠限制疗法的起效原因有两个。第一,它限制住了患者为了应对他们的入睡困难问题而采用增加睡眠机会(如,提前上床、睡懒觉等)的一系列不合适的补偿策略。这些补偿策略虽然看起来是在增加睡眠机会,但其实只会导致患者更加碎片化、更加浅的睡眠。第二,睡眠限制疗法初期所造成的睡眠不足(睡眠剥夺)也是在为睡眠稳态增压,从来让患者产生更短的睡眠潜伏期、更长的睡眠维持时间,以及更高的睡眠效率。

(三)睡眠卫生

睡眠卫生主要针对难以入睡、睡眠难以维持。

一般同步于刺激控制以及睡眠限制疗法,睡眠卫生教育也是用于帮助患者改善睡眠启动及维持问题的。睡眠卫生教育旨在指导患者改变不利于睡眠的习惯,减少或排除干扰睡眠的各种因素及情况,从而达到改善睡眠质量的目的。

睡眠卫生教育是一种心理教育干预措施。治疗通常包括向患者提供讲义(表 7-1),然后医生带领患者一起了解每个条目及其背后的基本原理。睡眠卫生教育涵盖了可以解决各种可能影响睡眠质量和睡眠数量的行为的方法。但是,如果作为一个综合办法的一部分提供(比如作为 CBT-I 其中的一个部分),它的有效性可能体现的不是那么明显。这个时候,睡眠卫生教育的价值尤其会体现在三个方面:①如何个性化治疗方案,使得给出的睡眠建议符合每个患者的个体需求;②帮助患者学习睡眠知识;③提升咨询师-来访者关系,从而提高来访者对治疗方案的依从性。

表 7-1　睡眠卫生主要内容讲义

睡眠卫生主要包括以下内容:

1. **将次日的睡眠时间控制在能够恢复精力的最短时间内**　限制在床时间将有助于巩固和加深你的睡眠。在床时间过长会导致睡眠片段化以及睡眠程度过浅。次日,即使前一晚睡的非常少,也要在正常时间起床。

2. **保持一周七天每天在同一时间起床**　早上有规律的清醒时间将帮助建立规律睡眠,形成固定的生物钟。

3. **定期锻炼**　平日的锻炼习惯会让你更容易的入睡、保持以及加深睡眠。但尽量在入睡前 3 个小时内避免运动。

4. **保证入睡环境(卧室)的舒适性,避免强光及噪声干扰**　一个舒适、无噪声的睡眠环境会减少你夜间醒来的可能性。有些即使没有唤醒你的噪声也可能会扰乱你的睡眠质量。铺地毯、使用隔热及隔光窗帘、关门都可以起到帮助作用。

5. **确保舒适的卧室夜间温度**　过热或过冷的睡眠环境可能都会对睡眠造成干扰。

6. **保持规律饮食,避免过饿时入睡**　饥饿可能会扰乱睡眠。睡前吃点零食(尤其是碳水化合物)可能有助于睡眠,但要避免重油的食物。

7. **避免晚间饮水过多**　减少液体的摄入量将有助于减少夜间去上厕所的需要。

8. **减少咖啡因的摄入**　含咖啡因的饮料和食物(咖啡、茶、可乐、巧克力)会导致入睡困难、夜醒和睡眠不足。对有些人来说,即使是在晨间摄入咖啡因也会扰乱夜间睡眠。

9. **避免睡前饮酒**　虽然酒精可以帮助紧张的人更容易入睡,比如红酒可以起到一定的舒缓作用,但研究证明酒精会导致更为频繁的夜醒及睡眠片段化,总体来说对睡眠有弊无利。

10. **戒烟,或至少避免睡前吸烟**　尼古丁也是一种兴奋剂。当晚上不睡觉时,尽量不要抽烟。

11. **不要带着问题和困扰睡觉**　若有未解决的问题,尽量在晚上早些时候计划解决它们,或对第二天如何解决这些问题形成计划。带着问题和困扰入睡会保持我们的思绪活跃,带来不必要的担忧和焦虑,也会干扰睡眠。

12. **不要过度尝试入睡**　在入睡困难时,有些人会"逼"着自己入睡,然而这只会让问题变得更糟。相反,当超过 30 分钟还未入睡时,打开灯,离开卧室,做一些不同的事情,比如看书。避免从事刺激性过高的活动。当产生困意后再回到床上。

13. **把钟藏起来**　把时钟放在床下,或者让你的钟面向墙壁,让自己看不见时钟。关注时间可能会导致一些干扰睡眠的沮丧、焦虑、愤怒和/或担忧。

14. **避免午睡**　在白天保持清醒可以帮助增加晚上的疲惫感,有利于晚间入睡。

(四) 放松训练

在放松训练中,医生引导患者通过渐进性肌肉放松、呼吸训练、正念冥想、白噪声等主动放松的方式缓解紧张和焦虑的情绪。这种类型的干预适用于那些将失眠描述为"无法放松"的患者(例如,患者可能会说:"我感觉自己心跳加速,慢不下来"),和/或出现多种躯体症状(如深层肌肉疼痛、头痛、胃痛等)的病人。

需要注意的是,在首次或最初学习放松训练时,一般不建议患者在睡眠进行放松训练。这是为了避免一些患者还没有掌握放松训练的要领,可能因为太想要放松而睡不着,反而造成紧张,导致"表现焦虑"。建议患者一开始在白天尝试学习和练习放松训练。等到能够熟练掌握之后,再在睡觉前在其他地方进行放松训练。最后完全掌握后,可以将放松训练移至在床上进行。

放松训练可分为四种形式,不同的形式对应的是不同的生理系统。第一种,渐进性肌肉(progressive muscle relaxation)放松用于减少骨骼肌张力(见下文举例)。第二种,腹式呼吸(diaphragmatic breathing)可以帮助诱发一种较慢、较深、由腹部驱动的呼吸形式。有趣的是,这种形式的呼吸其实是人类在睡眠开始阶段自然而然会发生的呼吸形式。第三种,自体训练(autogenic training)旨在通过让受试者以一种系统的方式想象他们的四肢感觉温暖,从而增加外周血流量。最后一种,意念/图像训练(imagery training)需要患者选择一个另其放松的图像或记忆,并唤起图像,激活多感官来与之互动。

附1:举例——渐进式肌肉放松

渐进式放松训练是指一种逐渐的、有序的、使肌肉先紧张后放松的训练方法。渐进式放松训练强调,放松要循序渐进地进行,要求被试在放松之前先使肌肉收缩,继而进行放松。这样做的目的是为了进一步要求被试在肌肉收缩和放松后,通过比较从而细心体验所产生的那种放松感。同时它还要求被试在放松训练时,自上而下有顺序地进行,放松一部分肌肉之后再放松另外一部分,"渐进"而行。

当你决定要练习渐进式肌肉放松时,可以首先从单独的肌肉群开始练习。随着熟练度的提升,可以将小肌群组合在一起进行练习,最后可以一次性收紧全身肌肉再进行放松。

开始之前,确保周围环境安静且不受干扰,并确保你有充足的时间(即,不是在赶时间的情况下)进行练习。随着熟练度的增加,后期你可以开始在不同场景、不同场所进行练习,这样你可以在需要时更加有效的随时随地进行肌肉放松练习。

切记,熟能生巧。在练习的过程中如果觉察到了对自己的评判性思维,柔和地观察这些思维,随后将自己引回至放松练习中。如果你开始感受到焦虑,试着以5~7呼吸法(吸气5秒,呼气7秒;或采用自己已经建立的呼吸节奏)进行腹式深呼吸,直至你可以回到放松练习中。

现在你可以开始进行渐进式肌肉放松练习了,可采用下列步骤:

1. 让自己保持一个舒适、放松的姿势。穿着不要太过紧身。躺着或坐着都可以,但不要跷二郎腿或者让身体部位交叉(如交叉双臂)。

2. 对于以下列出的身体部位,收紧肌肉。将注意力放在该身体部位及其周围的紧绷感。吸气,保持肌肉收紧 5~6 秒,随后呼气、放松。

3. 放松肌肉时默念:"放松"。

4. 放松 10~15 秒,期间观察感知身体感觉的变化,随后移至下一个身体部位。

进行渐进式肌肉放松练习的身体部位如下:

1. 手和手腕　双手握拳,向内弯曲手腕。

2. 小臂和大臂　双手握拳,弯曲双臂至肩膀。

3. 肩膀　耸肩,尽量靠近耳朵。

4. 额头　用力皱眉。

5. 眼睛　用力闭眼。

6. 鼻子和上脸颊　皱起鼻子,将上唇和脸颊向上收紧。

7. 嘴唇和下脸颊　抿嘴,将唇角推向两边耳朵。

8. 舌头和嘴巴　咬牙,舌头用力推向上颚。

9. 脖子　向后仰头,或用力低头将下巴尽量靠近胸部。

10. 胸部　深呼吸并保持。

11. 背部　弓背。

12. 胃部　用力收腹。

13. 臀部　收紧括约肌。

14. 大腿　腿伸直,收紧大腿肌肉。

15. 小腿　腿伸直,绷脚尖。

16. 脚踝　腿伸直,绷脚尖,双脚脚尖相触。

(五) 认知疗法

认知疗法是一种心理治疗的方法,旨在帮助失眠患者减少对失眠的担心、焦虑情绪,降低患者持续过度活跃的心理状态,通过认知重建,帮助患者建立更加正确的、合理的并对睡眠有帮助的想法和信念,降低影响睡眠的负面情绪。

一些常见的睡眠相关的认知问题包括非黑即白(如果我十一点还没睡着,今晚就彻底睡不着了),灾难化思维(我如果今天睡不好,明天早上就会睡过头上班迟到,就会被单位开除),自我否定(我居然都没法控制住我的焦虑思维,我真是失败透了)等。

附 2:一个完整的 CBT-I 疗程示例

Session 1:初评(60~120 分钟)

目标:

1. 确定病人是否有不稳定或未确诊的生理或精神疾病。

2. 确定失眠是否诱发和/或维持药物使用/滥用或伴随药物的医源性影响。

3. 确定是否指示了 CBT-I。

4. 描述该方法,及其有效性,并提供治疗方案的疗程简述。

5. 和病人一起决定是否"这是一个很好的时间"来投入时间和精力。

6. 对于使用非处方药或处方安眠药的患者,请确定他们是否愿意停止使用这些药物,并解释可能的策略。

7. 引导病人进入记录睡眠日记的过程。若有睡眠活动记录仪,则引导病人使用活动记录仪。向病人解释为什么同时使用这两种方法。

任务:

1. 自我介绍。

2. 完成初评问卷。

3. 完成初评临床访谈。

4. 确定来访者是否适合 CBT-I。

5. 介绍 CBT-I 治疗方案。

6. 介绍睡眠日记(及睡眠活动记录仪,如有)的使用方法。

7. 回答来访者提问。

8. 设置每周议题议程。

Session 2:开始治疗(60~120 分钟)

目标:

为来访者建立睡眠限制 SRT 及刺激控制 SC 的作用原理。

任务:

1. 回顾及总结睡眠日记(及睡眠活动记录仪,如有)。

2. 确定治疗方案。

3. 心理教育　失眠行为理论模型。

4. 设置睡眠限制(sleep restriction)及刺激控制(stimulus control)。

5. 策略设置　如何遵循睡眠处方,在 WASO 时间内可以做些什么。

Session 3:睡眠卫生(45~60 分钟)

任务:

1. 回顾及总结睡眠日记(及睡眠活动记录仪,如有)。

2. 评估治疗进展及来访者依从性;若依从性不足,利用此次治疗讨论依从性问题及解决方案。

    3. 心理教育　睡眠卫生。

Session 4:睡眠滴定(30~60分钟)

任务:

1. 回顾及总结睡眠日志(及睡眠活动记录仪,如有)。

2. 评估治疗进展,持续评估来访者依从性。

3. 确定是否需要进行睡眠滴定。

Session 5:睡眠滴定(60~90分钟)

任务:

1. 回顾及总结睡眠日志(及睡眠活动记录仪,如有)。

2. 评估治疗进展。

3. 继续睡眠滴定。

(1) 睡眠效率 SE≥90%,下一次睡眠作息方案中在床时间增加 15~30 分钟。

(2) 睡眠效率 SE 85%~90%,下一次睡眠作息方案中在床时间不变。

(3) 睡眠效率 SE≤85%,下一次睡眠作息方案中在床时间减少 15~30 分钟。

4. 开展针对睡眠相关的负面想法的认知的心理教育及治疗。

Session 6:睡眠滴定(30~60分钟)

任务:

1. 回顾及总结睡眠日志(及睡眠活动记录仪,如有)。

2. 继续睡眠滴定。

(1) 睡眠效率 SE≥90%,下一次睡眠作息方案中在床时间增加 15~30 分钟。

(2) 睡眠效率 SE 85%~90%,下一次睡眠作息方案中在床时间不变。

(3) 睡眠效率 SE≤85%,下一次睡眠作息方案中在床时间减少 15~30 分钟。

3. 讨论侵入式思维及睡眠相关的负面想法。

Session 7:睡眠滴定(30~60分钟)

任务:

1. 回顾及总结睡眠日志(及睡眠活动记录仪,如有)。

2. 评估治疗进展。

3. 跟进睡眠相关的负面想法。

4. 继续睡眠滴定。

(1) 睡眠效率 SE≥90%，下一次睡眠作息方案中在床时间增加 15~30 分钟。

(2) 睡眠效率 SE 85%~90%，下一次睡眠作息方案中在床时间不变。

(3) 睡眠效率 SE≤85%，下一次睡眠作息方案中在床时间减少 15~30 分钟。

Session 8：睡眠滴定（30~60 分钟）

目标：

1. 回顾数据。

2. 回顾治疗进展。

3. 讨论复发预防。

(1) 回顾失眠的行为规律。

(2) 讨论保持治疗进展的方法。

(3) 讨论复发状况下的处理方法。

任务：

1. 回顾及总结睡眠日志（及睡眠活动记录仪，如有）。

2. 总体回顾及总结治疗进展。

3. 介绍及讨论复发预防。

四、CBT-I 案例

小米，24 岁，女，汉族，未婚未育，公司职员。小米自述从大四开始考研，连续两年未成功。第二年考研再次失利后，在家人及个人经济的压力下选择了进入公司工作，从事销售方面的工作。小米自述这并不是自己的选择，自己对于销售工作也不喜欢，但又不得不面对公司对于绩效的高要求。她目前还是打算考研，利用下班时间继续复习。小米自述从第二次考研失利以来一直饱受焦虑和失眠的困扰，对于自己的工作学习以及未来发展均感到非常迷茫。在一个月前，小米目睹了公司领导大声责骂一个新进公司的员工，后来每天上班的时候都感到非常紧张，回到家也不停的在脑海中"复盘"今天在公司的表现，晚上躺在床上一直在思考今天说过的每一句话、提交的每个文件。小米自述过去的 2 年间睡眠一直不好，感觉自己"睡眠很浅"，稍有动静便会惊醒无法再入睡。她的睡眠状况在过去一个月内更加恶化，自述本来是 12：00 上床，大概 2：00 才能睡着；但为了能有更多的时间，她让自己开始 11：00，甚至 10：00 就上床了。然而小米表示这种方法并没有用，自己还是要到

2：00 左右、累到实在不行了才慢慢睡过去。因为工作原因，小米可以在闹钟的帮助下保持每天早上 6：30 起床，但起床的时候都非常痛苦。周末的时候也因此会补偿睡眠，3：00 左右入睡，一直睡到近中午。白天工作过程中，小米也表示自己经常无精打采，会因此格外担心自己犯错。

针对小米的焦虑及失眠症状，咨询师采用了 CBT-I 疗法，带领小米进行了为期 5 周、每周 1 次、每次 60 分钟的治疗。在第 1 次治疗中，咨询师首先为小米介绍了关于睡眠的心理教育以及 CBT-I 原理。咨询师尤其提及了当我们以提早上床来补偿睡眠时间的方法可能会对我们的睡眠质量产生更为负面的影响。在第 1 次治疗中，咨询师也让小米完成了匹兹堡睡眠质量指数（PSQI）、贝克焦虑问卷，并让小米开始佩戴睡眠活动记录仪，同步记录睡眠日记。在第 2 次治疗中，治疗师进入了行为治疗，向小米教授了睡眠限制以及刺激控制的方法，以帮助小米调整不适应的睡眠习惯，并且指出这种睡眠习惯在小米长期失眠中所起到的负面作用。咨询师给了小米 1 个"睡眠处方"，要求她每晚 11：30 上床，6：30 起床，包括周末的时间。第 3 次咨询中，咨询师带领小米进行了渐进式肌肉放松训练，并且要求小米每天在家练习至少 1 次。第 4 次咨询中，咨询师开始进行认知方面的工作，主要目标靶点为小米对于工作要求、绩效的焦虑思维，她将这种思维代入到睡眠过程中的非适应性，以及由此引发的关于睡眠的非适应性思维。比如，小米随着焦虑一直到 1：00，然后看一下表，随即开始对自己怎么还睡不着、再睡不着就又只能睡 5、6 个小时，这么少的睡眠时间是病态的，自己是有问题的等产生焦虑。咨询师提供了关于睡眠时长因人而异、正常化等心理教育。在第 4、5 次咨询中，咨询师也持续检查小米的睡眠日记，并根据睡眠日记对其"睡眠处方"进行滴定。

小米表示自己可以做到按照睡眠处方 11：30 上床，而且周一到周五也因为工作原因可以保持自己 6：30 的起床时间。但周末时间对于她来说还是很困难，虽然逼迫自己 11：30 上床，但早上 6：30 听到闹铃的时候，起床的阻力非常大，导致自己在第 3 周的周末还是睡到了 10：00。咨询师对此进行了睡眠社会时差的心理教育，帮助小米意识到周中至周末睡眠时差带来的不良影响，并且帮助小米制订更为有效的起床方案（比如，在睡前先计划好早上起床后可以完成的一系列任务，尤其将自己喜欢的活动安排在上午）。小米遵循该计划，在第 4 周和第 5 周的周末都严格按照睡眠处方时间上床起床。在刚开始调整睡眠时长时，咨询师也提醒了小米可能初始出现困倦、睡眠不足的情况，但会随着良好睡眠习惯的养成，这种情况会逐渐改善。

在 5 次咨询结束后，小米在主客观的睡眠记录中均表现出了一定的改善情况。咨询师与小米暂时结束了 CBT-I 的治疗，将咨询目标转移至工作及考研带来的焦虑议题上，并且在后续的咨询过程中持续跟进小米的睡眠习惯的保持及睡眠状况。

五、CBT-I 小结

CBT-I 的目标是针对那些可能长期保持失眠的因素,例如睡眠驱动失调、与睡眠相关的焦虑和干扰睡眠的行为。从操作层面来看,治疗师通过刺激控制,帮助患者在床和睡眠之间建立学习关联,通过睡眠限制恢复睡眠的稳态调节,最后通过认知重组改变与睡眠相关的焦虑想法。

同时,实践者们也应当注意到 CBT-I 的两个主要缺点。首先,在治疗初期,在睡眠限制的设定下,总睡眠时间其实是会急剧减少的,所以也会导致白天嗜睡、困倦。对于一些患者来说,这样的初期变化足以导致他们难以坚持,甚至提前退出治疗。这也是为什么在 CBT-I 的治疗疗程中——尤其是前期——要不断的评估来访者的依从性,帮助来访者维持治疗动力。其次,CBT-I 的改善往往要到治疗后的 3~4 周才能看到,也会让一些急于感受到睡眠状况改善的患者提前终止治疗。

但总体来说,相较于药物治疗,采用 CBT-I 的治疗方案依然存在许多优势,尤其是较少的已知副作用。更为重要的是,从行为入手,通过明确、精准的关注可能导致并维持失眠的因素,CBT-I 也因此能够产生更为持久的改善效果。同时,传统心理治疗所需时间长、经济成本高,并且主要以来访者为中心,缺乏结构化,因此很难量化治疗结果。所以相较于传统心理治疗,CBT-I 治疗时间更短、结构化程度更高、治疗结果可测量,也因此性价比更高,治疗效率更高。

第二节　心理催眠理论介绍

由于流行文化中对催眠描述方式在一定程度上被夸大,催眠(hypnosis)经常被误解,从而在一系列潜在治疗方法中经常被忽视或被低估。但实际上,当被以个性化至患者的自身需求时,催眠可以帮助集中一个人的注意力,使他们能够从潜意识层面接受那些可以帮助他们积极改变的思想及相关的建议。同时,也有早期研究表明,催眠仅会产生很小的副作用。催眠可能是心理免疫学中研究被最多的一种方式之一。有越来越多的文献表明,神经系统能够调节免疫反应。例如,Ruzyla-Smith 等人发现,在高度催眠的患者中,淋巴细胞类型、B 细胞和 T 细胞的数量显著增加。

催眠是一种警觉状态的改变,包括一种睡眠类似的自我意识缺失和不寻常的生理及行为灵活性。在这种状态下,一个人将注意力集中在特定的想法或图像上。这样的注意力集中方法会帮助个体降低他们的外围意识,让他们达到一种恍惚状态(trance-like state)。在催眠状态下，一个人的大脑活动会发生变化，从而增加对新想法的接受度。催眠疗法已被发现能够对多种健康问题都起到积极的改善作用，包括长期疼痛问题和一些癌症的并发症和副作用。它在缓解焦虑、抑郁等心理健康状况也被证实有一定的效果，而且也被用于行为改变，比如戒烟、减肥等。

目前对于催眠，大众还是存在一些常见的误区。第一个误区是：催眠等同于精神控制。在催眠期间，个体通常是会有更能够接收建议的倾向，但这不等同于"精神控制"。相反地，在催眠状态下，个体依然能够对自己的能力、行为和决定有主动控制力。第二，催眠等于睡着。这也是不正确的。催眠不是入睡；相反地，在催眠状态下，个体依然是清醒的，但他们的注意力是被某种方式固定在某个点上，使得他们看起来像是被界定在了恍惚状态中，像是睡着了一样。

催眠疗法是一种可以被个性化至来访者/患者需求的疗法。这种疗法一般包含以下几个步骤：

1. **知情同意** 在开始之前，催眠师向患者解释该过程，以便患者知道会发生什么，有机会提问，同意治疗后再进入催眠治疗。

2. **将平静的意象可视化** 催眠通常从专注于平静的意象开始。这个开始步骤使得患者放松，使注意力不断升级。

3. **专注** 催眠需要高度专注，所以一旦一个人平静下来，进一步的指导会增强对平静意象的注意力。

4. **治疗建议** 一旦一个人处于恍惚状态，就会提供针对他们的医疗问题或症状量身定制的具体建议。

5. **结束催眠** 在最后一步，引导患者恢复完全清醒和警觉。

睡眠催眠疗法一般遵循与上述催眠疗法相同的步骤，并且在治疗建议中会加入针对失眠和睡眠质量相关的建议。例如，催眠疗法可能会鼓励一个人减少对入睡的焦虑或遵循更一致的睡眠时间表。

目前也逐渐有实证研究来验证催眠疗法对于睡眠问题改善的有效性。在 2018 年发表于 *Journal of Clinical Sleep Medicine* 上的荟萃分析，选取了 24 篇使用睡眠疗法对成人的睡眠问题以及其他睡眠问题共患病的实证研究。在这 24 篇研究中，有 8.3% 的研究采用了融合了睡眠卫生教育的催眠干预。同时，研究者们也发现，目前针对催眠疗法的研究在催眠干预的长度上差异很大：有 13 分钟的深度睡眠催眠录音干预，也有每次持续 1 个小时、总共 8 次的催眠录音干预。大多数研究（83.3%）使用了个人催眠治疗。有两项研究使用了团体小组催眠干预，其余有两项研究仅使用了催眠录音作为干预手段。干预次数平均为 4±1.2 次，干预的总时间平均为 3.6±1.9 小时（0.23~8 小时）。从催眠疗法的效果来看，在这 24 篇研究中,分析结果发现超过半数(58.3%)的研究报告了催眠疗法对于睡眠结果的积极影响。有 12.5% 的研究中是发现了混合的结果,即催眠疗法对某些睡眠结局起到改善的作用,但不是对所有的睡眠变量都有类似的积极改善。最后,有 29.2% 的研究显示催眠疗法对受试者的睡眠问题并没有起到显著改善的作用。

目前大多数研究都集中在面对面的催眠师引导的催眠疗法上。随着电子设备的普及,现在也有一些证据表明,使用录音、视频或智能手机应用程序可以实现自我催眠。一项针对癌症幸存者的研究发现,大多数人都能够通过录音来进行催眠。确实对于一些人来说,对于某些人来说,使用录音、视频或应用程序可能比去医生办公室更为便捷。然而,对这些非面对面的催眠工具(例如应用程序)的研究发现,许多工具还是缺乏科学性或者有效性的证据。更为合适的做法是,患者在初期与专业人士进行面对面的催眠疗法,然后可以转为自行在家进行后续联系。即便如此,考虑到目前对单独自我引导催眠的有效性研究尚缺,患者应该在开始使用任何催眠录音、视频或应用程序之前与他们的医生多加确定。

最后,需要知晓的是,催眠疗法并不适用于所有人。研究人员发现,人们存在不同程度的催眠易感性。尽管数据存在一定的误差,但初步研究表明,大约 15% 的人会对催眠有着比较高的接受程度,即容易进入催眠状态。然而还有大约 1/3 的人对催眠有抵抗力,很难进入催眠状态,并且不太可能从催眠疗法中受益。其余的人往往介于两者之间,可能会从催眠疗法中受益,也可能不会。对于这部分人来说,他们想要改善的主观意愿以及对于催眠所持有的积极态度被认为会增加他们催眠疗法成功的可能性的。换言之,对这些人来说,他们可以通过训练而更容易地接受催眠,并从中获益。催眠疗法在各年龄段中都有被尝试。虽然青少年被认为更容易进入催眠状态,但成人和老年人也可以被催眠。

最后需要提醒的是,催眠一定要在接受过系统训练的专业人员的带领下进行。这样的催眠疗法通常被认为是安全的。但在开始催眠之前与医生充分沟通催眠疗法的潜在副作用和不良反应还是非常有必要的。比如说,医生可能会建议患有创伤后应激障碍(PTSD)等心理健康问题的患者谨慎选择催眠疗法。

第三节　神　经　反　馈

一、神经反馈理论简介

本章节的前半部分主要是从行为学的角度来研究失眠行为,但同时,逐渐有研究者们认识到由躯体和认知条件所引发的神经唤醒(arousal)在长期失眠问题中所起到的关键作用。这种认知神经视角的引入引发了研究及实践者们对失眠相关的皮层和中枢神经系统等神经生理学特征的关注。基于此,基于脑电图(EEG)的神经反馈疗法也被带入了医生和治疗师们的视线中,并被认为是一种疗效可观的疗法。在介绍神经反馈疗法之前,我们需要先对睡眠和失眠的脑电规律有一些基础的了解。

简单回顾一下,三因素素质-压力模型假设失眠与易感因素和诱发因素密切相关,而该疾病的慢性性质是由不良的适应性行为(持续因素)来维持的。自 20 世纪 80 年代以来,这一理论框架一直被广泛使用,也使得基于条件唤醒的躯体和认知成分受到大众关注。其中,心率、体温、皮质醇水平和全身代谢率的升高都已经被用来证明躯体方面的过度唤醒(hyperarousal),而这种过度唤醒又与慢性交感神经的过度活跃有关。对于失眠患者来说,这种过度唤醒不仅仅出现在入睡及睡眠阶段,也会出现在白天非睡眠时间。换言之,从生理唤醒的角度来看,失眠并不是一个夜间疾病,而是一种 24 小时疾病。认知方面的过度唤醒反映在侵入性思维以及消极认知上,而这些思维与睡眠问题密切相关。

相对于躯体和认知方面的过度唤醒,近年研究开始逐渐关注于大脑皮层唤醒(cortical arousal)。这种皮层唤醒可以采用脑电测量。从脑电特征来看,睡眠可以被分为非快速动眼睡眠及快速动眼睡眠阶段。其中非快速动眼阶段又可以被分为 N1、N2、N3 期。N1 期也被称为倦睡阶段。这个阶段中,脑电波活动以 4~7.5Hz 的 θ 节律为主,夹杂一些 β 节律,一般不会出现纺锤波及 K-复合波;如有的话,出现频率每分钟不能超过 1 次。处于此阶段时,α 脑电波活动减少,节律变慢,眼球可以有缓慢飘移动作,睡眠迷迷糊糊。N2 期也被称为浅睡阶段,这时脑电波的特征是睡眠纺锤波及 K-复合波。睡眠纺锤波是频率为 12~14Hz 的高振幅阵发电活动,每次出现持续 0.5~2 秒。K-复合波的特征是高振幅负的慢波之后跟随着正向成分。第 2 期也可以出现 1~3.5Hz 的高振幅慢波,即 δ 波,所占的比例应在 20% 以下。脑电活动减慢,心率和呼吸速度放慢。N3 期也叫作深睡阶段,脑电波的特征是 δ 波,占整个脑电活动的 20%~50%,如果 δ 波超过 50% 则进入睡眠阶段。进入深睡状态时机体和外界刺激隔开,在这个阶段中人难以醒来。最后,快速动眼睡眠阶段会重新出现混合频率的去同步化的低幅脑电波,同时出现阵发性的快速眼球同向运动,速率为 50~60 次/min,但身体不动,心率和血压随着大脑的活动而加强,清晰的梦境开始出现。

通常来说,从清醒到睡眠的转变中,我们可以观察到高频脑电波的逐步减少及低频脑电波的逐步增加。然而,失眠患者在入睡阶段则会表现出不一样的脑电波规律。首先,失眠患者在入睡阶段的清醒期会表现出更高的 β 波,在非快速动眼睡眠阶段也会总体表现出更高的 β 和 θ 波,尤其是在后半夜。其次,失眠患者在清醒状态下表现出更低的 α 波,而且这样的 α 波水平会在入睡阶段保持持平,而不会像非失眠患者那样表现出 α 波在入睡阶段的急剧下降。最后,在入睡阶段,失眠患者的 δ 波较慢,而且也不会像非失眠患者那样表现出在入睡阶段的急剧上升。综上所述,这些发现表明了失眠患者与非失眠患者相反的脑电图特征,表明了这部分人群中枢神经系统的持续高唤醒状态。此外,研究结果还显示良好睡眠者一般可以整夜保持 β 和 δ 波之间的反比关系,而失眠患者则在睡眠开始后 3~4 小时明显失去了这种特征模式,而这可能与他们在夜醒次数及夜醒持续时间的增加有关。

基于上述失眠患者的脑电特征,结合操作性条件反射理论和方案,基于脑电的神经反馈训练开始被逐渐应用于对失眠问题的治疗上。这种疗法会让失眠患者在脑电测量下,通过视觉和/或听觉同步接收到大脑皮层活动的即时反馈。这种治疗方式的目标是通过抑制和/或加强特定的脑电波频,使大脑功能逐步恢复正常化。一项开创性的研究表明,猫可以通过操作性条件反射来主动控制唤醒脑电中 12~14Hz 的活动,从而引发了睡眠脑电图的变化。更具体地说,实验人员观察到了睡眠纺锤波的爆发,以及安静睡眠态的增加。此外,平时清醒状态下由 12~15Hz 脑电波所抑制的运动性活动,在睡眠过程中也出现了减少的状态。这种通过在清醒状态下对脑电干预以达到睡眠状态下脑电波改变的效果,也使得研究者们推测某些生理特征在睡眠状态和在清醒状态下的经历是有关联的。而持续的活动静止看似也是一种清醒态和睡眠态均存在的因素,且在这两种不同状态下依然可能是由同一种神经机制所控制的。由此,这个在清醒态下发现的、起到活动抑制作用的 12~14Hz 波,也因为其存在的位置(即感觉运动皮层),被命名为感觉运动节律(sensorimotor rhythm,SMR)。

同时,神经科学研究者们发现,丘脑在多个频带的产生中也起到了重要作用。脑电节律模式被认为是反映了丘脑皮层网络特性,包括脑干和皮层的环路过程。在定位上,它们与神经系统组织有关,且其频率及时空表达取决于感知觉-神经调节-皮质丘脑之间的相互作用。丘脑包含不同的核,这些核反过来接收那些投射到皮层特定区域的信息。大脑皮层中大多数神经信号的输入都是通过这种方式进行的,这也意味着丘脑具有重要的门控作用,也因此可以起到阻止特定信息进入大脑皮层目标区域的作用。通过在头皮测量的脑电信息,研究者们发现丘脑包含着三种可以显示振荡行为的神经元类型:①丘脑皮层神经元(thalamocortical neurons,TCR),其功能包含两种不同的模式,即去极化中继细胞传输上升感觉输入,或振荡细胞在阶段性爆发模式,从而阻塞输入皮层;②网状核神经元(reticular nucleus neurons,RE),为 TCR 神经元提供抑制反馈控制;③局部中间神经元(local interneurons),负责协调前两种神经元之间的相互作用。

早期研究表明,与运动抑制相关的节律性活动,即感觉运动节律和可能的睡眠纺锤波,是由一系列不同的丘脑发生器介导的。在丘脑的体感觉核,即腹基底核(ventrobasal complex,VB)的脑电图中观察到感觉运动节律。因此,这些丘脑核和躯体感觉皮层之间的连接对于皮层中这种脑电节律的存在是必要的。此外，感觉运动节律的存在似乎导致了通过腹基底丘脑的体感信息传导的抑制。腹基底丘脑皮层元素显示出的是一种内在的、有节律的放电活动，这是由周期性反馈机制介导的，其结果造成了体感传入活动的衰减和运动兴奋性的减少。

关于睡眠纺锤波，最近的研究表明有两种类型的睡眠纺锤波，并根据其频率和地形位置进行区分：在 12Hz 左右的低频纺锤波（low frequency spindles，LFS）主要存在于额叶区域，14Hz 左右的高频纺锤波（high frequency spindles，HFS）则在顶叶区更为明显。考虑到皮层与丘脑的连接，有人认为低频纺锤波可能产生于丘脑的背中核，而高频纺锤波则产生于与感觉输入相关的腹侧核。此外，研究人员也观察到了二者在发生时间方面的差异：即，与 14Hz 睡眠纺锤波相比，12Hz 睡眠纺锤波出现较晚。

从上述理论我们可以总结出，对于中枢神经系统唤醒的直接干预可能对睡眠问题以及白天的功能损害产生有益的影响。同时也鉴于失眠不仅仅是夜间疾病，更应理解为一个24 小时疾病，意味着过高的觉醒水平是会导致白天功能损害的，例如疲劳感的增加及生活质量的降低。觉醒水平的提高似乎会导致白天功能的损害。这个时候，仅针对夜间睡眠问题的干预可能不足以改善白天的功能水平，而是需要一种可以提供 24 小时疗效、既关注于夜间也关注于白日觉醒水平抑制的干预方法。结合上文介绍的神经反馈的一些神经基础时，我们也认识到神经反馈干预的作用对象包括了丘脑皮层的机制和相关脑环路，达到了从睡眠和觉醒调控的源头提供改变的目的。

二、神经反馈应用举例

神经反馈技术在应用方面可以进一步分为开环神经反馈（open-loop neurofeedback）及闭环神经反馈（closed-loop neurofeedback）。开环神经反馈的目的是通过使用不代表当时脑电图活动的听觉和视觉刺激来调节脑电图活动；这种类型的神经反馈旨在使大脑活动与有节奏的外部刺激同步。而闭环神经反馈则是基于实时脑电活动来确定需要传输的神经信号的特征，通过正性强化或负性惩罚的方式来达到治疗目的。

闭环神经反馈的一个具体应用方案为基于共振的高分辨率脑电镜像干预（high-resolution，relational，resonance-based，electroencephalic mirroring，HIRREM），其设计原理在于将患者自身的脑电波振荡模式转化为相应的听觉刺激再呈现给患者，以达到由此改善神经自我调节的效果。干预者会在患者头皮的对侧两个位置上记录脑电活动，随后根据患者脑电活动的主导频率，将该频率转换为音乐，也就是使得音乐和神经振荡之间产生了一种共振。

这种方法其实早在 1998 年就已经被应用在失眠患者的治疗中了。因为这种根据脑电频率转化而成的听觉刺激具有音乐一般的韵律,Ya. I. Levin 博士将其命名为"大脑音乐"(music of the brain)。运用特殊的计算机算法,Levin 博士基于患者睡眠时记录的多通道的脑电频率,对其进行离线分析并识别出不同睡眠阶段对应的脑电图段,随后将其转化为音乐。随后,患者在睡觉前听由此产生的录音带。后续研究发现,超过 80% 的失眠症患者在睡前听自己大脑的"音乐"会对其睡眠状况产生显著的积极影响,且这种"音乐"疗法没有产生明显的副作用或并发症。

后续研究者们在 Levin 博士的方法基础上进行改编,使用大脑声音编译器(brain sound compiler)软件将脑电波频率转换为音乐:大脑声音编译器能够改变音乐节奏,改变每个声道的音量,将每个声道的音乐转换到不同的八度,改变音乐参数(例如,连奏到断奏),增加大和弦与小和弦,并分析每个声道的音符模式。这种记录下来的音乐文件可以做到为每位患者定制成为个性化的音乐文件,完成之后会刻录在 CD 上,配合使用说明交给患者。多项针对大脑音乐的双盲临床实验中发现,这种方法可以达到 82%~85% 的疗效,不仅能显著改善睡眠,还能降低抑郁和焦虑水平,并增加选择性注意水平。

三、神经反馈干预的局限性

对于神经反馈干预的推广目前还存在不少争议,一些专业人士对其干预原理及治疗疗效依然存疑。在此同时,神经反馈干预的时间及成本也是影响该干预方案推广的重要考量。

首先,神经反馈干预需要使用到特定的仪器和设备,这本身就会限制这种干预方法的可推广程度。然而也有专家指出,神经反馈可以被认为是一种认知行为修正的形式。在整个训练过程中,患者会随着脑电模式的改变而逐渐意识到自身状态在训练过程中及在白天的变化。但更重要的是,神经反馈能够改善了多动症患者的注意力、冲动控制、信息处理,以及减少了内化和外化的精神病理;这些证据表明,这种治疗方式的效果确实是可以被泛化至行为和认知的其他方面的。有研究表明,与哌醋甲酯的药物治疗相比,即使治疗结束,神经反馈的积极效果仍然存在。

尽管如此,研究者们依然有必要对神经反馈干预的长期效果进行更多的研究,从而评估治疗后结果的泛化程度。神经反馈的本质还是一种学习的过程;因此,患者是需要多次的干预治疗来巩固这个学习效果的。一般来说,20~40 次训练是获得最佳训练结果的必要条件。训练次数的增加意味着对时间和经济的要求也在增加,而这可能会导致患者缺乏持续参加的动机,或因经济原因半途退出治疗。

第四节 补充和替代医学治疗

本章上述介绍的失眠的非药物治疗多从西方治疗理念出发。除失眠的认知行为疗法、催眠疗法之外,针对失眠的一些补充替代治疗包括锻炼、冥想、太极、瑜伽、气功等,按摩、针灸还有穴位的按压也可以起到缓解失眠的作用。

一、中医的失眠理论

中医认为,睡眠由心神主宰,人正常的睡眠机制是阴阳之气自然而有规律地转化的结果,即,阳气由动转静时,即为入眠状态;反之,阳气由静转动时,个体进入清醒状态。然而当这种规律被破坏时,失眠便会发生。中医将失眠的病因总的分为外感和内伤两方面。由外感引起者,主要见于各种热病过程中;由内伤引起者,病因为思虑太过、劳逸失调,或病后体虚、饮食不节等。一般而言,因外感导致的失眠实证较多,因内伤导致的失眠则以虚证为主。陈志芳(2003)总结了以下因内伤导致的失眠:

1. 情志所伤 情志之伤,影响五脏,可使不寐。尤以过喜、过怒、过思、过悲更为常见。五脏,以心、肝、脾三脏关系最为密切。心藏神,劳心过度或喜笑无度均可致不寐;肝藏血,血舍魄,谋而不决、暴怒伤肝或气郁化火,使魂不能藏,从而发生不寐;脾藏意,主思,思虑过度则心神不安,故不寐。另外,恐伤肾、惊伤胆,亦致不寐。

2. 心脾两虚 心藏血,劳心过度、产后失血或病后体虚;呕吐、饮食、劳倦等伤及脾胃,气血化生之源不足;思虑损伤新皮,皆致阴血不足,无以养心神,致不寐。

3. 阴虚火旺(心肾不交) 五志过极,劳心过度,心肾阴虚,心阴不足则心火过亢,肾阴不足则不能上济心火,致不寐。

4. 肝郁化火 情志抑郁,肝郁化火,湿热困扰肝胆,阻滞气机,疏泄不及,上扰心神,故而不寐。

5. 心虚胆怯 平时心气素虚者,遇事易惊恐,心神不安,易不寐。

6. 痰火扰心 病机有二:一是五志化火,热灼津液,津聚成痰,痰火交结,上扰心神而不寐;二是大病之后脾胃虚弱,脾失健运,湿聚成痰,胃不和则食积于中,郁而生热,痰热交结,上扰心神而不寐。

7. 胃中不和 情志不遂,或饮食不节,脾胃受损,宿食内滞,扰及心神而不寐。

中医讲究辨证论治,即先判断类型,而后对症下药,治疗以内服药物为主、针灸为辅。比如,针对心脾两虚,可采用抚养心脾、宁志安神的治疗方法,中药方面以归脾汤为方,针灸以气海、关元、百汇、内关、神门、四神聪穴位为主。其他具体方案在此不一一列举,可参考陈志芳《失眠的中医治疗》(2003)。

二、瑜伽

对于一些致力于练习哈他瑜伽的人来说,睡眠不仅仅是一种无意识的状态;他们认为良好的睡眠应该像任何清醒的经历一样,是可以通过刻意练习等方法来被训练的。以下是几种推荐的帮助改善失眠、促进入睡的瑜伽技巧。甚至有高级瑜伽修行者声称,他们可以直接进入并让自己维持在深度睡眠阶段,直接跳过了其他睡眠周期,包括梦境阶段。

1. 放松　平卧在床,轻轻放慢呼吸的速度,直到呼气时间是吸气时间的两倍。此时,其注意力的重点应放在呼吸的平稳性和均匀性上。

2. 睡眠姿态　在没有其他身体问题或引起疼痛的情况下,仰卧是一个开启睡眠的好方法。据瑜伽教练说,这与个体的消化系统有关。仰卧可以避免压迫胃部,让消化过程更加"自由"地进行。仰卧的第二个好处与意识有关。经典瑜伽的"尸体"姿势是一种将个人意识最大化的姿势。在这种体态下,身体的压力被减至最少,而且可以让人们更加舒适自在地呼吸,以达到深度放松的目的。

3. 睡眠时间　另一个来自瑜伽练习的建议是在晚上 10:00 前上床睡觉。其原因是,在下午 6:00~10:00 之间,身体的能量会更"朴实、沉重、缓慢和安逸",所以这是最简单和最好的睡觉时间。

关于瑜伽的效用和力量,实证研究在逐步增加,比如,有初步神经科学研究发现,瑜伽练习可以有效激活副交感神经系统,使之占据主导地位。但目前还是以非实证证据为主。比如,瑜伽练习的益处已被长期认可,而且也开始逐步被纳入一些系统性的治疗方案中,也可单独作为一种改善健康和提升幸福感的潜在治疗方案。有来访者报告,定期练习瑜伽会对其主观幸福感和生活质量产生有益的影响。

参 考 文 献

[1] Spielman, AJ, CarusoLS, Glovinsky PB. A behavioral perspective on insomnia treatment. Psychiatric Clinics of North America, 1987, 10 (4): 541-553.

[2] Okajima I, Komoda Y, Inoue Y. A meta-analysis on the treatment effectiveness of cognitive behavioral therapy for primary insomnia. Sleep Biol Rhythms, 2011, 9: 24-34.

[3] Mitchell MD. Comparative effectiveness of cognitive behavioral therapy for insomnia: a systematic review. BMC Family Practice, 2012, 13: 40.

[4] Golbin A., Kravitz H, Keith LG. Sleep Psychiatry. London: CRC Press, 2004.

[5] Perlis ML.Cognitive behavioral treatment of insomnia: A session-by-session guide. New

York: Springer, 2005.

[6] Ruzyla-Smith P. Effects of hypnosis on the immune response: B-ceslls, T-cells, helper and suppressor cells. American Journal of Clinical Hypnosis, 1995, 38 (2): 71-79.

[7] Chamine I, Atchley R, OkenBS. Hypnosis Intervention Effects on Sleep Outcomes: A Systematic Review. J Clin Sleep Med, 2018, 14 (2): 271-283.

[8] Cortoos A, Verstraeten E, Cluydts R. Neurophysiological aspects of primary insomnia: implications for its treatment. Sleep Med Rev, 2006, 10 (4): 255-266.

[9] Lambert-Beaudet F. Neurofeedback for insomnia: Current state of research. World J Psychiatry, 2021, 11 (10): 897-914.

[10] 陈志芳. 失眠的中医治疗. 中国中医临床医学杂志, 2003, 9 (2): 1-7.

基于认知行为的主流干预
理论与解决方案

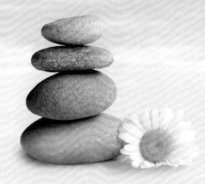

第一节　正念减压疗法

一、主要理论和背景介绍

正念研习起源于 2 500 多年前的佛教。近十几年来,一些将正念疗法与西医疗法相结合的方法也逐渐兴起。正念本身并不是一个单一的概念,所以在建立其可操作性定义的过程中,研究者与实践者们也致力于形成一个最合适的"正念"定义。目前,在与正念减压疗法(mindfulness based stress reduction, MBSR)及正念认知疗法(mindfulness based cognitive therapy, MBCT)的来访者介绍正念时,对其定义如下:正念是一种通过保持当下,且不带任何评判的方法来对事物客观的刻意关注的意识(mindfulness is the awareness that emerges through paying attention on purpose, in the present moment, and nonjudgmentally to things as they are)。

从定义上可以看出,对于这种技巧的练习可以帮助个体通过注意事物的无形本质来培养对当下的意识。通过看到或觉察到无常,人们可以注意到,对特定结果严格期待也是压力来源之一。因此,在每一个时刻都采用对"当下"水平的意识,可以培养人们以一种非评判的方式对刺激做出反应的能力,并允许我们以一种不涉及对特定信念、思想和情感的依恋的方式来重获对生活的控制。这种形式的自我悲悯是减少负面情绪反应和增强心理弹性的一种机制。基于此,人们看到了正念冥想对于健康的潜在益处,并且越发想要将其应用在行为医学中。

第一个由此改编而来的正式干预项目即为由 Jon Kabat-Zinn 形成的正念减压疗法(MBSR)。该冥想干预始创于 1979 年,旨在将佛教的正念冥想与当代临床和心理治疗实践相结合。尽管 MBSR 最初是作为针对慢性疼痛患者的干预项目,但在过去二三十年间,干预者们逐渐发现了 MBSR 的扩展效应,开始提议其作为许多其他心理生理疾病的治疗方法。

标准化的 MBSR 是一个为期 8 周、每周 1 次、每次 120 分钟的干预项目。其核心在于对参与者正念的培养。在每一次的干预课程中,课程包括体验部分(冥想练习)、教学部分(关于心理及生理压力及其反应的心理教育),以及小组讨论和支持。除了即时的疗效之外,MBSR 还教给参与者们如何将正念技巧融入日常生活,并由此改变生活方式。具体来说,MBSR 包含三种技术:一是身体扫描,包括从脚到头逐渐引领全身的注意力,非批判性地关注身体区域的感知觉,并在过程中适时引导呼吸意识和放松。二是坐定冥想,包括对呼吸的意识、对腹部随呼吸起伏的感知,以及对流经大脑的认知、想法和干扰的非评判性意识。

三是哈他瑜伽练习,包括呼吸练习及旨在加强和放松肌肉骨骼系统的简单拉伸。

附:一个 MBSR 干预方案举例

介绍及入门

1. 什么是 MBSR ?

2. MBSR 可以为你带来什么?

3. 练习正念的重要性?

4. 材料准备。

第一周:简单意识(simple awareness)

— 体验:冥想练习

— 教学:身体扫描介绍

— 练习:身体扫描

— 讨论

第二周:注意及大脑(attention and the brain)

— 体验:冥想练习

— 教学:注意和觉察是如何改变大脑的

— 教学:坐定冥想

— 练习:坐定冥想

— 讨论

第三周:与想法共存(dealing with thoughts)

— 体验:冥想练习

— 教学:觉察冥想练习中的想法;改变我们与想法的关系

— 教学:正念瑜伽

— 练习:正念瑜伽

— 讨论

第四周:对于压力的响应 vs. 回应(stress:responding vs. reacting)

— 体验:冥想练习

— 教学:压力;压力对大脑的影响;如何使得压力成为你的朋友

— 教学:1 分钟呼吸空间

— 练习:1分钟呼吸空间

— 讨论

第五周:与负性情绪或生理疼痛共处(dealing with difficult emotions and physical pain)

— 体验:冥想练习

— 教学:痛苦＋逃避＝更大的痛苦

— 教学:向痛苦进发

— 练习:直面痛苦的冥想练习

— 讨论

第六周:正念与沟通(mindfulness and communication)

— 体验:冥想练习

— 教学:在人际交流中的正念应用;正念倾听;非暴力沟通

— 教学:山水冥想

— 练习:山水冥想

— 讨论

第七周:正念与悲悯(mindfulness and compassion)

— 体验:冥想练习

— 教学:悲悯的要素、迷思及其与正念的关系

— 教学:慈爱冥想、行走冥想

— 练习:慈爱冥想

— 讨论

第八周:总结(conclusion)

— 体验:冥想练习

— 总结及反思:干预课程中的收获及改变

— 教学:如何将正念应用于日常生活

— 练习:形成自己的正念练习方案

— 讨论

二、正念减压疗法对失眠的干预介绍

逐渐有实践者们发现睡眠障碍患者也是 MBSR 非常适用的一个人群。明尼苏达大学的一个研究组在长期失眠患者中进行 MBSR 与药物治疗的对比。他们采用了标准化的 8 周、每周 2.5 小时的 MBSR 干预课程，并且在干预前后测中采用了主客观睡眠报告。研究结果发现，在 MBSR 干预结束后，参与者的睡眠活动记录仪数据显示睡眠潜伏期减少了 8.9 分钟，参与者主观报告中显示了显著改善的失眠严重程度、总体睡眠时间及睡眠效率。更重要的是，MBSR 参与者展现出来的睡眠改善与药物治疗组的参与者的改善是持平了，也证实了 MBSR 作为药物治疗的非药物替代疗法的疗效。

目前对于标准化的 8 周 MBSR 应用于失眠患者中的随机对照试验（randomized controlled trial，RCT）的一项荟萃分析整合了截至 2019 年 8 月的总共 7 项临床随机对照试验。对于这些研究的综合分析发现，总体而言，与对照组相比，MBSR 的参与者在干预结束后不仅仅体现出了睡眠治疗的改善，同时在抑郁及焦虑症状方面也发生了显著改善。

三、案例

林先生，35 岁，汉族，初中文凭，未婚未育，保安。因焦虑、注意力问题、入睡困难、早醒，持续 5 个月余前来就诊。他自述无任何其他精神疾病或慢性疾病，也没有服用任何处方药物，自述医生建议其服用 3mg 褪黑素，他表示在网上看到褪黑素的副作用，从而没有购买服用。

林先生在睡眠方面的障碍表现为入睡困难、难以维持睡眠和白天功能障碍。通过主客观评估，得知林先生过去一周平均总睡眠时长仅为 142 分钟，且睡眠质量低。他还报告了睡前高水平的睡眠前觉醒和负面情绪，以及白天的困倦和疲劳。林先生报告说，他的睡眠问题始于大约半年前，在与交往六年的女朋友分手之后，他开始经常半夜醒来，并无法再次入睡。林先生自述自己平时就容易"乱想"，在过去半年内，更是容易对工作、生活、感情、家庭等"一切琐事"都感到不安，并且总是会想到最坏的结局，导致正常生活功能受损。他自述疫情期间工作也受到影响，收入减半，也因此在经济上开始出现了困难。林先生自述白天无小睡，觉得白天睡觉很不合理，而且自己的思想一直在"飞驰"，停不下来，导致有时候非常疲倦但依然无法入睡。让他决定寻求心理咨询的主要原因之一在于他现在觉得自己晚上睡眠时间过少，而且对于晚上睡眠不足的担心已经成为了自己额外的负担。

经评估，林先生符合美国睡眠医学会（American Academy of Sleep Medicine）定义的心理生理型失眠症（psychophysiological insomnia）。这是失眠症的一种亚型，其特征是对睡眠刺激物（如"床"）的高度唤醒的一种条件性反射。此外，经精神科评估，林先生确诊为广泛性焦虑症(generalized anxiety disorder)。值得注意的是,林先生的失眠症过程独立存在于广泛性焦虑症之外,且在过去的几个月里,他越来越关注与睡眠相关的想法,这表明他的病情是值得治疗的一种原发性失眠障碍。

综合考虑林先生的睡眠障碍症状、发病时长,他自述表达出的对学习冥想和放松技能的兴趣,以及对药物治疗方法的担忧,林先生加入了正念减压疗法团体治疗。团体治疗共8次,每周1次,每次约120分钟。每次治疗制订具体的主题和练习内容,均包含3个步骤:这些课程以正念冥想形式的体验活动开始,包括一个安静的冥想活动及一个运动冥想;随后,干预者询问参与者他们在冥想过程中的体验及冥想练习在失眠中的应用;最后一部分是教学,主要关于睡眠/觉醒的心理教育及刺激控制、睡眠限制干预的指导。参与者被要求不要在晚上练习冥想来尝试入睡。相反,冥想应该是被用作培养觉察程度和正念原则的练习,而不是作为入睡的放松策略。

林先生参加的团体治疗一共有8人,其余7人也是主诉为失眠,持续时长从2个月~8年不等。林先生参加了所有8次治疗。起初,林先生对参与治疗非常热情,每次都积极参与讨论和分享。他主动分享了自己在冥想练习方面所面临的挑战,并与其他小组成员建立了融洽的关系。然而,随着项目进行到第3周和第4周,他开始对没有看到睡眠发生任何立即变化表示沮丧。这似乎与他对于"完美睡眠"的理想化结果的期待有关。于是,他在第4周治疗的末尾问到,"为什么我感觉练习了冥想,但仍然没有看到睡眠的任何变化?"随着治疗进入第3阶段,林先生开始了解疲劳和嗜睡之间的区别,但在接下来的1周,他依然没有感受到睡眠的改善,也因此感觉非常失望,所以在进入到睡眠限制干预部分时,他开始对是否要遵循治疗指令,减少在床时间感到犹豫,因为他担心在额外的压力下会更加睡不着。所幸的是,林先生在第6周的治疗中经历了1次突破:在冥想练习结束后,小组开始对接受和放手进行讨论。林先生表示,他在晚上一直在非常努力地试图清空自己的头脑,但这好像没有什么用处,"放手"并不起作用。于是,小组发生了如下谈话:

林先生:我还是没有理解"放手"是怎么做的。我在冥想过程中一直在试图清空头脑。有的时候我可以清空头脑一小会,但很快那些想法就跑回来了,然后我就会觉得我好像哪里做错了(其他成员表示有类似经历)。

治疗师:听起来让脑海里的思维消失是很费精力的一件事情。

林先生:是的。而且当我的思维到处乱跑的时候,我就更难告诉自己要接受这些想法了。就好像我完全没有办法控制这些想法一样,然后我就只能放弃了。

治疗师:我在想也许换一种方法试试看呢?与其努力迫使这些想法消失,你可以允许它们一切如其所是吗?

林先生：但这样不就是说这些想法哪都不会去，我还是在原地打转吗？

治疗师：也许吧，但也许你也会发现，不断自己跑回来的这些想法会自行消失的，它们自己也在找离开的路。换言之，想法也是会来来去去的，但强迫它们按某一个方向走，就好像我们在试图扭转一条河流的流向一样。

林先生：所以你是要求我不要试图摆脱这些想法吗？

治疗师：我想邀请你看看，当你就让你的想法一切如其所是的时候，它们会怎么样。与其试图扭转一条河流的流向，不如试着站在河岸上观望。你的想法不是你要控制的对象；相反，你需要控制的是你试图控制想法朝向某个方向的这种努力。

林先生：这听起来好像比我之前做的还要难（其他成员表示对冥想和对自己思维的来去有了一些新的认识）。

治疗师：本周请大家练习对自己欲求控制思维的放手，看看会发生什么。每次感受到不受控制的想法回到脑海中的时候，都是一次绝佳的练习机会。

在这段谈话中，治疗师没有帮助林先生确定一个特定的想法或挑战他的方法，而是让他考虑另一种方法，即改变林先生与这些想法的关系，而不是改变想法本身。在交流过程中，治疗师也保持着不加评判的立场。治疗师没有纠正林先生和其他团体成员的方法，而是温和地建议了其他选择。最后，这段谈话也用将上述原则与冥想练习所结合，并以治疗师要求参与者们在接下来的一周的冥想中练习放手的原则作为结语。

在这一次讨论之后，林先生感受到了自己焦虑水平的明显下降，也在每次治疗的症状报告中自述了睡前觉醒程度的大幅度降低。在最后的两周课程中，连其他团体成员也开始注意到了林先生越发平静和放松的状态。在第八周课程结束的分享中，林先生说："我花了很长很长时间来试图摆脱'我一定要睡得很好'的想法。但让我没有想到的是，反而当我放弃了一定要让自己睡得好的这个想法的时，我才开始逐渐可以好好睡觉。"

在治疗结束后，林先生报告了睡眠、情绪，以及日间功能的改善。对于夜间睡眠情况，他的夜间清醒时间减少了 2.5 小时，总体睡眠时间几乎翻倍。睡前觉醒程度、非适应性思维及态度均有了显著的降低。即便如此，与正常睡眠者相比，林先生的一些睡眠指标依然处于异常状态。但是林先生目前所具备的冥想技巧及情绪调节技巧足以帮助他持续改善睡眠状况。

四、贡献与局限

正念疗法具有其独特的益处，这一点毋庸置疑。但其优势也让部分干预者和研究者们有意无意地忽略了它的缺点。有学者提醒道，我们绝不可以将正念作为一种万能的"灵丹妙药",而是尤其是需要在理解了正念的局限性之后,我们才能够真正全面明确正念的益处。

比如,在 2017 年一篇对 167 名 MBSR 的参与者的实证研究中,研究者们对参与者的人格特质进行了分析,发现 MBCT 在对于参与者的焦虑和抑郁情绪方面的改善程度也与个人的人格特质有关:在人格问卷中自我报告了较高神经质特质的参与者们在表现出了更多的改善(图 8-1)。

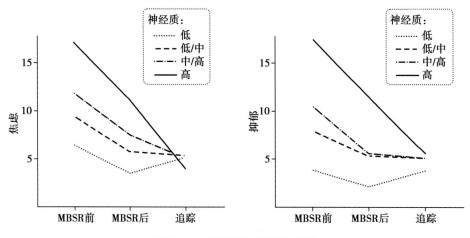

图 8-1　人格特质与 MBSR 疗效

来自布朗大学医学院的 Willoughby Britton 教授在对正念机制进行了系统分析后也总结道:"很少有心理或生理过程是全然有益的。相反,一些积极的干预现象倾向于遵循非线性或 U 形,也意味着它们在典型情况下的积极影响最终可能会转变为消极影响。"具体来说,Britton 教授提出了以下干预者们在开展正念疗法中尤其需要注意的点:

第一,增加自我觉察度可能会导致一定的负面情绪甚至精神症状。身体意识的增强,比如个体在"观察呼吸"时可能会体验到的,可能会增加个体的情绪强度,甚至引发更多的交感神经兴奋(也就是压力反应)。在系统回顾文献的过程中,Britton 教授也发现了一些正念疗法的研究表明冥想训练与一些参与者的情绪迟钝甚至情绪分离之间存在联系。第二,正念练习被认为是可以帮助个体克服回避,形成一种与困难"相处"的方式。这在大多数情况下确实是有益的。然而,现实中对于有些人来说,"回避"远不如他们当下正在经受的痛苦来的困难。因此对于这些人来说,让他们全神贯注于"回避"这一行为上可能会适得其反。第三,正念练习者可能带有一种"越多越好"的态度,即无论你遇到什么问题,答案都很容易变成"练习更多的正念"。Britton 教授也因此提醒我们注意练习的持续时间,以及可能会出现收益递减甚至负面影响的可能性。比如,有研究指出,冥想只能帮助睡眠达到一定程度,之后它实际上可能会使睡眠变得更加困难。总之,Britton 的这篇综述文章提醒我们,在练习正念或研究其影响时,我们绝不能放弃批判性思维。只有当我们对正念有更完整的看法,包括其益处及不足甚至有害之处时,我们才能更加有自信地练习、教授或推荐这些练习方法。

最后需要注意的是,MBSR 或其他的正念干预项目对于干预者自身的教学及正念能力也是具有一定要求的。有评论指出,一个缺乏经验的正念带领者可能在应对来访者或参与者与困难斗争的过程中有意无意地代入个人判断,从而鼓励或要求参与者往某一方向的行为改变。因此,系统的 MBSR 培训及要求干预者严格遵循干预课程是至关重要的。这种实践同时要求 MBSR 带领者拥有既定的个人正念实践,并理解人类苦难的共同本质,而不是从纯粹的知识立场进行教学。

第二节　正念认知疗法

一、主要理论和背景介绍

(一) 背景介绍

重度抑郁症(major depressive disorder,MDD)是目前全球最为高发的精神疾病之一。除了抑郁症带来的影响日常生活的症状严重性及疾病负担,其高复发率也是 MDD 的一大特点。有数据指出,在初次抑郁发作的人中有 80% 会有症状复发情况。除此之外,心理学家还观察到,后续的每次症状发作都会使复发的风险增加 16%~18%。精神科在针对抑郁复发中常用的策略是使用抗抑郁药物进行维持治疗;药物治疗虽然具有一定的有效性,其缺点也使临床医生和患者都开始寻求不同的解决方案。一方面,许多患者不愿意在抑郁症发作后还要持续服药两年。即使同意了,能够坚持两年服药的患者也寥寥无几。另一方面来说,许多患者在服药期间也经历了一些不适的副作用,也使得他们想要寻求心理治疗而非药物治疗。为了针对抑郁症状反复发作间复发预防以及减弱患者易感性,Segal 等人在 MBSR 及目前针对抑郁症治疗的"金标准"——认知行为疗法的基础上开发了正念认知疗法(mindfulness based cognitive therapy,MBCT)。随着这种疗法的推广以及在抑郁症患者中的显著疗效,MBCT 在后续的十几年中也逐渐被运用于除抑郁症之外的其他精神障碍的治疗中。图 8-2 简要总结了 MBCT 与 MBSR 的主要区别及相似之处。

在 Segal 等人 2002 年发表的 MBCT 介绍中,MBCT 由 8 次课程组成,每周 1 次,每次 2 小时。课程中包括各种正式和非正式的冥想练习,包括引导的身体扫描、坐着和行走的冥想、正念运动(基于哈他瑜伽)、3 分钟呼吸空间,以及对日常活动的集中意识练习。在课程

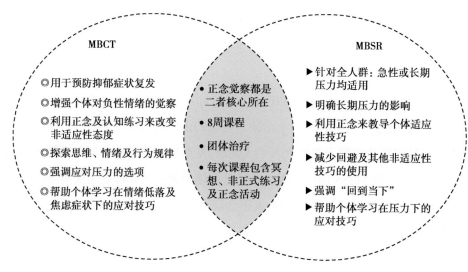

图 8-2　MBCT 与 MBSR 的对比

前期会包含更多带有引导的冥想练习,帮助来访者学习和练习将注意力带到呼吸或身体感觉上。课程后期则会更强调帮助来访者形成独立的实践能力,扩大其对内心事件的意识,包括以前可能回避的一些思想和情绪。在 MBCT 中,家庭作业是治疗的一个重要要素。在课程结束后,干预者会鼓励来访者每天花 45 分钟练习正念活动,并鼓励他们记录下来他们的正念练习。

　　在 MBSR 的基础上,MBCT 还整合了认知行为疗法的元素。以针对抑郁患者的 MBCT 为例,干预者通过心理教育的方式,帮助来访者理解试图抵制或回避不想要的想法和感觉,实际上可能会加剧痛苦,使得抑郁症状继续延续下去。在针对失眠的 MBCT 中,这些心理教育可以被替换为针对行为性失眠或睡眠卫生的相关教育(见第七章)。MBCT 中其他的行为因素包含教导并支持来访者刻意完成可以提升幸福感的活动,如泡澡、按摩、听音乐、散步等。这里需要注意的是,虽然 MBCT 包含了认知治疗的元素,但 MBCT 的治疗立场与传统上定义的 CBT 完全不同。MBCT 很少强调改变或改变思想内容;相反,通过关注来访者对自己与思想和感受的关系的意识,MBCT 旨在增强来访者的元认知意识(metacognitive awareness),即思想、感觉或信念作为内心事件而不是自我的一个方面或事实的直接反映的程度。例如,抑郁症患者需要了解到,像"我是一个堕落的人"这样的想法并不是一个既定的现实。就像在冥想过程中可能来来去去的许多不固定的想法一样,这种抑郁的陈述只是可以被注意到的想法,而不必判断内容的有效性。这种允许情感和精神体验的各个方面成为改变或回避努力的焦点的方法,在最开始可能会让来访者感到不适。而且实际上,这种干预方法所带有的理念很可能与来访者在其他治疗和干预项目中所强调或所被要求进行的改变不一致。因此,MBCT 也要求干预人员形成自己的正念练习方式,才能更好的作为来访者的支持性资源。表 8-1 列出了一些 MBCT 与传统 CBT 治疗立场方面的区别。

表 8-1　MBCT 与 CBT 的关键区别

MBCT	CBT
关注点在于思维**过程**	关注点在于思维**内容**
教导与痛苦情绪及困境**共存**的新方式	教导如何**看待**痛苦情绪及困境的新方式
区分想法 *vs.* 事实	区分不适应性/消极想法 *vs.* 健康想法
在不过分关注、不刻意改变、不回避的前提下注意并允许想法和感觉的发生	测试并挑战不适应性的信念，并在其基础上形成新的解释方法
行为干预的重点在于发展对于当下的意识	行为干预的重点在于强化适应性信念

（二）作用机制总览

MBCT 的开发最初是基于抑郁症状复发背后的认知易感性理论模型。该模型提出，经历过重度抑郁症发作的人与没有经历过消极思维模式被激活的人不同。这些重度抑郁发作的患者在经历即使微小的负面情绪波动时，也可能导致抑郁症状的复发。这是因为这种微小的情绪波动对他们来说更容易引发再次被激活的、前期经历过的自我贬低类似的抑郁思维模式。换言之，重度抑郁症患者，即使在抑郁症状缓解之后，依然存在很高的负性情绪易感性。

目前的 MBCT 实践者及研究者认为，MBCT 可能通过增加自我接纳程度，自我共情、当下意识和选择性注意力控制能力来发挥其作用。

在抑郁和焦虑患者中，反刍，尤其是对于过去不顺的事情的思索，通常被认为是抑郁症状的一个重要驱动因素。同样，焦虑的特征也通常包含着个体对未来的担忧，且这种担忧往往是夸张、灾难化的。在任何一种情况下，在人们对这些过去或未来的事件思索时，经常会错误地将其认为是当前正在发生的事情，并把它们作为需要我们立即处理的直接威胁。考虑到大脑中杏仁核活动的增强是外界威胁和情绪效价的一个标记，这种灾难化的反刍及我们对于主观威胁信号的回避往往会伴随着边缘功能障碍。在失眠患者中，实践者们也经常听到来访者主诉入睡困难时的反刍及所伴随的生理上的不适。MBCT 的一个重要的假设作用机制是鼓励来访者采取一种独特的模式来增强其认知意识，即当下模式（being mode）。改变模式（doing mode）是指我们的大脑能够意识到"我们是如何看待某事"及"我们认为这件事应该是什么样"的之间的差距，并且花费力气去将这种差距减小的模式。虽然这种基于差异的问题解决模式在有明确的行动方针的情况下是合适的，但将这种方法应用于内省的各个方面可能会导致更多的痛苦和持续的不满感。相对于改变模式，当下模式则是关注于觉察并接受当下发生的事情。在这种模式下，我们并没有必要对于为了减少理想与现实间差距而需要做出努力做出评判。

近年来有一些功能神经成像研究为两种不同的自我参照模式提供了实证证据，即，叙述式自我参照（narrative self-reference）及经验式自我参照（experiential self-reference）。叙述式自我参照涉及个体对于自我和其他特征的记忆及自我身份的连续性，主要与内侧前额叶的激活有关。而经验式自我参照指的是一个人的瞬间体验，主要涉及负责管辖躯体和内脏感知的右侧神经网络。研究发现，经过一段时间的正念训练后，最初不懂冥想的受试者在将注意力从叙述转移到短暂的自我体验时（即，从叙述式自我参照转变为经验式自我参照），他们的皮层激活表现出了明显的变化。这里我们也可以看出，叙述式自我参照类似于上文提及的改变模式，即基于差异的问题解决必须涉及将当前环境和概念化的过去或未来自我进行比较的过程。而经验式自我参照则类似于当下模式。将这种机制应用在 MBCT 中，通过培养个体对于自身经历（也包括负性情绪，如抑郁情绪）的非评判性的当下意识，正念练习想要达到的效果是中断个体对于过去的遗憾或对于未来的恐惧的循环反刍，并增强对自身的共情，打破认知反应与不断增加的抑郁症状之间的联系。

MBCT 的另一个重要的作用机制可能是增强个人对自身注意力的刻意控制能力，使得个体具备更为灵活的认知和行为反应。还是以抑郁和焦虑为例。抑郁和焦虑症的部分功能障碍可能与个体将大量的注意力放在试图解决或避免不必要的想法/感受、行为和认知资源上有关，而这样不对等的注意力分配往往使得个体没有足够的精力来关注其他有价值的事件。失眠患者也是如此。当失眠患者的注意力控制功能不足时，他们可能也在不自主地将注意力放在了对不利于入睡的反刍上，导致刺激抑制所需的刻意控制功能不足。类似于这样的威胁性刺激（往往是主观判断的"威胁"）的存在本身就为我们有限的注意力和信息处理能力带来了不必要的竞争，而这种偏向于威胁性刺激的注意偏差可能是由于杏仁核对威胁性信号检测所介导的。那么通过 MBCT 的正念练习，随着个体能够通过主动、刻意地将想法和感受定义为心理活动，一些带来痛苦的认知可能逐渐被判定为威胁性低的认知，也因此自然而然地占用更少的认知资源。目前也有神经科学研究验证了这一机制，即受试者在参与到情绪命名任务（类似于正念冥想中的觉察练习）时，他们表现出了更强的前额叶激活状况、减弱的杏仁核激活情况，以及注意力控制相关脑区激活的增强。

二、正念认知疗法对失眠的干预介绍

（一）正念认知疗法对情绪症状的干预回顾

如前所述，正念认知疗法（MBCT）将认知行为疗法（cognitive behavioral therapy，CBT）和正念减压疗法整合在一起，形成一个 8 次课程的团体干预项目。它最初被作为一种预防复发性抑郁症患者复发的干预措施，后来也逐步被应用于各种精神疾病，包括失眠的治疗中。鉴于目前绝大多数 MBCT 干预还是被应用于情绪障碍中，本部分先对这些干预应用及结果进行简要介绍。

Chiesa 和 Serretti 对 16 项近期 MBCT 临床干预文章进行了系统综述。在这 16 篇文献中，13 篇是针对主要或仅有抑郁症的患者的 MBCT，其余包括针对双相情感障碍、社交恐惧，及焦虑障碍的干预各一篇。总体来说，对这些干预的结果分析发现，第一，在常规治疗的基础上加入了 MBCT 作为辅助的治疗在减少重度抑郁症的复发方面的疗效明显优于单独常规治疗疗效；第二，在药物减量过程中加入 MBCT 治疗与持续等量药物治疗的疗效可以达到一致；第三，MBCT 有助于缓解抑郁症患者的残留抑郁症状。

虽然绝大部分 MBCT 的应用还是在对于抑郁症状的缓解及复发预防方面，但 MBCT 的理论基础也意味着它在焦虑患者中有着非常理想的应用前景。由于焦虑、担忧这种思维的本质在于这些思维的未来取向，因此，对当下意识的训练可能为焦虑患者提供了一种与焦虑和担忧情绪共存的方式。但目前将 MBCT 正式改编至焦虑症状的研究还很少。一项样本量为 12 名焦虑症患者的小型试点研究结果显示，在接受了 MBCT 后，5 名受试者在贝克焦虑量表上的得分从中到重度缓解至轻度，其余受试者也在担忧和焦虑思维的严重程度方面表现出了显著的改善。

（二）正念认知疗法在失眠干预中的作用机制及应用现状

从本书前几章的介绍可以看出，失眠是一种相对复杂的症状，其起因多种多样，并且症状表现也因人而异。对于失眠起因的识别一个很重要的难点在于失眠症状与其他生理心理疾病症状的高重合度。虽然目前有一项大规模流行病学调查研究发现失眠症状往往先于精神疾病发生，但对于失眠症状是否是精神疾病的前驱症状依然没有定论；目前实践者和研究者们大多还是同意失眠症状与精神症状之间存在双向关系，并且指出这些症状之间可能是有共享的病理生理学基础，使得某些人群更容易受到两种疾病的同时影响。

Shallcross 等人基于现有文献建立了失眠症状发展及维持的认知和元认知及 MBCT 对其的干预靶点模型（图 8-3）。根据该模型，失眠被认为是由以下顺序的认知和行为过程引起并维持的：①反刍：过度的日间及夜间思维反刍；②初级唤醒：对夜间睡眠不足可能导致的白天功能紊乱（如心理上的痛苦及生理上的不适）的负面想法，比如"如果我今晚睡不着，明天的工作汇报就没法正常汇报，老板就会开除我"；③次级唤醒：对于自身初级唤醒的元认知评判，由此会导致持续的心理痛苦及生理不适，如"我真是烦死了自己的这些想法，我不应该有这些想法的"；④选择性注意/睡眠关注：对于提醒着我们要入睡的内在（如身体感知觉）及外在（如钟表嘀嗒声）信号的过度监测，与这种选择性注意密切相关的是个体不适应性地认为自己必须要控制及努力进入睡眠；⑤认知扭曲：对睡眠不足的误解经常导致对睡眠的过度的负面认知，从而产生了慢性失眠的恶性循环。

在上述模型基础上，MBCT 的工作目标包括觉察（experiential awareness）、注意控制（attentional control）及接纳（acceptance）。具体来说，正念练习，比如呼吸冥想、身体扫描、正念拉伸等,可以促进个体对于自身感知觉的觉察。在练习过程中,参与者会通过将注意力集中在呼吸上(注意维持)及在受到内外干扰时将注意力引导回到呼吸上(注意抑制)的方法,来学习并且不断练习自身的注意控制能力。最后,参与者也逐步通过学习接纳,而非回避负面想法/情绪/感受,来改变自己与这些想法/情绪/感受之间的关系。根据这三个工作目标的特性,它们所针对的干预靶点也因此不同(图8-3)。

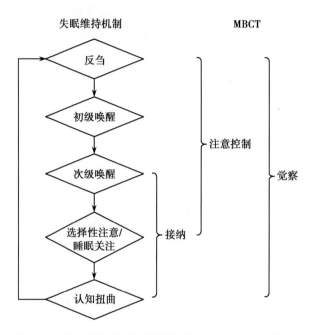

图 8-3　失眠症状发展与维持模型以及 MBCT 干预靶点

目前将 MBCT 有针对性地应用于失眠患者的方案还较少,但也已有学者对 MBCT 进行了改编并且进行了临床随机对照试验来验证其治疗效果。Larouche 等人通过文献检索,对已有的五项运用于失眠的 MBCT 研究进行了综述。这些 MBCT 均为 8 次治疗的团体课程,目标人群包括持续失眠的女性、伴发失眠的精神疾病人群,以及部分复发的抑郁症人群。在 MBCT 课程结束后,5 项研究均报告了参与者的积极进展。这些进展包括失眠相关指标(如总睡眠时长、睡眠启动时长、失眠症状严重程度),也包括情绪症状的改善(如抑郁症状、焦虑症状、自尊)。然而,其中一项研究采用了多导睡眠记录仪来对干预前后的睡眠质量进行客观定量评估,发现了接受 MBCT 的参与者在干预结束后表现出了睡眠第一阶段中更多的醒来次数、更少的慢波睡眠,以及大脑皮层活动的增加。即便如此,参与者主观报告中依然显示出了情绪症状的改善。Larouche 团队随后在长期失眠患者中应用了 MBCT,同样进行了 8 次团体治疗,并为所有患者提供了 3 张录制了正念冥想指导语的 CD 以及相关材料,要求患者每周 6 天、每天 45 分钟练习正念。通过干预前后测试及干预后 3 个月的随访评估,根据患者在睡眠日记上的主观报告,干预对于患者的睡眠效率有显著提升效果,并且患者在干预结束 3 个月后依然可以保持这种改善的睡眠效率。

目前来说，虽然这些研究均为小型试点研究（样本量从 16~26 不等），且对于睡眠的评估的异质性较高，采用的量表及评估方法在不同的研究间也有所差异，但它们体现出了 MBCT 在失眠患者中非常有前景的应用。

（三）远程正念认知疗法

随着网络技术的发达，也因新冠疫情的暴发，远程心理咨询及心理治疗在快速发展。远程疗法具有线下治疗所不具备的一系列压倒性优势：可以帮助偏远地区或心理咨询/治疗服务覆盖面不全地区的来访者们接受高质量的咨询和治疗，可以使得因生理疾病不方便出门的来访者也能够接收其所需要的支持，可以使来访者在自己感觉安全的环境中接受咨询/治疗，使得来访者和咨询师都省去通勤的时间，以及总体而言对时间和空间有更高的灵活度。

目前认知行为疗法（cognitive behavioral therapy，CBT）是最为常见的远程干预手段，也已有研究验证其远程治疗与线下治疗具有相似的治疗效果。作为 CBT 第三浪潮的一部分，MBCT 尤其适合于远程开展。其中的一个原因在于，MBCT 的许多练习来自正念减压疗法（mindfulness based stress reduction，MBSR），而 MBSR 基本是作为一种课程来传授的。也就是说，在 MBCT 中，许多练习是由干预者主导及引领的，来访者作为被引领者，练习对于他们来说是一种内化的过程，无需过多的主导性行为。再者，在视觉材料方面，MBCT 的干预项目大多数都已经形成自己成套的手册或讲义，可以直接让来访者提前拷贝或通过电子方式发送。

即便如此，远程开展的 MBCT 依然是需要一些相应的改动，主要改动的方面在于材料发送、视觉信息构建以及课程长度。例如，在线下 MBCT 的葡萄干练习中，干预人员会为每次参与者提供葡萄干作为练习材料。那么在远程课程中，干预者可能需要提前邮寄这些材料，或在课程开始之前提醒来访者准备好这些材料。但在这个例子中，邮寄食品可能会因天气、湿度等原因使得食物变质，而让来访者购买可能会给一些行动受限的来访者带来额外的困扰。所以作为解决方案，一些干预者修改了练习，将葡萄干练习替换为鹅卵石练习。干预人员在课程开始前将小鹅卵石与其他的练习材料及课程材料一起密封好，一并寄给来访者，并要求来访者每次课程都将材料包携带好。步行引导冥想练习也是一个远程 MBCT 中需要改编的练习例子：线下课程可以让来访者在教室或咨询室中行走的过程中实时听到干预者的指导，但远程课程中通过电脑音频或手机播放，则会为该练习的实施带来一定的干扰。对此，有干预者将该练习改编成了包含来访者手握电话、行走距离小至 2~3 步的步行引导练习。

一个为远程开展而改编的 MBCT 的例子是 Project UPLIFT。该项目以团体方式开展，目标团体为 6~8 人的小组。以电话方式开展的项目包括 8 个 1 小时的课程,每个课程包含签到、教学/心理教育、技能教学、技能讨论及家庭作业几个部分。通过网络开展的项目也是如此。教学/心理教育部分侧重于增加来访者关于症状、认知行为疗法及正念的知识及相关技能。项目过程中来访者的参与包括技能练习、讨论,以及基于每次课程特定主题的分组练习。与认知行为疗法相关的主题包括想法检测、识别认知扭曲、问题识别、目标设定、识别支持系统等。课程中也运用到了包括身体扫描、渐进式肌肉放松等放松练习。正念活动包括对呼吸、视觉信息、听觉信息等的关注。来访者在课程之间也会通过家庭作业的方式来练习在课程中学习到的这些技能。研究者们对于 Project UPLIFT 的疗效进行了随机对照干预试验,发现相较于等待组,参与 Project UPLIFT 的抑郁症患者的抑郁症状及其他相关症状均出现了好转,且电话干预组与网络干预组的疗效相似。虽然 Project UPLIFT 是为了抑郁症患者而设计的,但这种远程 MBCT 改编的成功也让我们看到了为失眠患者形成相应的远程干预的可能性。

综上所述,远程 MBCT 确实具备其明显的优势,且 MBCT 干预者们也在积极形成 MBCT 相关的远程治疗方案。但同时,业界关于远程心理咨询/治疗的担忧也一直存在。虽然官方机构逐渐在形成远程心理咨询,以及治疗的实操建议和指南,一些远程咨询的问题依然需要每一位干预者注意。这些问题包括但不限于网络技术问题、从业者专业度问题、伦理及隐私保护问题,以及咨访沟通问题。

首当其冲的便是网络技术问题。远程咨询及治疗都必须基于某种形式的网络技术。从硬件上来说,这些技术包括电话、智能手机或可以上网的电脑。那么这就为一些网络覆盖不发达或信号站稀疏的偏远地区的来访者设置了很大的阻碍。即使在网络覆盖全面的地区,也可能因为某些时段的网络信号拥堵造成信号不稳定等因素,而这些不稳定会对正念干预的开展造成极大的干扰。对有些人群来说,网络覆盖也许不成问题,但需要为流量付费可能会为来访者带来额外的经济压力。从软件上来说,目前常用的线上咨询软件有腾讯会议、Zoom、微软 teams、飞书等线上会议平台,另有一些机构会开发自己的 APP 用来做线上咨询。这意味着,来访者需要根据机构或咨询/治疗师的要求下载安装不同的 APP,有些还需要注册、验证、登录等相对复杂的流程。这些流程对于年长的来访者来说,可能并没有那么容易。对于少数不使用线上平台、直接使用电话沟通的咨询师及来访者来说,电话咨询与线上平台咨询的重要区别在于电话咨询过程中视觉信息的缺失。这里的视觉信息不仅仅是来访者与咨询师能否看到对方的面孔,也包括任何的咨询及治疗所需的材料。所以电话咨询的 MBCT 在开始之前,建议咨询师提前邮寄或电子发送相关材料,包括一些音频的逐字稿,正念练习所需要用到的道具(比如石头、小沙盘等)。

第二点是从业者专业度问题。虽然国内并不像欧美一些国家划分咨询师执照的使用范围（如美国从业执照是每个州单独颁发，绝大部分州不允许跨州开展心理咨询及治疗服务），但依然会涉及一些跨省/地区的问题。比如，当涉及一些有自杀/他杀风险的来访者时，外省咨询师是否对当地的紧急救助资源及转介资源能够有充分的了解，也是非常需要考虑的一个因素。

第三点是隐私及伦理问题。如前所说，无论是电话咨询还是特定的线上平台，其隐私都必须是咨询师首要考虑的因素。这一点在与来访者的第一次咨询时也是必须要加上的。一些本可以进行当面签署的文件（如知情同意），可能需要通过线上发送（电子签名）或提前邮寄的方式进行。在每一次咨询的起始，咨询师也需要向来访者确认他目前所在的位置，并确保该地点是否安全、是否足够安静不受干扰、是否有其他人在场等。

第四点问题在于咨访沟通。在人际沟通方面，远程咨询/治疗的限制程度取决于所使用的技术。电子邮件、文字咨询完全依赖于书面交流，也会使得双方必须在没有语音输入、音调和面部表情来帮助解释交流的情况下进行沟通。电话咨询提供了声音、声调信息，但仍然缺乏面部表情来帮助解释交流。与前两种方式相比，视频会议提供了最多的线索，相对而言是会提供准确的沟通。

三、"八周正念训练"方案简介

John Teasdale 等，于 2014 年发表了 *The Mindful Way Workbook: An 8-Week Program to Free Yourself from Depression and Emotional Distress* 一书。本书由聂晶、薛建新于 2016 年翻译审校形成中文版《八周正念之旅——摆脱抑郁与情绪压力》。本书详细介绍了 MBCT 八周的训练方案及课程，这一标准化的方案也已成为诸多实践者及研究者采用的 MBCT 治疗方案。本节内容对此方案进行简要介绍。

需要注意的有两点：第一，对于计划使用 MBCT 的干预者，本书仅对该八周方案简要介绍，且不包含 MBCT 所必需的音频文件。干预者应在对 MBCT 的方案有全面学习了解之后再行使用。第二，该方案的初始针对性人群为抑郁症复发患者；因此，本节也对需要针对失眠患者人群进行改编的部分提出新的见解。

1. 第一周 超越自动导航（beyond automatic pilot）。

自动导航是指我们在习以为常的生活中奔忙，而非观看、品尝、嗅闻或触碰我们的生活，且因此奔忙而与世界失去联系。而正念则为我们提供了一种从自动导航模式中觉醒过来的方法。在第一周的练习中，参与者将跟随干预者或音频，练习"正念地吃"。通过对于葡萄干从视觉、触觉、味觉等方面的觉察，引发参与者对如：吃、洗漱、行走等日常活动的全新意识，使得参与者得以使用正念来探索我们通常被忽视的经验领域，即我们的身体。

在课程之外，参与者需要在一周的 7 天中有 6 天进行身体扫描、将觉察带入日常生活，以及正念饮食的练习。

2. 第二周 另一种知晓的方式(another way of knowing)。

在自动导航模式下,我们的注意力往往不受自己控制,而是到处乱飘:也许我们在想过去发生过的事情,也许是在担忧还没有发生的事情。无论在哪里,我们的注意力都是迷失在了自己一个又一个的想法之中。当这些思维占据心智,我们是被思维控制,而不是主动控制自己的思维。这种行动模式下的思考,正式引发对抑郁、焦虑担忧,以及其他紧张崩溃状态的思维反刍情形的罪魁祸首。而第二次课程中,通过正念练习,参与者将从这种让我们迷失在思虑和反刍中的、由思维间接体验认知的模式,逐渐知晓另一种方式,即直接经验。当我们使用正念来对待一些不愉快的事情,而非思考这些事情时,我们就是将它们作为体验来对待,我们可以即刻与更大的自由和放松相连接。这一次的课程中强调:想法不是事实——它们只是一些心理事件。

课程结束后,参与者需要在一周的 7 天中有 6 天完成身体扫描、正念呼吸、在日常生活中引入正念,以及预约体验日历的练习。

3. 第三周 回到当下——汇聚散乱之心(coming home to the present—gathering the scattered mind)。

第三周的课程将带领参与者探索如何脱离无意义、无目的的心智时光旅行,即那些被心智带到了未来几分钟、几小时、几周甚至几年后的事件,或过去半天、上周、甚至几年前事件的情形。这里需要参与者意识到的是,我们的心智可以做到将我们带到不同的地点、不同的时间,那么随着有意识、有觉察地利用好我们的心智,我们就可以规划未来,并且从过去经验中学习,而非被未来和过去的事件所控制。

本周课程结束后,参与者需要在一周的 7 天中有 6 天完成正念伸展加呼吸练习、正念运动、3 分钟呼吸空间,以及不悦体验日历练习。

4. 第四周 识别规避反应(recognizing aversion)。

本周向参与者介绍"规避反应",即我们被内在需求所驱使的、对于不愉快的现实和痛苦情绪体验的回避。对于这些事件,我们会极力逃离、摆脱、自我麻痹。通过回避,也许我们可以获得一时的解脱,但这种回避方式会让我们深陷于抑郁、焦虑、愤怒、压力等负面情绪中。通过对个体与痛苦感受相联系的仔细分析,我们可以发现这种联系是通过两个步骤建立起来的:第一,痛苦感受出现;第二,心智对痛苦感受进行反应,试图用各种方法来逃避这种感受或引发这种感受的事件。所以在第四周的课程中,参与者将学习针对这个两步模式,开始弱化我们试图逃避或切断痛苦感受的习惯。参与者需要知道他们在聚焦于负面思维(而非回避)时,会产生低落和悲伤的情绪;但这个时刻正式进行呼吸空间练习的好时机。

本周课程结束后,参与者需要在一周的 7 天中有 6 天完成正念静坐、3 分钟呼吸空间、补充呼吸空间练习,以及正念行走练习。

5. 第五周 允许一切如其所是(allowing things to be as they already are)。

痛苦的情绪感受本身确实具有挑战性,但对于抑郁和焦虑患者来说,这些情绪感受更大的问题在于个体对其的反应。如果我们对痛苦情绪规避,那么它们会在之后的某一时刻反弹。而正念则给了我们另外一种可能性:我们可以带着意识,用一种截然不同、更加精巧的方式,对生活中的痛苦予以回应。在第五周的课程中,参与者将体验并学习正念认知疗法的核心信息:让我们困在痛苦中的,是我们与困难和痛苦的关系,而非痛苦感受和知觉本身。通常,转向困难本身会削弱规避反应,但依然会残留一些不愉快的感受,以至于我们可能会对这些残留的感受产生进一步的规避反应。所以第五周课程强调的是,允许和顺其自然。换言之,允许痛苦情绪感受、思维、感觉和内在体验的发生,意味着愿意让它们在觉察中停留,不要求它们有所改变。我们不是陷入与生活的辩论中,而是允许自己的体验如其所是。

本周课程结束后,参与者需要在一周的 7 天中有 6 天完成正念静坐:与困难共处、3 分钟呼吸空间的练习。

6. 第六周 想法只是想法(seeing thoughts as thoughts)

我们的心智会不断地通过感知觉对我们接收的一切"赋予意义",而这些赋予的意义往往超出了纯粹事实,导致我们创造出来的意义并不能反映真实场景。这就需要我们意识到,我们对很多客观事件的解释是带有附加部分的,这些附加部分往往不会被我们意识到,但绝不亚于、甚至会超过事实本身。简言之,想法不是事实,即使那些声称自己就是事实的想法,也不是事实。这就是第六周课程的核心内容:帮助参与者区分想法和事实,并且意识到自己情绪引发相关的思维模式。

本周课程结束后,参与者需要在一周的 7 天中有 6 天完成正念静坐:侧重于将想法看作心理事件,以及 3 分钟呼吸空间练习,并且练习设置早期预警系统。

7. 第七周 将友善化为行动(kindness in action)。

第七周的课程将聚焦于行为,帮助参与者意识到行为对情绪的影响。且重要的是,我们可以通过改变自己的行为来达到改变情绪的目的。课程将首先带领参与者对自己的日常活动进行分析,区分出来那些对自己有益的活动。这些有益的活动可以进一步分为掌控型活动(为我们带来自我实现、满足感或者控制感),以及愉悦型活动(带来愉悦和快乐感受)。随后参与者将在带领下列出一系列有益活动清单,并分析可能阻挡我们进行这些有益活动的想法或事件,通过前六周学习的正念练习,为自己提供改变生活的机会。

本周课程结束后,参与者需要在一周的 7 天中有 6 天完成可持续的正念练习以及 3 分钟呼吸空间,并完成行动计划的准备。

8. 第八周 现在怎么做？（what now？）

在最后一次课程中，参与者将对自己在课程中的经历进行总结反思：你体验到了什么？你学到了什么？对你而言最有用的是什么？本周课程尤其关注于参与者是否能够把过去几周学习和练习的成果推行，并且持续地应用在自己的余生中。这里强调不应该将第八周课程作为一个"终点"，而是作为一个更广阔的、持续的正念探索之旅的起点。如乔卡巴金说：真正的第八周，是我们接下来的人生。

四、案例

陈女士，40岁，汉族，二婚，无子女，硕士学位，会计师。陈女士自述于32岁左右经历工作及婚姻双重打击，初现抑郁症状，在随后的8年中反复发作。在初评中，心理咨询师对她的评估结果为存在部分缓解的抑郁症状，贝克忧郁量表得分18分。除抑郁症状外，陈女士自述身体健康，无慢性生理疾病。陈女士希望通过心理咨询来预防抑郁症的再次发作。同时，咨询师在与陈女士进行临床访谈的过程中还发现了陈女士存在长期的睡眠问题，这些睡眠问题不仅仅给陈女士带来了相当大的困扰，也与陈女士的心境状态密切相关。比如，陈女士自述如果某一晚没有睡好，第二天的情绪往往比较容易低落，而且在白天会产生"今晚是不是还会睡不好"及"睡眠不好我的抑郁症又会发作"相关的担忧思维。具体来说，陈女士自述入睡困难（平均入睡时间超过90分钟）及睡眠维持困（夜均夜醒次数2~3次）。即便努力保持较为规律的上床及醒来时间，保证了平均在床时间约在9个小时左右，陈女士自述实际睡眠时间只有5个小时左右。咨询师同时也确认了陈女士平时没有吸烟、喝酒以及喝咖啡的习惯。

在咨询师的带领下，陈女士加入了为期8周，每周1次，每次2小时的MBCT线下团体治疗小组。在治疗的开始，咨询师介绍，每周的治疗会包含一系列的正念技巧（包括对自身思维、情绪及感官的觉察，建立非评判性的接纳能力），以及关于抑郁复发、睡眠卫生的心理教育。

陈女士表示对学习正念练习非常感兴趣，完整参与了全部的，8次治疗，并且在过程中也保持了较高的参与度。在参与了2~3次治疗后，陈女士发现了自己开始逐渐有意识地观察自己低落情绪的迹象，也注意到了自己不适应性思维的存在，即，每次觉察到自己心情开始低落时，她会注意到自己一系列的评价性思维："我怎么又不开心了"→"我马上要抑郁了"→"我不会再好起来了"。她同时也发现了这些想法给她带来了一些生理唤醒，尤其是感觉身体紧张，手心发汗，呼吸加剧，甚至有时会有全身发抖的情况。在夜间入睡时，陈女士尤其发现自己会产生更多的负面想法及相关的信念，比如，"我今晚必须得睡足8个小时来弥补昨天的睡眠不足""我要是今晚再睡不着，明天又得混乱得一塌糊涂"。

起初,陈女士和许多刚开始练习正念的来访者一样,对于"放下"这个概念很难把握。她认为自己前来治疗的目的是摆脱这些给她带来痛苦的想法和情绪,并且也在治疗的前期多次提及自己想要断除与这些想法的任何关系。直到第 5 次治疗,陈女士自述开始感觉可以与自己的担忧思维共存。每次感觉到自己情绪开始出现下滑的情况时,她可以主动采用刻意调整呼吸的方式将自己的注意力恢复到眼前的任务上来。在入睡时,即使自己还没有睡着,但自己已经不会像之前那么紧张,也不会过于纠结于自己今晚能不能入睡、能够睡几个小时之类的想法了。但在后来的一次咨询师询问中,陈女士还是提及了觉得自己已经按照治疗要求一一照做了,但是还是存在无法入睡的情况,为此自己感到非常"抓狂"。咨询师随即询问陈女士的嗜睡情况,告知陈女士她可能是将疲惫感和嗜睡感混淆了,并且鼓励陈女士继续观察这两种感受之间的差异。

　　在 8 次 MBCT 治疗后,陈女士自述平均在床时间 7 小时,平均睡眠时长为 6.5 小时。虽然看起来依然不算多,而且与治疗前的 5 小时似乎差距不大,但是咨询师帮助陈女士计算了她睡眠效率的改善,发现 MBCT 显著提升了她的睡眠效率。根据睡眠效率计算公式(见第七章),在 MBCT 治疗之前,陈女士的睡眠效率为 5 小时/9 小时 ×100%=56%。而治疗之后,她的睡眠效率改善至了 6.5 小时/7 小时 ×100%=93%。她自述对目前的睡眠时长和质量及白天的日常功能水平都表示满意,贝克抑郁量表分数也降至了 7 分。

　　对比前部分描述的 MBCT 的作用机制,我们可以分析 MBCT 对陈女士失眠症状起效的主要作用途径有三个:第一,通过前几次治疗,陈女士对于自己反刍思维的觉察意识逐渐增强,也从而促使她可以练习注意控制技巧,从而增强了她将自己的注意力从这些担忧思维上转移开来的能力,继而减少了因为这些担忧而引发的元认知评价和令她不适的生理唤醒症状。第二,对于正念技能练习时间的增加也占据了陈女士平时参与到干扰入睡行为方面的时间。第三,陈女士在参与治疗的过程中逐步增加了对自身不适想法、情绪及生理感受的接纳程度,从而使得入睡变得更加容易。这些技能结合在一起,都减少了陈女士对睡眠不足导致的不良后果的担忧,也增加了她对于在睡眠时长较少的情况下依然能够保持正常白天生活工作的信心。

五、贡献与局限

　　目前研究者们也对如何将 MBCT 更好地应用于失眠患者上提出了一些建议。首先,对于失眠的定义以及诊断流程需要进一步明确,以便纳入 MBCT 治疗团体的患者更加符合失眠 MBCT 的目标人群。在这个诊断流程中,建议咨询师采用结构化及标准化的问卷来评估失眠症状史,并且尽可能地做到对共病睡眠障碍问题的精准评估,以排除由于睡眠呼吸暂停综合征、不宁腿综合征、梦游等其他睡眠障碍引发的失眠问题。在问卷评估的同时,咨询师也应采用半结构化临床访谈的方式来评估其他可能存在的精神障碍,以区分原发性失眠及与其他精神障碍共病的失眠。身体检查也很有必要,一方面帮助排除由于特定生理因素引发的失眠症状,另一方面,也可以筛选因身体因素(如慢性疼痛、活动受限、听觉/视觉障碍等)不适合参加正念练习的患者。另外,患者目前正在使用的药物也应告知咨询师,以便咨询师判定失眠是否由于药物副作用引发。其他建议采集的数据还包括患者自填的睡眠日记。在有条件的情况下,让患者佩戴至少 3 天的睡眠活动记录仪(如 Actigraph)也可以帮助咨询师更为客观地了解患者的睡眠状况。以上是睡眠状况方面的评估。认知方面,鉴于持续性失眠与一系列非适应性认知思维有关,咨询师提前对于患者的心理控制策略、关于睡眠和失眠的信念和态度、反刍习惯、焦虑和担忧思维、睡前生理及认知激活状况等也需要有所了解。

从研究的角度来说,研究者们提出了目前还需要更多的临床随机对照试验来确定 MBCT 对于失眠症状的疗效。并且,从目前已有的研究来看,虽然它们提出了 MBCT 作用于失眠症状的理论机制,但目前尚缺精细研究来实际解构 MBCT 中到底哪一环节对失眠症状起到了改善作用。

第三节 接纳承诺疗法

一、接纳承诺疗法的概述

(一) 什么是接纳承诺疗法

接纳与承诺疗法(acceptance and commitment therapy,ACT)由美国内华达州大学心理学教授海斯(Steven C. Hayes)及其同事于 1982 年提出。ACT 的核心是行为疗法,它是关于采取行动的。可是,它与传统的行为有区别。首先,它是以价值为导向的行为。这一模型包含大量的存在主义成分。比如,在生活中你赞成什么? 在你内心深处,真正重要的是什么? 在你的葬礼上,你想让别人记住什么? ACT 让你在更大的蓝图下接触到对你而言真正重要的事情:你内心深处深深地渴望成为一个怎样的人,以及活在这世上短暂的一生,你想要去做什么? 之后,你用这些核心价值来引导、促进和激励自己,使自己在行为方面有所转变。其次,这是有关"正念"的行动:全然地觉察,有意识地采取行动,以开放姿态接纳所有经验,全身心地投入到你正在做的每一件事情。ACT 的真实含义是:接纳那些你无法控制的,然后承诺采取那些能丰富自己生活的行动。简而言之,ACT 的目标是帮助我们开创丰富、充实且有意义的生活,同时接纳生活中那些不可避免的痛苦。

ACT 通过下面这些来实现这个目标：教授我们一些心理技术来有效地处理痛苦的想法和感受，并以此降低它们对我们的影响和作用，比如正念技术；帮助我们澄清价值，也就是说帮助我们找出什么才是真正重要的和有意义的，并根据这一点来引导、激励和促进我们设立目标及采取丰富我们生活的行动。

根据 ACT，接受不愉快的经历比尝试直接控制内心事件更有帮助。因此，ACT 的目的是促进心理灵活性，被定义为"直接和公开地接触当下的经验，并根据情境所提供的及个人目标和价值观坚持或改变行为的能力"。大多数关于心理灵活性的研究都是在接纳与承诺疗法（ACT）的背景下进行的。

ACT 包括一系列过程，或多或少与正念相对应。这些过程包括认知解离、觉察当下和接受。通过这些特定的过程，人们可以有目的地"放弃"对认知、情感和身体体验的控制，这些体验似乎会抑制睡眠的出现，思想可以被冷静地观察，一个人可以正视当前的时刻，而不是停留在一个人试图睡觉多长时间或对第二天的担忧。

（二）哲学背景与理论基础

接纳承诺疗法（ACT）已经发展了三十多年，它所采用的知识发展策略是以传统的行为分析为基础，而又对其做了拓展。ACT 的哲学基础是一种实用主义的科学哲学，叫作功能性语境主义。语境主义是史蒂芬·佩珀用来表述威廉·詹姆士传统中实用主义的术语。语境主义的核心分析单元是正在进行着的语境中的行为，也就是通常意义上有机体处于情境中的行为。它正在被做着时也是它正在进行着，既在历史的背景中也在情境的背景中，就像在狩猎中、购物中。

语境主义是一种整体分析方法，不像形式主义或元素现实主义的情境，整体事件是最基本的，其构成部分是用推衍或抽象概括出来的。整体是参照背景理解的，而不是由元素组合出来的。考虑一下一个人到商店去买东西。这一行为展开之后，就具有一个最近的历史（如食物不够了，而家庭聚餐马上就到了）和一个情境背景（如我现在左转到 12 路大街走进杂货店等）。这里有一个整体及延伸的目的感整合所有这些成分。"到商店去购物"是一个整体事件，暗含着你来的地方和去的地方，去的理由及要达到的目的。如果一条路堵了，可能会选另一条。行为的本质由其意想的后果界定，而不是由形式界定（你可以走到那里，也可以骑自行车，仍然是"去商店"）。当你到达那里时，你知道完成了。

ACT 对人类痛苦普遍性的假设来自于关系框架理论（relational frame theory，RFT），根据 RFT 理论，语言和高级认知最关键的核心是学习和应用"关系"框架的能力。关系框架的形成是习得性行为，在随意的情景控制下具有三个主要特征，即相互推衍、联合推衍和刺激功能的转换。

相互推衍意味着在一个方向上习得的关系也可以导出另一个相反方向的关系。如果一个人在特定的情境中学会了 A 以特定的方式与 B 相联系,那么这也蕴含了在此情境中 B 与 A 的某种关系。例如,如果一个人学会了"湿润"与"潮湿"相同,那么他也能推出"潮湿"与"湿润"相同。如果一个人学会了"A 比 B 高",他也会理解"B 比 A 矮"。联合推衍的意思是说相互的关系能够联合。如果一个人在特定的情境中学会了 A 以特定的方式与 B 相联系,而 B 以特定的方式与 C 相联系,那么就蕴含了这种情境下 A 与 C 之间的一种关系。例如,如果一个人学会了在特定情境下"A 比 B 强壮",而"C 比 A 强壮",那么这个人就能够推出"C 比 B 强壮"。最后,在这种关系网络中,事件的功能可以根据背后的关系得到改变。如果你需要移动一个沉重的器具,你知道 A 擅长,那么根据上面提供的信息,不需要知道 B 或 C 的新信息,你也会推出来 C 比 B 会更有用。

二、心理僵化模型与心理灵活性模型

如果心理灵活性不高,则会产生心理上的僵硬反应,对不舒服和不想要的刺激产生僵化的反应。ACT 的心理僵化模型(图 8-4)包括六个方面:①经验性回避(experiential avoidance):避免不必要的内在体验;②认知融合(cognitive fusion):被自己的思想和想法左右,而不是观察它们;③脱离当下(dominance of the conceptualized past and feared future):缺乏觉察当下的意识;④概念化自我(attachment to the conceptualized self):对自我概念的固化;⑤价值不清(lack of values clarity):没有明确的价值目标;⑥不作为和冲动(inaction, impulsivity, or avoidant persistence):无法付诸行动。

ACT 使用六个相关的核心过程来增加心理灵活性,ACT 的心理灵活性六边形模型(hexaflex)(图 8-5)也包括六个方面:①接受(acceptance):开放内心体验;②认知解离(defusion):观察内心的情感和思想而不依附;③觉察当下(contact with the present moment):有意识地意识到此时此刻;④以己为景(self as context):灵活的自我意识和视角;⑤澄清价值(values):与个人价值观的联系;⑥承诺行动(committed action):价值观引导的

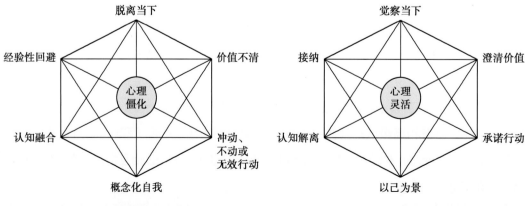

图 8-4　心理僵化六边形模型　　　　　图 8-5　心理灵活性六边形模型

有效行动。

ACT 的最终目标是让语言认知过程在更好的语境控制下进行，让来访者有更多时间及时接触当下行动的积极结果，因为当下才是有价值的人生道路。ACT 的六个过程共同促进了心理灵活性和人类功能适应性，这些核心过程中的每一个都可用来阻止或抵制产生僵化和痛苦的过程：

1. 矫正对心理活动内容的过度执着　即认知解离。ACT 教来访者将个体事件(如思维、情感、记忆、感觉)看作正在进行的体验，而不是像他们所理解的语言编织成的世界。是在"去文字化"或弱化文字、评价和以规则为基础的反应的支配功能。因而，解离基本上专注于人类经验的言语方面。

2. 矫正经验性回避问题　即接纳。ACT 教来访者为自己不想要的经验"留点空间"，不去做无谓的努力来压抑、控制或逃避个人经验，并且以一种真切的好奇和自悯之心去探索这些痛苦经验的生生灭灭。因此，接纳尤其专注于人类体验的情感方面。

3. 僵化的注意过程容易将人们带入对过去的回忆和对未来的想象中，ACT 试图建立灵活的注意过程，让来访者回到当下，即觉察当下。

4. 矫正对个人故事的过度执着和认同，即以己为景。ACT 帮助来访者与"此时此刻的我"建立更紧密的联结。这种观察者视角，可以说以自我作为背景的方式，会给来访者提供一种意识基础，使他们以解离和接纳的方式探索自己的思想和感受。

5. 如果来访者的问题是脱离个人价值或行动与个人价值不一致，ACT 帮助他们有意识地选择他/她自己的价值，并与当下的积极的优点联结。从本质上说，就是与情境相关联，即澄清价值。

6. 如果来访者不能采取有效的行动或执着于冲动行为或持续回避，ACT 帮助来访者将具体的行为与他/她选择的价值相联结，即承诺行为。并帮助来访者建立长期有效的、以价值为基础的行为模式。

在实际的操作中，来访者很少同时在六个核心过程中都表现出缺陷，因此，要在开展持续完整的治疗前，对每一个过程进行具体的评估。在治疗过程中，ACT 的核心过程几乎总是"激活"一个或多个其他过程。这也为治疗师提供了一个绝佳机会，让其在"六边灵活模型"中发现力量并帮助来访者纠正弱点。

三、接纳承诺疗法的相关治疗模型研究

研究发现，ACT 通过提高心理灵活性水平，可以有效缓解焦虑、抑郁情绪，提高睡眠质量，改善失眠。对成人失眠患者的主观睡眠和与失眠相关的认知-情绪过程有积极的影响。心理灵活性较高的人，伴有较少的抑郁、焦虑和失眠症状。一项对 334 名本科生的研究表

明,正念测试的得分越高,睡前唤醒越低,功能失调的睡眠信念越少,白天困倦越少,睡眠质量越好。有研究探索可能会改善慢性疼痛患者的失眠治疗方法的研究中,发现与接纳和正念相关的干预方法,特别是接纳和承诺疗法非常有效,且 ACT 很适合解决认知和生理觉醒的睡眠干扰过程,提高睡眠质量。研究者发现心理灵活性可以通过调节负性情绪,从而改善个体的睡眠质量。此外,通过接纳承诺疗法的单次团体干预能够提升个体的心理灵活性,并改善个体的负性情绪。ACT 可以有效改善睡眠质量、与睡眠相关的压力、睡眠持续时间及与睡眠相关的功能障碍信念和态度。

目前的干预研究多采用 ACT 或正念的传统干预方式对失眠进行治疗,即按照 ACT 病理模型的 6 个方面逐步进行治疗,大约需要进行 12 次的面对面心理咨询。但心理咨询行业在世界各地的发展速度不同,有些国家已经将心理咨询服务纳入医保体系,每年有十几次的免费咨询服务,甚至很多家庭还有自己专属的私人心理医生,在这种情况下,心理咨询可以按照某个计划或线形模型进行。而在中国,大部分或几乎所有的心理咨询都是没有保险覆盖的,所以我国的咨询师和来访者所面临的情况不一样。此外,认知行为疗法虽已被大量证据表明是治疗失眠的有效方式,但存在经济成本高、治疗周期长等实践障碍,因此,单次有效的心理咨询模式似乎可以成为有效替代方式。

(一) ACT 线形心理治疗模型

ACT 线形心理治疗模型的干预过程大约需要 12 次左右的传统面对面心理咨询(表 8-2),会先对来访者进行一些心理健康教育,随后逐步地按照 ACT 病理模型与治疗模型的 6 个方面进行干预治疗,一般干预过程和常用方法如下:

第一次咨询或首次访谈时心理咨询师会向来访者介绍 ACT,并在首次访谈过程中明确本次心理咨询的目标,咨询目标尽可能与来访者的价值一致,而不是回避或者是消除某些症状,比如想做一些什么样的改变、想变成什么样子等,让来访者意识到咨询效果取决于他能够做哪些改变,而不是简单地听咨询师讲讲道理。另外还要探索来访者经验性回避的故事,常用方法有"T字谜"和"指套游戏",以此来评估来访者的病理模型。对于心理咨询师来说,在第一次访谈过程中要让来访者意识到原来在应对他人或者环境刺激的时候,采用的策略基本上都是无效的,而且代价很大,属于恶性循环,激发来访者改变的动力。第一次访谈结束后,心理咨询师可以给来访者布置作业,让来访者去思考、觉察原有的应对模式带来了什么样的代价及有什么样的效果。

第二次咨询主要是让来访者意识到他们原来的应对方式、控制或者回避付出了很大的代价,并且在生活中是处处存在的。常用"白熊实验"和"测谎仪"的故事让来访者意识到情绪和头脑里的想法在很多时候是没有办法控制的。并且原来的控制或回避策略会导致很多问题,用"推文件夹"的实验让来访者意识到接纳问题的重要性。第二次咨询结束后

表 8-2　ACT 线形心理治疗模型干预方案

环节	主要内容
第一次咨询	**主题:接纳承诺疗法是什么** 1. 介绍接纳承诺疗法的基本理论和主要内容。 2. 确立咨询目标(例如,通过本次咨询,想有一些什么样的改变? 或想变成什么样子?) 3. 介绍语言的魔力:主要让来访者明白过去所有的体验,包括记忆、生理的反应、想法、情感等都是我们的经验。当经历了一件不愉快的事情,或可怕的事情,我们往往会产生回避的反应,这是正常趋利避害的本能。 4. 探讨经验性回避:和来访者进一步交流,了解来访者经验性回避的事件。让来访者明白人类在适应环境的过程中,如果遭遇了一些外界的刺激,特别是一些重大的创伤事件,或丧失性的事件,往往会让我们产生回避反应,比如亲人的去世、离异或者车祸。 5. 白熊实验(图 8-6):请来访者看一下这张图,这是白色的北极熊,请你仔细观察一下它长什么样,然后请你闭上眼睛,现在请来访者自己头脑里不要出现一只白色的北极熊,问来访者能否做到? 很多人都做不到,基本上没法做到。因为当说不要出现白色的北极熊的时候,头脑里面就会引发这个画面出来。我们的大脑遵循的是一种增加的原则,我们没有办法有意识地消除过去所有的记忆,没有办法控制我们的一些生理反应,有时候我们一旦产生生理反应,越想控制,越难以控制。 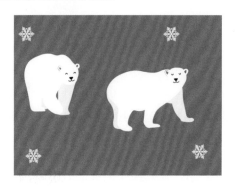 图 8-6　白熊实验
第二次咨询	**主题:接纳** 1. 什么是接纳:接纳就是允许和顺其自然,允许痛苦情绪感受、思维、感觉和内在体验,意味着我们愿意让它们在觉察中停留,不要求它们有所改变,或成为另外的东西。我们不是陷入与生活的辩论中,而是允许自己的体验如其所是。比如白熊实验,我们头脑里的想法及我们的一些记忆是没有办法完全消除的,也没有办法有意识地消除掉,所以我们只能用接纳的策略来应对它。 2. 如何做到接纳:接纳承诺疗法让我们能够以一种开放的、不设防的态度来面对,接受我们的这种感受或情绪,包含四个步骤:首先是愿意面对而不回避;第二是去充分体验感受身心反应;第三是能够去找到症状或者是这种感受背后的意义(即主动积极赋义);最后纳入到自己的心理空间。 关于接纳的隐喻故事: (1) 中国指套(图 8-7):我们如果把双手放入其中,就会陷入其中,拔不出来,越拔越紧。可是如果继续向里面挤,挤的时候就会宽松,然后手指就可以退出来。很多症状也是这样,有时候越想消除,它反而越强大。如果我们用接纳的策略,反而能解决。

环节	主要内容
第二次 咨询	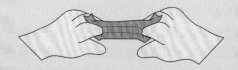

图 8-7　指套游戏

(2) T 字谜(图 8-8):可以看到这里面有 4 块木板,用这 4 块木板拼成一个字母 T,很多人都没有办法拼出来。在拼的过程中,如果目光只是停留在其中一块上,可能会停滞不前,但是到最后其实发现这一点想通之后,整个下来就很流畅了,很快就会把整个摆出来了。刚开始把它当成最麻烦的一块,但是最后发现可能它是最重要的一块。

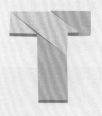

图 8-8　T 字谜

(3) 测谎仪:这里有一个鳄鱼池,上面有一块大玻璃,玻璃上面放了一把椅子,这把椅子是一个测谎仪,如果你要说谎,那椅子就会翻转,你就会掉到鳄鱼池里。假设让你坐在椅子上,不准紧张,一点紧张都不能有。我们有一种设备,测试你的皮肤,如果测出来你紧张,你的椅子就会翻转,你就会掉到鳄鱼池里,你就可能会葬身鱼腹。设想一下,如果你坐在上面,如果你想试图控制自己的紧张,让自己不紧张,你觉得能做到吗?

(4) 与怪兽拔河(图 8-9):试想一下,如果我们和怪兽拔河,你觉得怎么做才能摆脱这种困境? 其实在跟症状作斗争的时候,就好像是和怪兽拔河,中间有一个坑,我们试图想把怪兽拉到坑里去,可是怪兽想把我们拉到坑里去,这样的结果会是什么? 就会僵持在那里,以至于我们内心越来越恐惧。但是如果我们放手,怪兽就会离开我们。解决方法就是接纳,接纳就是让我们放手的一种策略。此外,正念也会让我们放手。

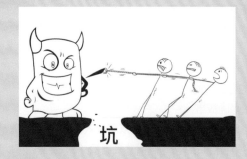

图 8-9　与怪兽拔河

环节	主要内容
第二次咨询	3. 正念研习："身体扫描" 通过身体扫描研习,接纳扫描过程中身体的不适感,提高痛苦接纳程度。要想从生命中觉醒,需要研习三个基本技能: (1) 注意力的指向:将注意力指向你所希望的地方(投放)。 (2) 注意力的保持:根据意愿,将注意力保持一段时间(保持和探索)。 (3) 注意力的转移:根据意愿,将注意力转移开(离开)。 用觉察拥抱着不愉快的经验,而不去立刻进行膝跳反射式的规避反应,这一点就在此时此刻消解了竭力去除不愉快经验的努力的挣扎和痛苦。改变我们对内在体验的基本姿态,从"不喜欢"转变为"开放",让习惯性自动化反应的链条从第一环崩裂。在生命的每一个困境体验里,我们都可以抓住机会进行自我探索,将下面两个传统的"真理"应用到生活中: 4. 只要不强迫它们,所有的不愉快的情绪都会自行离开。 5. 即便处在不愉快的感受中,我们仍然可以体验到一种平和与满足。 **作业:用卡片记录头脑里的负性想法。**
第三次咨询	**主题:认知解离** 1. 作业讨论 主要让来访者从另外一个角度来觉察自己的头脑,意识到头脑里面某些想法往往在认知融合的状态下,产生身体的反应,情绪的体验。 2. 什么是认知融合 当我们的想法和想法所代表的事物等同于一起的时候,就是一种融合的状态。语言本身就具有认知融合的功能,学习语言本身就是先靠认知融合,把事物和语言符号等同为一起,这样才能掌握语言。 3. 认知融合的几种情况 (1) 与评价性语言融合。 (2) 一些过去的创伤记忆会引发认知融合。比如"一朝被蛇咬,十年怕井绳",是与创伤性记忆的认知融合。 (3) 一些自动化的念头、自动化思维,会引发出我们产生一些身心反应,比如说突然想到门锁好没有? 这时候会产生一种紧张感,甚至有一种冲动要回去检查一下。 (4) 头脑里一些认知的图示也会引发出认知融合,比如说医生、老师等某个特定的职业,对某个事物都有自己固定的认知图示。 (5) 与规则融合,当孩子用手要触摸电源插头或者插孔的时候,父母就会大声呵斥:"别动",这时候孩子会吓一跳,以后再看到电源插孔,自然就会产生一种紧张感,从而产生回避。每一个驾驶员开车上路的时候,都会注意是否违反了交规,这时候交通规则跟惩罚融合在一起,所以语言的规则会让我们产生认知融合。 (6) 各种信念也会产生认知融合,可以为自己的信仰牺牲自己的一切。所以语言的力量非常强大,可以从生活中的一点一滴到奉献自己的生命,这都是语言的力量,让我们能够被语言所控制。 4. 认知解离 把语言、符号、图像、记忆、规则等和客观事物本身区分开,即想法是想法,规则是规则,事物是事物。 5. 如何区分想法和感受 想法和感受都是个人内在体验的不同方面,因此它们之间的差异很难用语言描述。不过,想法在心智中往往以词语和句子的方式出现,或以画面、图像等难以用词语描述的方式出现;但是感受更多地表现为直接体验到的感知或者情绪状态的变化。

环节	主要内容
第三次 咨询	6. 如何做到认知解离　比如收音机在播放某一个节目,不被语言或者这种想法所融合。一切依靠因缘而生的世间法都跟梦幻一样,好像泡沫中的影子、雾霭一样,不可琢磨,无常变幻。同时如同闪电一样快速变化。我们要无时不刻地这样看待这个世间的一切,不要执着它而被它束缚我们本来解脱自在的本性。不要被想法所左右,应作如是观,是怎样就是怎样。 7. 正念研习　"正念伸展" 　　研习的目的是让来访者意识到自己身体的感知和情绪,尊重并去探索自己的身体极限,让紧张得以释放,并拓展身体极限。 **作业:让来访者思考自己为什么会被头脑里的想法左右。**
第四次 咨询	**主题:以己为景** 1. 什么是概念化自我　将自己或他人对自己的评价、判断作为自己的标签。 2. ACT 三种自我　人生中各种各样的体验,包括我们的身体的反应,所有的记忆、经验,都会成为经验自我。概念化自我是在经验自我之上,自己给自己的一些评价,各种各样的信念,各种各样的印象,或者他人对你的评价内化为自己的评价。观察性自我本身只是一种视角,是一种观点的采择,没有内容,我们经验自我、概念化自我是我们观察的对象。 3. 观察性自我技术的应用　能够从不同角度看这个世界,这实际上是一种观点采择的能力,个体在成长过程中,这种观点采择的能力会慢慢地越来越强,所以每个人观察性自我的能力也会越来越强。比如观看舞台剧时,舞台上上演着各种各样的戏剧,各种各样的内容,演员不断地转变,内容不断地转变,但是舞台没有变化,所以这时候舞台是一个容器,是一个承载者,所有的经验都只是内容。 4. 我们的情绪反应所反映的是我们对情境的解读,而非情境本身。 5. 如何辨识规避反应　每个人的规避反应都是不尽相同的。它通常包括: (1) 一种大体上"不情愿"的感觉:不希望某些事情发生、不希望有某种体验、不希望成为某种人、以这样或那样的方式或认为我们需要让事情变得不同。这种意愿本身就是痛苦的。 (2) 身体知觉的典型特征模式:通常是一种想推开的感觉,紧缩感,抵抗感,压迫感,紧迫或者僵硬的感觉。一些人会感觉到面部或者前额的紧缩感。其他人则会有肩膀的紧绷或对抗感,或下腹部、胸部的紧缩感或紧张感。双手会紧握。所有这些身体感受,也是让人不快的。 6. 正念研习　"正念行走",每次开始研习时,提醒自己注意体会规避反应 (1) 靠近任何不舒适或者是不愉悦的感受、身体感觉或想法,觉察自己对它们如何反应,尤其是在身体层面。 (2) 一点点尝试,看看自己是否可以辨认出规避反应。反感和规避的感受如何? 你身体的哪个部分对此有所体验,这种体验如何? 如何影响你的思维? (3) 你自己的"规避标志"(你辨认出来的规避反应的身体知觉的特征模式)是什么。 (4) 熟知自己的规避反应后,如果觉察到它的出现,告诉自己"这就是规避反应",看看是否会有所帮助。 **作业:每日正念研习**

环节	主要内容
第五次 咨询	**主题：关注当下** 1. 什么是脱离现实　当我们沉浸在负性思维里面不能自拔，会容易形成思维反刍，从而引发抑郁（比如祥林嫂失去阿毛后，一直沉浸在过去的痛苦中）。当我们沉迷于对未来的担忧、害怕、恐惧里，往往会引发各种各样的焦虑（比如"杞人忧天"的故事）。 2. 关注当下技术的应用　通过讲解"释迦牟尼吃橘子"片段等方式介绍接触当下的过程，实际上打开我们的五官——眼耳鼻舌身，与当下充分地接触。 3. 正念技术的应用　有意识地觉察当下、不做评价、不做判断。 4. 日常生活中的正念训练介绍　正念品茶、正念吃饭、正念行走、正念做家务 5. 正念的八种态度　首先是要有一种赤子之心或者初学者之心，那就意味着我们看事物的时候不做评价，好像婴儿一样，从来没见过事物，带着好奇去观察它，去觉察。另外就是不做评判，不要被过去的经验和些想法左右。要能够确证认同，能够确实地去感知这个事物的本来面目。不加努力，不抱着某种目的一定要达到什么样子。所以要顺其自然，它是怎么样就是怎么样。另外就能够平静祥和。我们的情绪状态应该是一种平静的状态，而不是带着焦虑或者抑郁的状态。还要自我信任，能够面对自己的体验，相信自己，相信自己的各种各样的感受。还要自我关爱，能够呵护自己的身心状态，关爱自己的身体的每个部位。 6. 正念研习　"正念觉察呼吸" 引导语：我们对过去的反刍会将我们拉回到抑郁和愤怒中。对未来的担忧让我们陷入焦虑。时刻思考着那些"必须"完成的事情，让我们感到沉重、疲惫、压力巨大。我们要探索的是：无论身在何处、正在做什么，我们可以学会脱离那些无意义的、无目的的心智时光旅行：将呼吸作为当下时刻的锚，返回此时此地。对运动中的身体进行正念觉察。进行3分钟呼吸空间研习。 这个研习的目的不是阻止心智的游离，而是利用这些觉察心智游离的时刻，来发展自己的如下技巧： （1）承认这一切已经发生——不需要为此责备自己。 （2）暂停一下来觉知此刻心智在哪里。 （3）放下让心智游离的内容。 （4）温柔宽容地将注意力带回到呼吸上来。 这个研习可以一次又一次地让来访者从心智时光旅行中回到当下，在此刻重新开始，与当下这口呼吸同在。直接将意识靠近并聚焦到不舒适的身体感觉上，这种技能是在身体中应对情绪困境的核心内容。
第六次 咨询	**主题：明确价值** 1. 价值不清　价值不清是遇到困难或者挑战的时候，往往会回避或者会选择逃跑（比如当自己驾驶着一艘船，突然罗盘失灵，虽然到处都可以走，但是不知道去哪里的时候，就会产生一种恐慌感、迷茫感。有不少人在生活中不知道自己往哪里去的时候，就会产生极大的苦恼或者痛苦）。 2. 价值澄清技术　价值澄清是清晰自己的价值方向，朝着自己的价值方向设定一个目标，有目标，有阶段，一步一步地前进。价值方向并不是一成不变的，它可能会随着环境的变化、人生的不同阶段而变化，帮助我们朝着自己的价值方向努力生活或者工作。

环节	主要内容
第六次咨询	有一个工具是价值罗盘(图 8-10),可以帮助价值澄清。 (1) 教养孩子:你希望怎么养育孩子,怎么做一个好父亲、好母亲。 (2) 婚姻伴侣亲密关系:你希望自己的婚姻是什么样的状态。 (3) 家庭、夫妻关系:希望是什么样的状态。 (4) 身体健康:健康是否重要? 有些人的口头禅是健康第一,但是却做着抽烟、酗酒的行为,并没有真正朝着自己价值方向前进。 (5) 友谊:我们的人际关系中,对友情的看法,有的人重视友情,可以舍生取义。 (6) 社会关系:其他的一些社会关系,包括同事关系、上下级关系。 (7) 工作:你是如何看待工作的? 有的人把工作放在第一位,把家庭放在第二位,为了工作,不要自己的家庭,变成工作狂,还有人在工作和家庭选择中发生很强烈冲突的时候,产生一种迷茫,不清楚该怎么选择。 (8) 精神信仰:你有什么信仰吗? (9) 教育、培训:如何看待一些学习培训? (10) 休闲娱乐:有的人很看重休闲娱乐,会把休闲娱乐作为人生中非常重要的一部分,要环球旅行、登山,要做自己喜欢做的事情。可是有的人觉得这是浪费生命,把工作放在第一位。 所以我们每个人在人生的某个阶段,都会选择几个方面,就好像一个罗盘一样,确定你朝哪个方向去走。 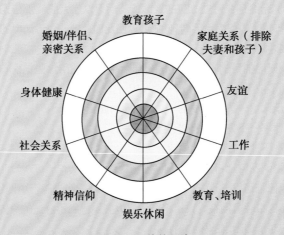 图 8-10 价值罗盘 1. 如何明确价值　通过墓志铭(当你去世以后,如果要给自己的墓碑上刻上一段话,你会写什么呢? 去想象你这一辈子到底为这个世界上留下了什么?)、80 岁生日(假如你要过 80 的寿辰,你的亲朋好友、子子孙孙来给你过寿,你希望他们会对你做出什么样的评价?)等方法引导来访者明确价值方向。 2. 引导来访者明白,明确的价值能够引领我们继续下去,无论是否喜欢,都能够坚持,它不是通过强迫我们,而是通过提醒我们真正珍视的东西。实际上,我们的内心深处都根植着一个动机,它能够推动我们继续,能够在痛苦情绪出现时支持我们的行动。这是个简

环节	主要内容
第六次 咨询	单而珍贵的、与生俱来的权利:我们关爱众人——包括我们自己。当然,如果你曾经抑郁过,或者你现在正陷入抑郁中,那么很难辨识或找出一个关爱自己的动机。你可能会觉得自己不值得关爱,或者你相信,自己不像其他人拥有自我关爱的内在能力。在这个时候,最关键的是要记住,自我关爱的动机,或者对自己友善的做法,是可以通过研习进行培育、培养和增强的。 3. 如何培育　将正念、接纳和感兴趣的觉察带到你的体验中,要尽力而为,哪怕只是一点点。这种行动本身就是一种最有力的对自己的关爱、良善和仁慈。每当我们保持真正的正念,我们就滋养了宝贵的关爱自己和他人的意图。 4. 正念研习　"慈心禅" 慈悲不是奢侈品。它是人类生存的必需品。 慈心和悲心能够在专注(止禅)和开放监控(观禅、内观)准备好的肥沃土壤上成长和繁荣。当我们研习集中注意以及没有评判地一次又一次地回来时,我们的内心逐渐变得能更多地接纳、更少地反应。正如 Joseph Goldstein 所说的那样,随着时间的流逝,"正念培养了一颗极其柔软的心……改变了我们与自己及与他人相处的方式。我们开始感受更深,且感受的深度成为慈悲的来源"。 像专注和觉察一样,慈心和悲心也是可以学习和培养的。神经生物学研究和临床医生实践发现,通过对慈心和悲心的训练可以使得来访者获得极大益处。我们发现在大多数的心理治疗形式中,慈悲可能是一个极其有效的治疗因子。 培养慈悲同时也特别具有挑战性。对于我们大多数人来说,对痛苦完全开放是困难的,我们仍然希望减轻它。对于这个挑战,佛教修行传统已经发展出一个循序渐进的方法。一旦已经培养出一定程度的专注,在聚焦在悲心本身之前,研习者致力于培养慈心(在巴利语中是"metta")。因为慈心指的是希望我们自己和他人都好,并不一定包括对痛苦的注意,它可以作为悲心禅的良好基础。 《慈心禅》传统上是使用一系列对我们自己和他人表达美好祝愿的简洁语句来培养的。这些语句包括以下的变化:愿我平安。愿我快乐。愿我健康。
第七次 咨询	**主题:承诺行动** 1. 什么是无效行动　无效行动核心的就是恐惧、害怕而产生的回避反应。当我们缺乏清晰的价值,往往会被那些消极的想法所阻碍,导致无效行动、冲动、盲动、不行动(如守株待兔)。 2. 无效行动的影响因素　出现无效的行动、盲动或者不行动的时候,往往跟什么因素有关? 接纳承诺疗法里面用 4 个字母来代表这 4 个方面: (1) F,fusion,就是融合的意思。往往会和我们头脑里面的某些负性的想法、消极的想法相融合。比如说有些抑郁的患者,不愿意出门,他会想我什么也做不成、我一定会失败、别人会笑话我等。当他和这些想法融合的时候,他就不去做,就会回避。 (2) E,excessive goals,目标过高。有时候目标过高也会让我们不敢行动。比如有人拖延,就是因为这件事情太重要了,是领导非常重视的一个任务,一定要做好。可是怎么才能做好呢? 反而无从下手、久久不能开始。这也是很多人拖延的一个重要原因,就是给自己设的目标过高了。

环节	主要内容
第七次咨询	(3) A,avoidance,回避不舒服、痛苦、压力、辛苦、麻烦等。就像不愿意上学的学生,口头禅往往是:我不想太痛苦,我不想太累了,我不想太麻烦了。每个人都可能会有一个生活的舒适区,在舒适区里面似乎一切都好。可是如果停留在舒适区,我们就没有办法提高和发展自己。所以每个人都要从舒适区上升到不舒适区,这是一个破茧而出的过程。就好像蝴蝶从虫子变成一个漂亮的蝴蝶,这个过程中有一个蜕化的过程,这个过程是非常痛苦的。我们每个人也是这样,如果我们一直待在舒适区,我们生活就会平淡、乏味。 (4) R,remoteness from values,偏离价值方向。偏离价值方向也会导致无效的行动,就好像我们选择往东去,结果你却向西了,背道而驰。比如你认为健康最重要,但是你却天天抽烟、酗酒。你认为学习最重要,但是你经常会用各种理由去打游戏、玩耍,而没有把自己的精力和时间用在学习上,这就是一种偏离价值方向,是一种无效的行动。 3. Reaction 和 Action "Reaction" 是一种反应,往往不知道自己为什么,是外界的刺激、外界的要求、外界的诱惑,让自己去产生一种反应。"Action" 是很明确自己为什么而做,主动去做。 4. 行为会影响情绪。让来访者明白自己可以通过改变行为,来改变自己的情绪。如果人们感到低落、耗竭、缺乏精力,那么有两类活动在心境提升方面特别有效: (1) 愉悦型(Pleasure)活动:这些事情可以带来愉悦或快乐,例如和朋友通话,洗个长长的、悠闲的热水澡,或者出门散步。 (2) 掌控型(Mastery)活动:这些事情可以带来自我实现、满足感或者控制感,例如写封信、收拾下房间,或完成一件搁置已久的事情。 5. 什么是有效行动 承诺行动是基于价值方向的行动,是一种选择的,是一个基于我愿意去做的行动(比如《西游记》的故事,去西天取经这个过程中,猪八戒曾经要打退堂鼓,要回高老庄,孙悟空也曾经回过花果山,但是唐僧始终坚持,无论生死,无论什么困难,都会坚持到西天取经,这就是一个价值方向。有这种价值方向之后,要做的事情是什么?路在脚下,千里之行始于足下,首先要从脚下开始迈出第一步,这就是行动)。 6. 如何做到有效行动 从我们回避、内心的某些不舒服、烦恼,从回避的状态转向我们追求的价值方向。我们消除不想要的,实际上是一个负强化的过程。在这种负强化的过程中,往往会让我们陷入困境之中。需要拥抱痛苦,朝着自己价值方向前进,这样一个过程做出的一种选择,就是一个转折。接纳承诺疗法里面也有 4 个方面帮助做到有效行动: (1) D,dare,就是解离。能够解离头脑里的一些消极的想法或者自动化的想法。 (2) A,acceptance of discomfort,接纳不适感。接纳自己的痛苦的体验、经验、情感。 (3) R,realistic goals,制订符合现实的目标。朝着价值方向设定现实的可以实现的目标去前进。 (4) E,embracing values,拥抱自己的价值方向并付诸行动。 在这个过程中,我们要能够及时地觉察。要做到接纳和解离,必须要能够很好的觉察。 7. 怎么才能有力量 语言的力量会促使我们朝着自己的价值方向去前进,去兑现我们的承诺,这就是一种见证的理念。所以承诺和见证是密切不可分割的,同时承诺的时候一定要公开,特别是对自己有帮助的人,特别是身边的亲密关系,要让他们来支持自己。

环节	主要内容
第七次咨询	8. 正念研习 "呼吸空间:正念行动之门" 进行完正念研习之后,此时适合采取一些有意识的行动。比如,问问自己:此时此刻我自己需要什么? 此时此刻我如何更好地照顾自己? 请将你的行动当成实验。在这些行为结束后,看看能否放下预先设想完成后感觉如何的倾向。对方法是否有效保持开放的心态。可以尝试不同的活动,不要只限制在几个喜欢的内容上。有时候尝试新的行为本身就非常有趣。"探索"和"好奇"通常可以对治"放弃"和"退缩"。 在回应情绪时,下列活动可能会很有帮助: (1) 做些愉悦的事。从你的 P(愉悦)型活动列表中选择一个活动或者采用其他手边适合的愉悦活动。 (2) 做些让你有掌控感、满足感、成就感或控制感的事。从你的 M(掌控)型活动列表中选择一个活动或采用其他的手边适合的活动。请记得:①把任务拆成小步骤,一次只做一步或一部分;②当你完成了一个任务或一个步骤之后,花一点时间去用心欣赏自己的努力。 (3) 正念地行动。尽量把注意力聚焦于你正在做的事,让你的心智安住于此刻,特别注意你的身体感觉。也许你会发现这样做有所帮助:轻柔地给自己描述你的行动(比如,"我正在走下楼……现在我可以体会到手下的扶梯……现在我正走进厨房……现在我正在开灯……"),在做事的同时留意呼吸,当你在行走时留意脚和地面的接触。
第八次咨询	**进一步讨论承诺行动过程中遇到的一些困难和障碍,帮助来访者进行认知解离和接纳**
第九至十二次咨询	**帮助来访者进一步地强化运用接纳承诺疗法后行为模式的改变**

的作业一般是用卡片记录头脑里的负性想法。

第三次咨询聚焦于认知解离,会从上一次的作业讨论开始,让来访者去从另外一个角度来觉察自己的头脑,意识到头脑里面某些想法往往在认知融合的状态下产生身体的反应、情绪的体验等。第三次的作业是让来访者思考自己为什么会被头脑里的想法左右?

第四次咨询聚焦于来访者的自我概念及正念两部分,让来访者做一个关于自我评价的描述,让其觉察自己对自己的评价和描述。我们的语言有两类,一类是评价式的语言,一类是描述式的语言,描述主要是指客观描述,评价主要带有主观评价。让来访者意识到自己的头脑不停地在做一些评价,特别是在对自己做评价。让来访者做"正念观呼吸"或"吃葡萄干"练习,意识到头脑里面是不停忙碌着的,有很多的念头冒出来,特别是关于自我评价的念头,而这可能就是问题所在。第四次的作业是做一些正念研习,观察自己的念头。

第五次咨询聚焦于来访者记录的一些生活故事及把正念扩大到生活中更多的方面,同时常用"看电影"技术引出观察性自我的概念。

第六次咨询帮助来访者找到未来的价值方向,让来访者想象假如自己是个编剧,可以编写自己人生的故事,给自己的人生书写一个结局,或和过去的自己进行对话。来访者能够看到未来自己想要的结果,找到自己的价值方向。

第七次咨询聚焦于承诺行动,明确价值方向后,需要进一步的明确目标。目标可以包括近期的、中期的和远期的。常用"刻度尺"的方法,探讨如果提高一分会是什么样子?如何才能提高?当来访者能够从回避"不要"的状态变成"想要迈出一小步"的状态,这本身就是一个巨大的转变。

第八次咨询进一步讨论承诺行动过程中遇到的一些困难和障碍,让来访者去觉察障碍往往是来自于内部认知融合,特别是和一些消极的、负性的评价进行融合。和来访者进一步去解离这些评价、自动化思维,当然也可能是再次出现回避和控制的障碍,也可以进一步觉察回避和控制本身才是问题,要学会接纳内在的一些体验。

第九到十二次咨询,基本上到了结束的阶段,主要是帮助来访者去进一步强化这种模式的改变。跟来访者回顾这十二次的过程中主要训练了哪些内容、发生了哪些改变,表达出对改变的一种欣赏和赞美,强化改变,同时让来访者总结治疗过程中有哪些人生的成长、个人的感悟和收获。

(二)ACT 环形心理治疗模型

ACT 环形心理治疗模型又称"起承转合"四步法,单次干预过程包括"起承转合"四个步骤(图 8-11),具有简明、高效、容易操作、容易学习的特点,是一般心理问题单次咨询的简

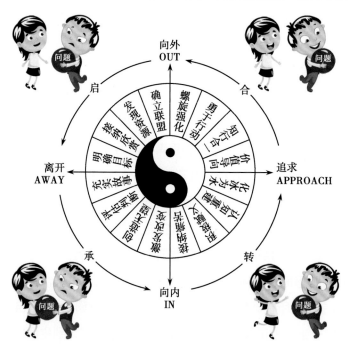

图 8-11 "起承转合"四个步骤

明模式。它是指在一次咨询或治疗过程中,咨询师或治疗师与来访者在六个方面进行探索,就好像跳舞一般,从来访者最需要的或者最僵化的部分开始,踩着某个节奏进行一个完整的舞蹈。

第一步为"起",指来访者带着问题来寻求帮助,心理咨询师和来访者建立咨询关系、确立联盟,分析、倾听来访者的问题,并发现来访者的心理资源。一般咨询师会和来访者讨论此次心理咨询的目标是什么或者询问来访者期待咨询结束后有什么具体的改变。

第二步为"承",心理咨询师会帮助来访者充实故事,询问事件发生的时间、地点、人物、过程以及来访者的解决方式,了解更多背景信息,比如来访者的基本人际关系、评价认知。若来访者表现出抑郁,还需了解是否有自杀倾向、睡眠状况如何、饮食体重变化。如果是成年人,还需了解夫妻生活有什么变化,以此来评估来访者的应对模式,并和来访者探讨原来的应对模式是否有效,是否愿意做出改变。常用方式为"创造性无望",即咨询师和来访者探讨以现在的应对模式走下去,结果是什么样的? 可能会很糟糕,这时来访者会觉得没有出路,想要主动做出改变。

第三步为"转",咨询师利用 ACT 六边形模型评估来访者的病理模型,发现恶性循环模式,帮助来访者觉察并发生转变。利用 ACT 心理灵活性模型帮助来访者从回避某些不想要的经历、情感、记忆等,转变成想要的价值、目标,找到自己的价值方向、找到人生的意义和方向、找到在人生的这个阶段什么是重要的。同时帮助来访者评估想要的目标,包括远期的目标和近期的目标。

第四步为"合",即知行合一,在明确价值后,承诺行动。心理咨询师和来访者探讨为了达到目标,回去能具体做点什么? 帮助来访者真正从行动上做出改变,更好地建构未来。

实际操作中,心理咨询师可以根据来访者的实际情况建议进行一到多次的心理咨询(表 8-3)。

表 8-3　ACT 环形心理治疗模型干预方案

环节	主要内容
第一次咨询	1. 起　请来访者思考进行本次咨询的目标是什么。
	2. 承　请来访者仔细回想以往面对困难或问题时,自己是如何应对的? 是不是会采用转移注意力、打游戏、看书、旅游、吃药等方式。
	3. 转
	(1) 引导来访者讲述近期发生的困扰事件,和来访者探讨介绍 ACT 的心理僵化模型(讲解内容可选取表 8-2 中内容),评估来访者的心理僵化模式。人类在适应环境的时候,如果遭遇了一些外界的刺激,或者遇到了一些危险,我们采用的策略一般分成三类,即战斗、逃跑和僵化。比如我们碰到一头狮子,如果是个小狮子,很小,我们觉得自己能战胜它的时候,我们就可以打。但是如果是一头猛狮,这时我们该怎么办? 只能逃。或有可能会被吓瘫了,一下子僵在那里了。

环节	主要内容
第一次咨询	(2) ACT 的心理灵活性模型讲解(讲解内容可选取表 8-2 中内容),引导来访者选择适合自己的治疗模式,对症下药。 (3) 咨询中结合正念研习,提高痛苦接纳程度和觉察能力。 4. 合　请来访者思考为了达到自己的目标,回去能具体做点什么? 将选择的心理灵活性中适合自己的维度运用到日常生活中。
第二次咨询	1. 起　回顾上次咨询后自己行动上的最大改变是什么? 并确立本次咨询的目标。 2. 承　请来访者仔细回想以往的应对方式短期可能有改变,长期效果如何? (可能长期无效) 3. 转 (1) 引导来访者讲述近期发生的困难,采用不同的案例和方式和来访者探讨介绍 ACT 的心理僵化模型(讲解内容可选取表 8-2 中内容),评估来访者的心理僵化模式,分析来访者运用心理灵活性治疗模型中的具体问题。 (2) 继续对 ACT 的心理灵活性模型讲解(讲解内容可选取表 8-2 中内容),强化来访者对接纳承诺疗法的理解,引导来访者运用到实际生活中。 (3) 咨询中根据来访者实际情况,结合正念研习,提高痛苦接纳程度和觉察能力。 4. 合　请来访者思考为了解决近期的困难,具体能做什么。
第三次咨询	1. 起　回顾上次咨询后,自己日常生活中应对模式最大改变是什么? 请来访者列举具体的事件。 2. 承　请来访者仔细回想以前的应对方式自己付出了什么样的代价。 3. 转 (1) 采用不同的案例和方式和来访者探讨回顾 ACT 的心理僵化模型(可选取表 8-2 中内容),引导来访者评估自己的应对模式属于 ACT 的哪种心理僵化模式? 分析评估来访者的心理僵化模式。 (2) 继续探讨回顾 ACT 的心理灵活性模型(可选取表 8-2 中内容),强化来访者对接纳承诺疗法的理解,引导来访者明确针对自身情况,应该选择哪种治疗模式,并运用到实际生活中。 (3) 咨询中根据来访者实际情况,结合正念研习,提高痛苦接纳程度和觉察能力。 4. 合　请来访者思考为了达到近期目标或长期目标,具体开始能做什么?
第四次咨询	1. 起　回顾上次咨询后,自己日常生活中经常采用心理灵活性的哪个维度? 请来访者列举具体的事件。 2. 承　请来访者仔细回想采用新的应对方式后,和之前相比有什么改变? 3. 转 (1) 采用不同的案例和方式和来访者继续探讨回顾 ACT 的心理僵化模型(可选取表 8-2 中内容),引导来访者进一步评估自己的应对模式属于 ACT 的哪种心理僵化模式。 (2) 继续探讨回顾 ACT 的心理灵活性模型(可选取表 8-2 中内容),强化来访者对接纳承诺疗法的理解,引导来访者明确适合自己的治疗模式,并运用到实际生活中。 (3) 咨询中根据来访者实际情况,结合正念研习,提高痛苦接纳程度和觉察能力。 4. 合　请来访者思考近期想要做出什么样的改变? 为此具体能做什么?

环节	主要内容
第五次咨询	1. 起　请来访者思考在接下来的一年内,自己想达到的目标是什么?
	2. 承　和来访者探讨,为达到目标,目前自身还有哪些困难?
	3. 转
	(1) 针对来访者提出的困难,引导评估属于 ACT 的哪种心理僵化模式? 可继续采用不同的案例和方式和来访者探讨回顾 ACT 的心理僵化模型(可选取表 8-2 中内容),强化来访者对接纳承诺疗法的理解。
	(2) 根据评估的心理僵化模式,引导来访者明确适合自己的治疗模式,并运用到实际生活中。可继续采用不同的案例和方式和来访者探讨回顾 ACT 的心理灵活性模型(可选取表 8-2 中内容),强化来访者对接纳承诺疗法的理解。
	(3) 咨询中根据来访者实际情况,结合正念研习,提高痛苦接纳程度和觉察能力。
	4. 合　请来访者思考为了达到自己的长期目标,有什么具体行动计划。

ACT 环形心理治疗模型具有以下优势:

1. 每次干预都是在六个维度上以"起承转合"四个步骤对比讲解病理模型和治疗模型的六个方面,让来访者在六个维度进行探索,选取自己最需要的或者最僵化的部分。使得来访者由浅入深、由表及里地更容易理解和掌握 ACT 治疗模型背后的相关内容,并运用到生活中解决实际问题。

2. 环形心理治疗模型赋予了来访者更多的自主性去探索内心的问题,每次干预都是针对六个维度的螺旋式升华,循序渐进,是一种螺旋式上升的强化过程。每次干预都可以选择自己"此时此刻"的问题(即哪个维度)进行治疗,旨在引导来访者发现自己的心理资源,主动解决问题,达到"助人自助"的目标。

3. 对每个维度而言,每次干预,所有内容会经历反复的复习、巩固、提升顿悟,有效解决了线形模型中,来访者在完成后面干预内容时,忘记前面维度的问题。

4. 实际咨询中,来访者在咨询伊始往往并不完全清楚自身困惑所在,或只是从叙述自身身体症状开始着手,而线形模型每次就在一个维度进行集中深度讲解,有可能超出来访者认知和感悟的高度,感觉难以理解、来不及消化,或来访者本身没有这类问题,而产生无聊情绪,以致脱落。如果涉及多次干预,环形模型会随着干预内容螺旋式上升、深度加强,咨询间隔期间要求来访者进行自我反思,对目标维度有针对性的家庭作业和日常生活实践练习,都有助于改善自身问题。

5. 每次干预都是完整讲解病理模型和治疗模型的六个方面,能在第一次干预时就为来访者感兴趣的部分提供相对直接的介绍,吸引来访者坚持完成干预,强化干预效果。

此外,新冠疫情暴发以来,保持社交距离和减少聚集接触已成为常态,已有研究者采用网络在线方式对大学生的心理健康问题进行干预并取得了良好的效果。研究人员和医疗机构也提出,远程提供医疗治疗可能是最理想的解决方案。且已有精神卫生项目的远程医疗使用信息和通信技术来评估、管理和治疗人们的心理健康问题。因此,网络化 ACT 干预可以成为传统干预领域的有效补充。

四、案例

(一)背景描述

李先生,30 岁,在一家互联网公司工作,主诉反复失眠持续半年以上。

李先生一年前新接了一个项目,工作压力增大,为了赶项目,晚上不停加班,经常需要开会讨论到凌晨,生物钟常常颠倒。本以为项目结束后可以好好睡几天,但是一躺在床上大脑就异常兴奋,近期需要很长时间才能入睡,每晚只能维持 3 个小时左右的睡眠,且入睡前有很强的担心(怕自己睡不着),入睡困难,甚至整个晚上没有睡意。早上起床后会感到非常疲劳。在应对工作的时候精力不足,因为长期的缺少睡眠而焦虑、担心,精力下降。失眠的前两个月对睡眠是有欲望的,入睡容易,常出现早上 4 点觉醒,一旦醒过来,不能马上入睡就开始思考工作上的一些问题,利用一切可以利用的碎片时间。

李先生在工作中受领导的器重,之前是一个精力充沛、有创意、有想法、积极乐观的人,被同事们称为"拼命三郎""工作狂"。他在咨询中反复强调非常怀念之前的精力充沛的日子,"之前不论怎么忙,想要睡觉就可以睡觉,想要起床就可以马上起床的状态"。

后来有一次和朋友聚会,喝醉酒后发现自己居然睡了一个好觉,于是开始用喝酒来解决失眠问题,每天睡前都会喝点酒。半年下来,他发现自己的酒量与日俱增,为了保证睡眠,喝酒的量也越来越大。本来一杯红酒就足以入睡,现在需要近一瓶红酒,还睡得没以前那么深。体检的指标提示酒精引起肝功能异常,医生告诉他不能再大量喝酒了,他一听就着急了,加之近期面临升职考核,失眠问题越加严重,情绪越来越焦虑,遂来咨询。

精神状态:意识清,接触良好,主动表达自己被睡眠问题所困扰;否认有幻觉、妄想等精神病性症状,反复诉说自己入睡困难、夜间醒来次数较多,没有深睡眠,影响白天的工作和生活状态;对睡眠感到恐惧,尤其是停止喝酒后,看到天黑就恐惧,看到床就担心自己是否能入睡,对睡眠问题感到焦虑、痛苦。

(二)案例分析

李先生本身脾气急躁,自我要求高,加之单位的领导器重,形成了较高的自我期望,从而产生了持久而沉重的自我压力。在赶项目期间,经常开会讨论到凌晨,当人很疲惫的时候,大脑还在思考其他的事情,甚至无法集中注意力,也无法让自己休息。等项目结束了,他感觉自己依然早醒,思考很多事情,大脑继续高速运转的状态。他担心自己的失眠持续下去,所以想尽一切办法让自己补觉。早上找时间在床上躺着,寻找"多睡一会"的机会。

工作没有精力的时候,喝茶、功能性饮料及咖啡提神,晚上通过喝酒入睡。当他发现无法再通过喝酒入睡后,又非常担心自己无法恢复到之前精力充沛的状态。

李先生的生物钟发生了改变,他早上 4 点开始思考工作的行为被生物钟定义为"上班时间已经开始了",他有随时希望自己补觉的习惯,喝咖啡、喝茶都导致了生物钟的变化。他怀念之前睡眠状态好的日子,会增加自己对现在的不满和担心,导致沮丧、懊恼等情绪,也增加了心理负担,影响进一步的睡眠。平时有时间就想要补觉导致睡眠的欲望降低,晚上入睡困难,但是"随时都在睡觉"的状态导致他一到早上睡眠欲望就被耗费光了,出现了早醒。第二天因为精力不足,又需要喝茶、喝咖啡"续命",睡眠的恶性循环就被强化了。

根据失眠的"3P 模型",李先生的易感因素、促发因素和维持因素如图 8-12 所示。

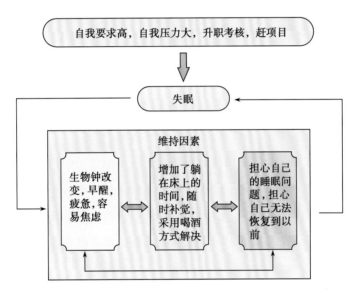

图 8-12 "3P 模型"对应的案例情况

(三) 干预技术指导

1. 干预方案制订 经过规范和严格的评估,排除来访者因焦虑症和抑郁症及其他精神疾病所导致的失眠后,心理治疗师建议来访者进行"接纳承诺疗法"的干预,同时融入刺激控制法、睡眠限制法、正念等干预技术,来访者同意后开始治疗。

睡眠咨询一共设计了十二次每周一次固定频率的咨询,后续评估之后,根据情况计划实施每两周、三周不等的不定期咨询。

基于李先生的情况,治疗师发现他对于失眠有不合理的信念(扭曲认知),这样的预期挫败了李先生的积极性和勇气,严重地影响着他睡眠的恢复。这样的情况适合使用接纳、认知解离的方式,帮助他和自己的不合理信念进行辩驳,纠正这些不合理信念。

他的失眠状态表现为:难以入睡、容易醒、睡眠质量较差、起床之后依然感到疲劳。这样的睡眠状态适合使用刺激控制和睡眠限制法的结合方案进行干预。

考虑他最近面临升职考核,原本就带着现实层面的刺激,有潜在的焦虑风险,所以治疗师建议使用正念冥想训练,以家庭作业的方式布置给他。

2. 干预过程 第1次咨询以收集来访者失眠的相关资料为主,建立咨询关系,向来访者说明失眠咨询的干预方法及相应的练习。并确定咨询目标,一方面,缓解失眠症状,降低失眠对来访者社会生活的影响;另一方面还需要帮助来访者处理面临的社会生活事件,改变患者在面临社会生活事件时的认知和行为方式。

治疗师:请简单的介绍一下你目前的困扰。

李先生:入睡非常困难,每晚只能睡两三个小时,只能靠喝酒帮助入睡,但是因为身体原因不能继续饮酒,以至于失眠问题更加严重。

治疗师:目前的睡眠问题对你困扰大吗?

李先生:非常大,对我工作生活都造成了很大的影响。

治疗师:你想从此次治疗中获得什么?

李先生:我想把我的睡眠改善过来,能够正常地入睡、作息。

治疗师:好的,我们可以尝试使用接纳承诺疗法——ACT,该疗法通过提高心理灵活性水平,提高睡眠质量,改善失眠。这个过程会有一定数量的会面,每次会面之前会对结果进行回顾。寻找失眠问题的根源,对其进行接纳和解离,明确价值承诺行动。

李先生:我愿意尝试,我需要多少时间能把我的睡眠改善过来?

治疗师:你为了改善自己的睡眠,每天愿意花多少时间?

李先生:只要有空,我都愿意!

治疗师:那么良好的睡眠对你来说重要吗?

李先生:当然重要!

治疗师:可是你刚才告诉我,你只会在自己有空闲的时间才来做对睡眠有帮助的事情,你是否认为睡眠问题并不是当下比较重要的问题?

李先生:你的意思是,我必须为改善睡眠腾出时间来?

治疗师:是的。

咨询师还了解到李先生对失眠的不合理信念,并为他制订了一个"认知重构"的家庭作业。认知建构分成三部分,依次是识别想法、质疑想法,运用替代想法,产生替代行为。其中识别想法时配合使用思想记录表,对自己的想法和情绪进行记录(表8-4)。

表 8-4　思维记录表

日期_____

第一步：识别			第二步：质疑		第三部分：接下来做什么
什么场景	你的想法是什么？要具体，要分别识别出你的每一个想法。	你的感受如何？	能发现不合理信念吗？如果是能，是怎么扭曲的？准确的想法是什么？	这个想法是无益的想法吗？如果是，有益的想法是什么？	你现在的感受如何？质疑你的想法如何影响了你的选择？

第 2 次咨询讨论认知重构的作业，并对理解错误或者填写错误的部分进行讨论，更正来访者的错误理解或者错误操作（表 8-5）。

表 8-5　思维记录表内容示例

日期_____

	第一步：识别		第二步：质疑		第三部分：接下来做什么
什么场景	你的想法是什么？要具体，要分别识别出你的每一个想法	你的感受如何？	能发现不合理信念吗？如果是能，是怎么扭曲的？准确的想法是什么？	这个想法是无益的想法吗？如果是，有益的想法是什么？	你现在的感受如何？质疑你的想法如何影响了你的选择？
睡不着觉，又不敢起来走动，怕更加清醒。	哎呀，要不然就不活了吧，简直要命啊。	难受，沮丧，绝望。	扭曲：不想活了。准备的想法：失眠太痛苦了，感觉要被失眠打败了。	没有益处，有益处的想法：失眠很困难。	给自己一些信心，一定能解决这个难题。
晚上醒过来好多次。	怎么还睡不着啊，明天又要出状况了。	恐惧，生气。	扭曲：睡不着会出错。准确的说，不睡觉精力不足，明天效率比较低，会好辛苦。	认为自己错了，没有益处，承认自己太艰难了，工作很难做。	沮丧和接纳、学习现在就是这样的，尽可能地努力实现学习目标。

继续了解来访者更多的背景信息，询问事件发生的时间、地点、人物、过程以及来访者的解决方式。了解来访者对失眠的评价认知，评估来访者的心理僵化模型，并运用心理灵活性模型进行干预。

治疗师：失眠之前发生过什么事情吗？

李先生：一年前因为突然赶一个项目，持续加班了一段时间，经常昼夜颠倒，后来恢复正常后，就出现了失眠情况。

治疗师：后来尝试过什么解决办法吗？

李先生：有一次和朋友喝酒后发现睡的很好，就尝试睡前喝酒帮助入睡。

治疗师：这种方法继续下去会怎样？

李先生：最近体检，酒精含量太高，对肝脏造成了损伤，医生建议戒酒。

治疗师：那其实说明你现在的解决方法并不能解决失眠问题。

李先生：是的，而且我对睡眠感到非常恐惧，一到天黑就怕，看到床也害怕。

治疗师：喝酒会不会是你回避失眠的一种方式？通过喝醉了来压抑、控制或逃避对睡眠的恐惧感？而且每次躺在床上的时候，内心就认定自己难以入睡？

李先生：是的，会不自觉地焦虑和恐慌，并且会控制自己不去想。

治疗师：这种体验就是会存在哪里，我们可以观察接纳这种想法，不去做无谓的压抑、控制或逃避，并且以一种真切的好奇和自悯之心去探索感受这些痛苦经验。

李先生：但是一想到第二天上班还有很多工作要做，一定会影响自己，就很难不去担忧。

治疗师：但事实证明，担忧也并没有帮助你快速入睡，反而让你更加难以入睡。就像"杞人忧天"的故事一样，过去的已经发生，未来的还未到来，我们能做的就是解决当下的问题。

通过进一步了解，李先生用喝酒逃避对睡眠的恐惧，醒后一直担忧第二天的工作，更难以继续入睡。存在经验性回避、认知融合和脱离当下的问题，引导其进行接纳和认知解离，并运用正念技术觉察当下。之后制订了刺激控制法和睡眠限制法相结合的睡眠计划（表 8-6）。

表 8-6　睡眠整合训练说明表

序号	流程说明
1.	记录并统计 10~14 天的睡眠数据，计算出你的每天的平均总睡眠时间，平均躺在床上的时间和睡眠效率 （睡眠效率 = 每天睡眠的时间 ÷ 躺在床上的时间 ×100%）
2.	睡眠知识：床和卧室就是用来睡觉的，不可以在床上玩手机、通电话等
3.	根据之前统计的平均睡眠的时间，设定固定的上床睡觉和起床的时间，限制躺在床上的时间，让它和平均睡眠时间一致，但不要少于 5 个小时

序号	流程说明
4.	如果半夜醒来,不要玩手机,如果超过 20 分钟,就要离开卧室,做一些枯燥的或者让人放松的事情(不可以做玩手机、看电视等刺激性、娱乐性的事情)
5.	当你再次困倦的时候返回床上,不可以去别的房间睡觉,只能在卧室睡觉
6.	需要时,重复第 4 项和第 5 项
7.	保证自己在设定的时间内起床,无论你推了几个小时或者在床上躺了多久,都要在计划的时间起床
8.	保证自己白天不可以小睡,也不可以在晚上 5:00 之后睡着
9.	保证自己继续记录每天的睡眠数据
10.	在数据达到一下标准时,调整你躺在床上的时间 • 如果一周的睡眠效率高于 90%,即平均睡眠时间占设定的睡眠时长的 90% 以上,躺在床上的时间可以增加 15 分钟 • 如果一周的睡眠效率低于 85%,把躺在创伤的时间减少为目前平均的总睡眠时间,但是最少不少于 5 小时 • 如果你的睡眠效率为 85%~89%,不用做改变
11.	重复本方案的第 10 项,直到你达到了目标的睡眠时间

第 3 次咨询和来访者讨论思维记录表的内容,了解睡眠整合计划的实施情况,了解来访者的情绪状态和睡眠水平等。来访者反映并没有更多的困难。但由于升职考核的问题,他现在继续一些方式让自己减少焦虑,精力能相对充沛一点。咨询师和来访者商量引入正念训练内容,训练计划如表 8-7。

表 8-7　正念练习的主题

周	主题	训练内容
1.	介绍	为来访者讲解正念的具体概念和睡眠模式,咨询师带领来访者第一次正式的正念训练。并布置家庭作业,本周完成这个主题的正念训练任务 练习内容:葡萄干冥想,正念进食
2.	正念的基本原理及概念的介绍	讨论冥想与睡眠的关系,讨论睡眠卫生的指导 练习内容:静坐冥想,身体扫描
3.	把注意力放在睡意和清醒状态上	讨论睡眠、疲惫和清醒的概念 练习内容:行走冥想,身体扫描
4.	讨论夜间失眠问题	讨论睡眠限制问题,做出睡眠调节指导 练习内容:正念运动和正念伸展,静坐冥想
5.	解释失眠的范围	讨论失眠的范围,白天和晚上的状态 练习内容:运动冥想和身体扫描交替练习
6.	接纳和放下	解释接纳和放下与失眠的想法、感受的关系 练习内容:静坐冥想和拉伸运动

周	主题	训练内容
7.	重新评估与失眠的关系	介绍自我同情,自我照顾,消耗活动的概念 练习内容:运动冥想和拉伸运动冥想
8.	评估和总结	和来访者回顾之前的内容,自己的情绪状态和睡眠干预 练习内容:自我慈悲练习,静坐冥想

后续的第 4 次咨询到第 12 次咨询中,继续运用 ACT 的心理灵活性模型进行干预,并鼓励其坚持并运用到日常生活中。帮助来访者在处理社会生活事件的过程中修正中间信念和核心信念,实现治标与治本的结合。并结合表 8-7 的正念练习内容帮助来访者觉察当下。在最后一次会面时,帮助来访者明确价值,承诺行动。

（四）干预结果

咨询结束之后,李先生的睡眠状态基本恢复到正常水平,上床时间为 23:00,入睡时间为 15 分钟,夜里醒来 1~2 次不等,早上 7:00 准时起床;早上不赖床,不补觉,中午休息 20 分钟(最多不超过 25 分钟)。客观的评估指标也提示有明显好转。情绪其实是失眠的罪魁祸首,当沉浸在不良的情绪时,就不可能有优质的睡眠质量,而情绪改善后,失眠也就慢慢远离。

（五）预后

来访者在 12 次咨询结束之后,有一个结束前的缓冲,每 2 周 1 次,共 2 次,后每个月 1 次,共 2 次,持续了 3 个月。在这 3 个月里,来访者的情绪状态稳定,睡眠较为稳定,偶尔有 2 天睡晚了半个小时,但是可以在第 2 天准时起床。来访者一直坚持正念冥想的训练,每天不少于 30 分钟。

五、贡献与局限

接纳承诺疗法有其独特的优势,心理僵化和心理灵活性的六边形模型,可以灵活有效地评估来访者的问题所在,并相应找到干预策略。教会来访者发现自己的内心资源,接纳问题,而不是试图消除症状。明确生命的价值,并付诸行动,有助于打破消极思想影响行为的恶性循环,有利于来访者发展更理性的思维过程,处理面临的社会生活事件,改变来访者在面临社会生活事件时的认知和行为方式。

该疗法往往需要来访者全身心的投入,寻找自身的内在心理资源。咨询师可以引导、帮助来访者,但最终需要来访者的积极配合才能够获取最大收益。在课程之外,咨询师通常会给予来访者"家庭作业",这些家庭作业也是咨询中很重要的部分,需要来访者有足够的自身动力来完成这些课后作业。这种疗法通常会要求来访者接纳自身的负面情绪,所以需要来访者能够且愿意对最初的焦虑和不舒服的情绪有一定的耐受力。

[1] Williams J.The mindful way through depression: freeing yourself from chronic unhappiness.New York: Guilford Press, 2007.

[2] Kabat-Zinn J. Mindfulness-Based Stress Reduction (MBSR). Constructiv Hum Sci, 2003, 8: 73-107.

[3] Kabat-Zin, J. Full catastrophe living: using the wisdom of your body and mind to face stress, pain, and illness. New York: Dell Publishing, 1990 .

[4] Gross CR.Mindfulness-based stress reduction versus pharmacotherapy for chronic primary insomnia: a randomized controlled clinical trial. Explore (NY), 2011, 7 (2): 76-87.

[5] Chen TL.Effects of mindfulness-based stress reduction on sleep quality and mental health for insomnia patients: A meta-analysis. Journal of Psychosomatic Research, 2020, 135: 110-144.

[6] Britton W. Can Mindfulness Be Too Much of a Good Thing? The Value of a Middle Way. Current Opinion in Psychology, 2019, 28: 159-165.

[7] Nyklicek I, Irrmischer M. For Whom Does Mindfulness-Based Stress Reduction Work? Moderating Effects of Personality. Mindfulness, 2017, 8: 1106-1116.

[8] Mueller TI, Leon AC, Keller MB. Recurrence after recovery from major depressive disorder during 15 years of observational follow-up. American Journal of Psychiatry, 1999, 156: 1000-1006.

[9] Segal ZV, Williams JMG, Teasdale JD. Mindfulness-based cognitive therapy for depression: A new approach to preventing relapse. New York: Guilford, 2002.

[10] Sipe W, Eisendrath S. Mindfulness-Based Cognitive Therapy: Theory and Practice. Canadian Journal of Psychiatry, 2012, 57 (2): 63-69.

[11] Teasdale JD, Segal ZV, Williams JMG. How does cognitive therapy prevent depressive relapse and why should attentional control (mindfulness) training help. Behavior Research and Therapy, 1995, 33: 25-39.

[12] Farb NA. Attending to the present: mindfulness meditation reveals distinct neural modes of self-reference. Soc Cogn Affect Neurosci, 2007, 2 (4): 313-322.

[13] Fox M, GreciusM. Clinical applications of resting state functional connectivity. Front Syst Neurosci, 2010, 4: 19.

[14] Goldin P, Gross JJ. Effects of mindfulness-based stress reduction (MBSR) on emotion

regulation in social anxiety disorder. Emotion, 2010, 10 (1): 83-91.

[15] Chiesa A, Serretti A. Mindfulness based cognitive therapy for psychiatric disorders: a systematic review and meta-analysis. Psychiatry Res, 2011, 187 (3): 441-453.

[16] Evans S. Mindfulness-based cognitive therapy for generalized anxiety disorder. Journal of Anxiety Disorders, 2008, 22: 716-721.

[17] Ohayon M, RothT. Place of chronic insomnia in the course of depressive and anxiety disorders. Journal of Psychiatric Research, 2003, 37 (1): 9-15.

[18] Shallcross AJ, Visvanathan PD. Mindfulness-based cognitive therapy for insomnia. In Mindfulness-Based Cognitive Therapy. Springer: Cham, 2016.

[19] Larouche M. Kind attention and non-judgment in mindfulness-based cognitive therapy applied to the treatment of insomnia: state of knowledge. Pathol Biol (Paris), 2014, 62 (5): 284-291.

[20] Britton WB. Polysomnographic and subjective profiles of sleep continuity before and after mindfulness-based cognitive therapy in partially remitted depression. Psychosom Med, 2010, 72 (6): 539-548.

[21] Thompson NJ..Distance delivery of mindfulness-based cognitive therapy for depression: project UPLIFT. Epilepsy Behav, 2010, 19 (3): 247-254.

[22] Hayes SC, Luoma JB, Bond FW, et al. Acceptance and commitment therapy: model, processes and outcomes. Behav Res Ther, 2006, 44 (1): 1-25.

[23] Mccracken LM, Williams JL, Tang NK. Psychological flexibility may reduce insomnia in persons with chronic pain: a preliminary retrospective study. Pain Med, 2011, 12 (6): 904-912.

[24] Mccracken LM, Mackichan F, Eccleston C. Contextual cognitive-behavioral therapy for severely disabled chronic pain sufferers: Effectiveness and clinically significant change. European Journal of Pain, 2007, 11 (3): 314-322.

[25] Barnes-Holmes Y, Hayes SC, Barnes-Holmes D, et al. Relational Frame Theory: A Post-Skinnerian Account of Human Language and Cognition. Advances in child development and behavior, 2001, 28: 101-138.

[26] Barnes-Holmes Y, Hayes SC, Barnes-Holmes D, et al. Relational frame theory: a post-Skinnerian account of human language and cognition. Adv Child Dev Behav, 2001, 28: 101-138.

[27] 王新宇. 接纳与承诺疗法在卒中后焦虑抑郁伴失眠患者心理护理中的初步应用研究. 长江大学, 2020.

[28] 张会会. 妇科癌症患者和配偶心理资源对负性情绪的二元作用及接纳承诺疗法干预效

果.山东大学, 2018.

[29] 陈盈, 周海丽, 胡茂荣, 等. 高职大学生心理灵活性负性情绪与睡眠质量的关系. 中国学校卫生, 2020, 41 (03): 445-448.

[30] Mccracken LM, Badinlou F, Buhrman M, et al. The role of psychological flexibility in the context of COVID-19: Associations with depression, anxiety, and insomnia. Journal of Contextual Behavioral Science, 2021, 19: 28-35.

[31] Howell AJ, Digdon NL, Buro K. Mindfulness predicts sleep-related self-regulation and well-being. Personality & Individual Differences, 2010, 48 (4): 419-424.

[32] Lundh LG. The Role of Acceptance and Mindfulness in the Treatment of Insomnia. Journal of Cognitive Psychotherapy, 2005, 19.

[33] Hayes SC, Strosahl KD, Wilson KG. Acceptance and commitment therapy: An experiential approach to behavior change. Encyclopedia of Psychotherapy, 1999, 9 (1): 1-8.

[34] Paulos-Guarnieri L, Linares IMP, Rafihi-Ferreira R. Evidence and characteristics of Acceptance and Commitment Therapy (ACT)-based interventions for insomnia: A systematic review of randomized and non-randomized trials. Journal of Contextual Behavioral Science, 2022, 23: 1-14.

[35] 彭艳蛟. 人际压力对中学生睡眠质量的影响：有调节的中介模型及干预. 西南大学, 2020.

[36] Pivi L, Sitwat L, Harri OK, et al. ACT for sleep—Internet-delivered self-help ACT for sub-clinical and clinical insomnia: A randomized controlled trial. Journal of Contextual Behavioral Science, 2019, 12.

[37] Espie, Colin A. Insomnia: conceptual issues in the development, persistence, and treatment of sleep disorder in adults. Annual Review of Psychology, 2002, 53 (1): 215-243.

[38] Ray EC, Perko A, Oehme K, et al. Freshmen anxiety and COVID-19: Practical implications from an online intervention for supporting students affected by health inequities. J Am Coll Health, 2021, : 1-10.

[39] Gonzalez-Garcia M, Alvarez JC, Perez EZ, et al. Feasibility of a Brief Online Mindfulness and Compassion-Based Intervention to Promote Mental Health Among University Students During the COVID-19 Pandemic. Mindfulness, 2021, 12 (7): 1685-1695.

[40] Racine N, Hartwick C, Collin-Vézina D, et al. Telemental health for child trauma treatment during and post-COVID-19: Limitations and considerations. Child Abuse

Negl, 2020, 110 (Pt 2): 104698.

[41] Whaibeh E, Mahmoud H, Naal H. Telemental Health in the Context of a Pandemic: the COVID-19 Experience. Curr Treat Options Psychiatry, 2020, 7 (2): 198-202.

[42] Langarizadeh M, Tabatabaei MS, Tavakol K, et al. Telemental Health Care, an Effective Alternative to Conventional Mental Care: a Systematic Review. Acta Inform Med, 2017, 25 (4): 240-246.

第九章 9

基于心理催眠的干预
理论与解决方案

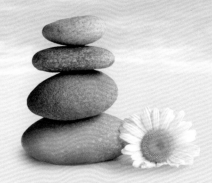

说起催眠,你会想到什么? 也许你会想到舞台上的魔术师,悬浮的怀表,被催眠的观众做出滑稽的动作。也或许你会想到《惊天魔盗团》中的"催眠大师",几个响指轻易套出别人的钱财。事实上,这往往是影视节目对催眠的渲染塑造。其中固然有真实的部分,例如言语的暗示,但也难免包含了夸大或误解的概念。最起码,催眠师可没有通过催眠控制他人的本事!

　　在这一章里,让我们一起走进真实的催眠,并且学习它作为一项心理干预技术如何在失眠问题上发挥作用。

第一节　主要理论和背景介绍

一、催眠疗法的背景介绍

催眠具有悠久的历史,它和人类睡眠的历史紧密相连,记录着人类凭借固有生理功能治疗自身的历史。早在 3 000 多年前,患病的古埃及人前往神庙吟唱诵经,在睡梦中获得治疗的暗示。同一时期的古中国,祝由术中也有催眠的踪迹可寻。在实施祝由术时,巫医运用烧符、焚香、念祝词等方式刺激患者进入恍惚状态,引导患者接受疾病痊愈的信念。

尽管催眠早在远古时代就已得到广泛使用,但它被纳入科学的领域得到研究还仅仅只是近百年的事。

希腊时期,随着犹太教的出现与发展,催眠被视为是魔鬼的手段,成为不可说的禁忌,对催眠技术的使用销声匿迹。直至 1774 年,维也纳医生弗朗茨·麦斯麦（Franz Mesmer, 1734—1815）在治疗一位患有癔症的女性患者时,发现有一种磁流在这个患者的身体里流动,这种磁流帮助患者缓解了疾病。麦斯麦由此做出推断,认为这是因为他将自身的磁力传递给了患者,能量的传递使患者恢复了健康。麦斯麦还指出,不仅仅是人体内拥有磁力,一切生物,诸如猫狗鸡鸭甚至植物体内都蕴涵着这种能量,因此麦斯麦将其称作动物磁力。动物磁力学说在当时得到了广泛的认同。人们争先恐后地拜访麦斯麦,祈求通过磁力治疗的方式得到治愈（图 9-1）。

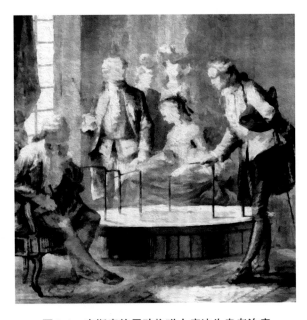

图 9-1　麦斯麦使用动物磁力疗法为患者治疗

一位英国医生如此描述麦斯麦的施术过程:"悬挂着镜子的房间里光线昏暗。一片深沉的寂静中,只有偶尔在房间里回荡的音乐声。病人们围着一个大桶坐着,桶里有着各种化学成分的混合物。病人们通过绳索或连接的杆子,或通过手拉手,彼此之间保持着联系;麦斯麦在他们中间缓慢而神秘地移动着,通过触摸影响一个人,通过眼神影响另一个人,通过手传递给第三个人,通过用杆子指点第四个人。一个人变得歇斯底里,然后是另一个人。一个人得了昏厥症,其他人则是抽搐;有些人则是心悸、出汗和其他身体不适。"

麦斯麦提出的动物磁力疗法在当时轰动了整个欧洲,这即是催眠术的雏形。从这时起,对催眠的研究被引入了科学的领域。麦斯麦也被心理学界公认为近代催眠术之父。直至现在,西方文化中我们仍然能看到"麦斯麦术(mesmerism)"作为催眠的别名被广泛使用。

然而随着动物磁力疗法的风靡,质疑者的声音也越来越大。最终,法国皇家科学院的调查敲定,动物磁力学说毫无科学依据。而那些关于麦斯麦使用动物磁力疗法治疗病人的非凡传说,部分可能是夸大其词,部分则是麦斯麦施术时自信态度和高超技巧带来的暗示的作用。

虽然动物磁力学说被证实是不合理的,但麦斯麦的追随者从未放弃研究麦斯麦术疗效下的真实原理。1819年,阿贝·法利亚(Abbe Faria,1756—1819)在《论清醒睡眠的原因》(On the Cause of Lucid Sleep)一书中将麦斯麦术中患者的特殊意识状态称为"清醒睡眠",解释说这是"视觉固定"和"精神疲劳"相结合的结果,并提出了麦斯麦术实质为主体的心理过程这一观点。1895年,英国医生詹姆斯·布雷德(James Braid,1795—1860)结合其所主张的催眠即睡眠这一观点,参考希腊传说中睡眠之神的姓名"Hypnos",用催眠术(hypnosis)一词取代麦斯麦术。奥古斯特·里奥比特(Auguste Liebeault,1823—1904)认为催眠是直接暗示的作用。希波利特·伯恩汉姆(Hippolyte Bernheim,1837—1919)在里奥比特理论的基础上进一步提出,催眠是暗示导致的一种特殊的睡眠状态。

催眠的另一次蓬勃发展位于第二次世界大战之后。这时许多士兵因战争受到创伤,产生极大的精神困扰。而催眠术因其治疗战争创伤、手术麻醉各方面应用上的快速有效而得到了重视。催眠术作为一种有效的治疗方法被临床医生、官方组织和医学界认可。世界各地陆续成立催眠术协会,深刻研究催眠原理,探索催眠现象。

提到现代催眠术的发展不得不提到米尔顿·艾瑞克森(Milton Erickson,1901—1980)。艾瑞克森提出了"随意式催眠"的概念,他的理论与传统概念不同,其认为,催眠并不一定要受催眠者进入恍惚状态。艾瑞克森的催眠不拘地点、不拘形式,在普通的清醒对话中就能帮助来访者产生改变。

艾瑞克森在催眠中经常使用"隐喻性沟通"的技术。他会在与来访者面谈时,提出一些与来访者问题无关但却结构相似的启发性故事。这些故事巧妙地暗示来访者不自觉地进入催眠状态，从而改变其意识。艾瑞克森还强调了催眠师与受催眠者合作关系的重要性。他认为催眠术是一种两人或多人之间相互的关系，是一种帮助人们拓展其自我觉察限制的有效途径。艾瑞克森对于催眠领域的贡献极大地丰富了传统催眠的理论与技术，艾瑞克森被视为现代催眠治疗之父。

目前，催眠技术在临床医学、心理咨询、司法、教育、体育等各方面得到了越来越多的关注和应用。

二、催眠的定义

催眠是一种改变的觉知状态，它既不是警觉状态，也不是睡眠状态。

目前来说，学界对于催眠没有统一的定义，不同的学者、机构侧重点不同。

一些定义从被催眠者的主观体验出发。美国心理学会（The American Psychological Association，APA）将催眠定义为一种特殊的意识状态，在这种状态下个体的注意力高度集中，对外界的意识减弱，对暗示的反应则增强。戴夫·爱尔曼（Dave Elman，1900—1967）对催眠的解释为，催眠是一种绕过个人批评能力而产生选择性思考的心理状态。奥蒙得·麦吉尔（Ormond McGill，1913—2005）将催眠定义为一种人为诱导的潜意识占据主导地位的精神状态。

还有一些定义强调催眠的产生过程。美国心理学会、催眠心理学会定义催眠为一种程序，在这个程序中，催眠师向被催眠者施以感觉、知觉、想法、情绪和行为转变的相关暗示。约翰·卡帕斯（John Kappas，1925—2002）提出催眠是个体在接受信息过载时触发逃避机制而产生的特殊状态，在这种状态下个体失去了批判能力，受暗示性增强。

虽然学界对于催眠的定义缺乏共识，但总体来说，催眠的定义中通常包含了两个要素：一是注意力高度集中，二是受暗示性增强。

催眠疗法指的是催眠师使用催眠技术治疗或干预来访者，引导来访者进入催眠的恍惚状态中，在该状态下来访者受暗示性增强，阻抗减少，催眠师得以通过暗示的方法重构来访者的认知，调整来访者的行为，从而达成治疗或干预目的。

三、催眠疗法的理论机制

自从催眠被引入科学研究的领域中，各种各样的理论试图就催眠影响个体的机制做出解释。

（一）生理学解释

巴甫洛夫认为催眠是由条件反射引发的。人类活动离不开语言的使用，语言作为一个中性刺激与那些到达大脑皮层的无条件刺激形成联结,成为了一种能够引起躯体反应的条件刺激。除此之外,巴甫洛夫还认为催眠是部分睡眠,它介于清醒状态和睡眠状态之间。

神经生理学的研究发现了催眠状态下大脑活动的变化。在轻度和中度催眠状态下脑波以慢速 α 波为主,人在 α 波下感受到身体和精神的放松。那么 α 波的出现又意味着什么呢? 一方面,α 波的产生可能表明催眠并非仅仅是想象,它导致了真实感知或经验的变化。另一方面,反对这一观点的学者提出,在正常状态下,感觉运动皮层在看到运动和想象运动时均会被激活,这时个体的感知和经验实际上没有发生任何变化。同理,受催眠者在深度催眠状态下可能只是被激活了大脑中与想象相关的区域。

多项对催眠的脑电图(electroencephalogram,EEG)研究表明,脑电活动模式会根据被试者的任务内容不同而不同。当被试者被要求集中注意或执行任务时,EEG 中可观察到加强的 θ 波,而当被试者被要求放松,接受困倦的暗示,注意力涣散时则没有 θ 波的出现。研究表明,催眠与 θ 波活动及 γ 波活动的增强有关。

一项功能性磁共振成像(functional magnetic resonance imaging,fMRI)的研究指出催眠状态下个体的冲突监测和认知控制功能被分离。研究分别测量了正常态和催眠状态下进行斯特里普任务(Stroop task)的被试者的大脑活动。其中被试者被分为两组,分别是高催眠易感性的被试者和低催眠易感性的被试者。实验发现意识状态(是否处于催眠状态)和催眠易感性两个变量在前扣带回的冲突相关神经活动上呈现交互效应。具体而言,与正常态相比,催眠状态下高催眠易感性被试者比低催眠易感性被试者在前扣带回区域的大脑活动增加得更多(图 9-2、图 9-3)。而在与高级认知控制相关的外侧前额叶皮层上,不同被试者,不同意识状态均无显著差异。

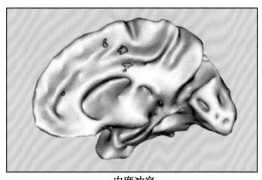

中度冲突　　　　　　　　　　　高度冲突

图 9-2　在中度和高度冲突条件下,右侧前扣带回区域表现出显著的激活

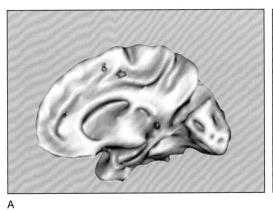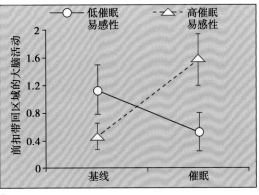

A　　　　　　　　　　　　B

图 9-3　在基线和催眠条件下,催眠易感性低和高的被试在前扣带回的冲突易感区及其反应幅度上表现出了交互效应

(二) 心理学解释

心理学界认为催眠的本质是心理暗示引起的想象。无论使用的是什么样的催眠技术,发挥作用的终究是暗示。但是,对于暗示究竟是如何发挥作用,其内在机制尚未明确。学者们提出了不同的理论以解释其机制。

社会认知的角色扮演理论由 Theodore Sarbin 和 Nicholas Spanos 等人提出。该理论认为在催眠中,受催眠者配合催眠师的诱导扮演了一个其认为能够符合催眠师期望的角色。催眠实际上是一种习得的社会行为形式,是社会服从、放松和暗示性的混合体。但是,如果催眠是受催眠者的角色扮演,那么它又是如何在临床医学中发挥麻醉作用的? 我们很难想象有人会仅仅为了配合催眠师就同意进行无麻醉药的手术。显然角色扮演理论难以解释催眠麻醉的现象。

解离理论由 Ernest Hilgard 提出。该理论指出,催眠状态下,个体的心理过程被分离成了两个部分:操作和监控部分。操作部分摆脱了意识的计划及监控功能,降低了判断力,从而获得一种分离体验。事实上,分离体验并不少见,日常生活中我们也常常与它打交道。你肯定有过这样的体验,全身心投入工作以至于忘记时间,看电影到入迷之处不由得体验角色所感——人之所以能被催眠就是因为人体内存在这样一种认知系统,催眠师的工作就是和这个系统建立联系。

第二节　催眠疗法对失眠的干预研究

在历史上催眠一直被与睡眠联系起来。最初催眠状态被认为是一种神经性睡眠状态,被描述为“人工梦游症”和“清醒睡眠”,由于其与希腊睡神“Hypnos”的词源联系,催眠早已与睡眠密不可分。

尽管催眠和睡眠之间存在着历史性的联系,但在使用催眠治疗失眠方面的实证研究上只是近年来才受到研究者的关注。多位学者的研究表明,催眠疗法在治疗失眠方面卓有成效。在一些临床案例研究中,催眠疗法成功地治疗了失眠。

Anderson 等人对催眠、硝西泮和安慰剂治疗失眠症进行了为期 10 周的随机对照研究,被试为 18 名就诊的失眠患者。报告了 4 项睡眠的主观结果测量:平均入睡潜伏期、平均睡眠时间、睡眠质量和休息状态(精力充沛、一般或疲倦)。18 名年龄在 29~60 岁之间的患者参加了这项研究。数据表明,催眠改善了平均入睡潜伏期、平均睡眠时间和睡眠质量,并略微改善了休息状态。催眠的平均睡眠时间明显大于安慰剂;催眠的睡眠质量明显大于安慰剂和硝西泮。在 3 种干预措施的比较中,没有发现清醒状态的明显差异。研究者还注意到,由于对催眠的怀疑,大量的病人拒绝参与这项研究。

Scholz 和 Ott 对 21 名患有失眠症的参与者进行了一项为期 21 天的磁带式催眠疗法疗效的研究。在 28 天内(1 周基线和 3 周的干预期),使用睡眠日记测量了 5 个睡眠变量(入睡潜伏期、觉醒次数、睡眠中断到再次入睡中间的觉醒时间、休息状态和睡眠持续时间)。小组的数据分析显示,从基线到治疗后,所有的变量都有明显的改善(图 9-4)。个案分析数据支持了入睡潜伏期、觉醒次数和觉醒时间 3 个变量上的改善。然而,个案分析中没有表

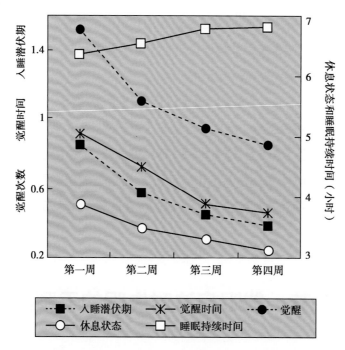

图 9-4　随着实验的进行,被试者的睡眠质量在入睡潜伏期、觉醒次数、觉醒时间、休息状态和睡眠持续时间五个变量上均有所改善

现出休息状态或睡眠持续时间方面的疗效。研究者认为这种差异可能源于团体分析中对变异性的高估，这种高估源于睡眠模式的周期性变化，而非治疗干预。

一项研究以 37 名患有中度失眠的女大学生为被试者，被试者被分配到 4 个条件下：渐进式放松、催眠式放松、自我放松和空白对照组，并且都接受了 3 次 1 小时的治疗指导。被试者需要每天练习 2 次所学的干预措施。研究者记录并比较了 5 项测试前和测试后的睡眠日记结果：入睡潜伏期，睡眠中断次数，睡眠中断后难以返回睡眠的次数，主观入睡困难感，以及日间状态。研究发现渐进式放松和催眠式放松在改善入睡潜伏期、睡眠中断次数和日间状态的 3 个睡眠变量方面有效。与不治疗相比，渐进式放松和催眠式放松产生的改善明显更多；自我放松也比空白对照组产生的改善更大。

Stanton 对 45 名招募的失眠志愿者进行了催眠放松对入睡延迟的影响的对照研究。被试者被随机分配到 3 组中的 1 组：催眠放松组、刺激控制组和安慰剂组。每周进行 1 次30 分钟的治疗，为期 4 周。催眠程序包括放松、暗示和想象等元素。刺激控制治疗包括训练被试者将床和卧室与快速入睡重新联系起来。数据显示，只有催眠放松组的平均入睡潜伏期比基线明显下降。入睡潜伏期的减少在 6 个月时被发现进一步减少，并且仍然显著低于刺激控制和安慰剂组。该研究报告显示，2 个小时的催眠放松就能使入睡潜伏期减少50%。

研究发现催眠也可以改善儿科群体的失眠。Anbar 和 Slothower 对 75 名 7~17 岁患有失眠症的儿童和青少年进行了自我催眠干预。所有被试者都受到了自我催眠的指导，并被要求每晚在睡前练习自我催眠，自我催眠持续两个星期。35% 的被试者在接受 1 次催眠指导后失眠便得到缓解。研究者报告，大多数被试者只经过 1~2 次催眠指导就解决了失眠问题。90% 在入睡潜伏期方面有困难的被试者报告说症状有所改善。87% 伴随躯体症状的被试者报告了躯体症状的改善或解决。

另一项研究比较了通用催眠暗示（自信、自我关照暗示）和特定催眠暗示（针对失眠的催眠暗示）的疗效。研究使用随机对照试验，将 60 位被试者分为两组，接受 4 周 1 次、每次 1 小时的催眠治疗和随机的催眠暗示。研究发现，睡眠效率随着时间均存在显著的改善。然而，研究发现通用催眠暗示和特定催眠暗示的疗效之间并不存在显著的差异。对此，研究者认为一部分是由于通用催眠暗示与特定催眠暗示之间存在相同的程序，例如诱导和渐进式放松等。另外，样本的规模较小也可能导致了数据的不充分。

此外，Mamoune 等人对 2020 年前使用催眠治疗失眠的文献的回顾表明，催眠疗法是一种有效的失眠治疗方法。然而，大多数研究由个案报告或小规模样本组成，未来研究需要更加稳定有效的测量方法和研究框架。

第三节　催眠疗法的程序和技术

一、催眠的程序

与其他心理咨询技术相同的是,使用催眠疗法的咨询师同样要以与来访者建立融洽的咨访关系作为首要任务。咨询师要在催眠正式实施前收集来访者的相关信息,鼓励来访者谈论其担忧,判断来访者是否适合催眠疗法,让来访者了解催眠的过程,解答来访者对催眠的困惑和误解,与来访者一起制订咨询目标等。这样的程序有助于来访者建立对催眠师和催眠疗法的信任和信心。来访者对催眠师产生安全信赖的感觉也有助于进入催眠状态。

催眠实施的流程通常包括以下4步:诱导、加深、暗示、唤醒。在诱导阶段,催眠师使用放松技术将来访者引入催眠状态。加深阶段,催眠师使受催眠者进入更深的催眠状态。暗示阶段,催眠师发出暗示指令,解决问题,达到治疗目的。唤醒阶段,催眠师采用唤醒技术使受催眠者从催眠状态中脱离出来,恢复清醒。

催眠结束后,催眠师往往会指导来访者学习自我催眠。自我催眠将被作为家庭作业的一部分,用于巩固催眠的效果,避免催眠的疗效随着时间衰减。

二、催眠的深度

催眠深度指的是受催眠者进入催眠的程度。催眠深度越深,意识层面作用越小,无意识层面就起到越大的作用。我们可以将催眠深度分为3级:轻度催眠、中度催眠、深度催眠。

轻度催眠中,受催眠者身体得到放松,感受到舒适和慵懒,不愿睁眼或挪动身体。但意识仍处于较为清晰的层次,因此在轻度催眠中,受催眠者可能认为自己并没有被催眠。

中度催眠中,受催眠者的身体部分麻木,其意识清醒,但注意范围缩小,不再干扰无意识接受指令,此时受催眠者对于催眠指令的反应较好。催眠师可以对受催眠者的无意识下达指令,激活受催眠者被压抑、遗忘的痛苦和挫折。

深度催眠中,受催眠者的身体完全麻木,注意力高度集中且意识范围极为狭窄,完全接受催眠指令。由于无意识层面的作用,受催眠者的想象力得到充分发挥,可能产生幻觉,或产生年龄、人格的转换。

催眠深度实际上是一个连续体,我们可以想象一条数轴,轻度催眠、中度催眠、深度催眠在这条轴上各占据着一个区间。受催眠者处于区间的不同,决定了催眠的深度。催眠深度并非越深越好,不同深度的催眠各有其优点。

例如,轻度催眠适用范围广,用于心理咨询的催眠大多处于这个范围,轻度催眠也是最适合于自我催眠和远距离催眠(例如录音磁带、网络音频等)的。轻度催眠对催眠师的能力要求低,对受催眠者的要求也较低,即使是催眠易感性较低的个体也能够进入轻度催眠状态。而中度催眠则可以使来访者回溯到创伤事件发生的情境,重塑过去不愉快的情境并为其赋予新的意义。心理治疗常发生于中度催眠的状态。

催眠中还有一种现象叫作"漂浮"。这是指催眠深度并非恒定的,受催眠者的催眠状态可能在轻度催眠、中度催眠和深度催眠之间变化。另外,催眠的目标,催眠师的能力都影响着受催眠者进入催眠的深度。

三、催眠的具体技术

催眠的技术繁多,在催眠的过程中应综合考虑催眠的目标、受催眠者的个人特质、催眠师的专业能力等多方面因素选择恰当的催眠技术。下面将会介绍一些在失眠干预中常见的催眠技术。

(一) 诱导和加深阶段的技术

1. 放松技术　催眠疗法中经常使用放松技术诱导来访者进入催眠。

在催眠前,咨询师通常会给受催眠者提供一个安静舒适的环境,让受催眠者脱去眼镜、手表等束缚,然后让受催眠者在沙发上任意找一个舒服的姿势。虽然还没有开始真正的催眠,这些微妙的放松感已经在为催眠进行铺垫了。

放松技术是一种非常适用于干预和治疗的柔和开场。该技术往往通过深呼吸、放松肌肉以指导来访者进入恍惚状态。在这个过程中来访者会将注意力集中在放松的概念上,不自觉地进入了恍惚状态。放松技术对于抗拒意识丧失的人来说也非常有效。

一个放松技术的例子如下:

"注意你的呼吸……当你专注在呼吸的时候,觉察空气在你体内流通,感觉氧气进入全身……进入每一个细胞……继续深呼吸……你的心灵越来越宁静,越来越舒服……现在注意你的头顶,让你的头皮放松……头盖骨也放松……注意你的眉毛,让眉毛附近的肌肉放松……放松耳朵附近的肌肉,放松两边脸颊附近的肌肉……让下巴完全放松……放松脖子……放松肩膀……放松左手……放松右手……放松左手手掌……放松右手手掌……注意胸部,让胸部的骨头、肌肉都放松……放松背部,让你的脊椎与背部肌肉都放松……放松腹部的肌肉……放松臀部……放松左腿……放松右腿……继续保持深呼吸。每一次你呼吸的时候,你会感觉到自己更放松,更舒服……"

2. 视觉化技术　视觉化既可以用来诱导恍惚状态,也可以用于暗示。针对失眠的干预中,可以让受催眠者想象一个他们喜欢并且感到安全舒适的地方,比如他们自己的卧室(如果受催眠者在自家卧室感到不舒适,则不适宜使用他们对自己房间的描述进行视觉化)。

让受催眠者在脑海中勾勒房间里的每一个细节:地板、窗户的形状、墙上的画、气味、光线。也可以让受催眠者在脑海中想象温暖、厚重的黑色天鹅绒窗帘。如果在催眠中有杂乱的思绪进入受催眠者的脑海中,允许这些想法穿过窗帘,从窗帘的另一侧消失,继续回到对窗帘的想象中。

另外,视觉化技术还可以使受催眠者回忆其积极的记忆,将其与好的行为联系起来,从而调整个体的行为。

一个以视觉化技术为主的催眠脚本如下:

"现在,想象你站在一个铺有柔软地毯的楼梯顶端。楼梯有10级台阶,一会儿你将会沿着楼梯往下走,走到楼梯的底部……你每走一步,都会让你进入更加平静的放松状态……当你到达楼梯底部,你将完全地放松。

准备好了,你站在楼梯的最顶端,第10级台阶……你迈出第一步,第9级台阶……再往下走一步,越来越深……第8级……第7级……第6级……你进入越来越深的放松状态……再往下走……第5级……第4级……第3级……越来越深……2……1。

现在在你面前的是一个房间……这个房间是专为你存在的……你进入这个房间。

你慢慢地环顾四周(这里可以根据来访者的案例记录描述房间的情况)……这个房间的一切都让你感觉恰到好处……恰到好处的家具……装饰……灯光也很完美……这里的一切都是你喜欢的。

你面前的床看起来舒服极了……你知道它是为你而存在的……你决定躺在床上……享受它的舒适感觉……你缩进被子里,依偎在床上,感受枕头在你头部的重量下柔软地陷进去……你能感觉到这是一个可以让你随心所欲地睡觉的地方……在任何你需要的时候。

你开始感觉到一种令人愉快的昏昏欲睡的感觉……随着时间的推移,你感觉越来越困……渐渐进入深层的放松睡眠……你感觉到越来越舒服,睡得越来越深。

在未来的任何时候,如果你想要睡觉或者需要休息,你只需要躺在床上,让自己舒服地做三次深呼吸,你就可以享受到深度的休息睡眠。

在每次呼吸结束时,你都会说这个词"睡……",在第三次呼吸结束时,你会发现你几乎无法说出"睡"这个词,因为你的思绪已经飘到了这个只为你准备的美妙房间……进入了感觉更深的平静睡眠。

随着你在未来几天、几周和几个月内越来越多地这样做,你会发现自己将进入一个越来越深的放松水平,你每天早上醒来时都会感到神清气爽、轻松自如,深切期待着即将到来的崭新一天。"

3. 视线固定技术　视线固定技术是许多人对催眠的第一印象。在舞台催眠中,催眠师常常让受催眠者目不转睛地注视钟表或圆盘,随着长时间的注视,受催眠者的眼睛会感到疲劳,思维渐渐恍惚,从而达到催眠效果。

事实上,不仅仅是钟表或圆盘,任何物体都可以被用作视线固定技术的焦点,用以诱导催眠。比如一个亮点,墙纸上的花纹,或者桌上的摆件。在使用视线固定技术时,要求受催眠者牢牢直视前方高于水平视线的某一个特定物体,同时催眠师暗示受催眠者他的眼皮变得越来越沉重,眼皮越来越下沉,当眼睛完全闭上时,他将会进入深深的催眠状态。

由于人们可能会将视线固定技术与舞台催眠的乱象相联系,这会导致催眠师在使用该技术时引起受催眠者的抵抗。在施行催眠疗法,我们需要尽量选择不易引起抵触的焦点物体。

一个视线固定技术的例子如下:

"调整一个让你感到舒服的姿势……保持你的头不动,在墙上或天花板上找一个点或一个物体注视……选一个远高于眼睛水平位置的地方……当你把注意力集中在这个地方时,你会感觉眼皮上有一种沉重的感觉……好像你的眼皮越来越重……继续把你所有的注意力集中在那个地方……如果你的眼睛不时地游移,你可以轻轻地把它们带回那个地方……开始想象你的眼皮越来越重……想象一下,如果你把眼皮慢慢闭上并放松,那一定感觉很好……继续专注于同一位置……注意你的眼皮,感觉到它们变得越来越重,而你身体的其他部分却感到越来越舒适和放松……

当你继续集中注意力时,你的身体会着每次呼吸越来越放松……当你集中在这个地方时,想象并告诉自己,你的眼睛感觉越来越重……越来越难以保持睁开……

你可以期待,当你将眼皮闭上时,它们会变得多么放松和舒适……就像有的时候你觉得困了……眼皮会觉得很重,想要闭上……当你最终决定闭上眼皮,让它们放松时,感觉一定会很好……注意每一次眨眼的感觉是多么好……你想让眼睛一直闭着,或者你的眼睛可以在你准备好的时候自己闭上……如果它们还没有闭上,你现在就可以让它们闭上……渐渐进入舒适的放松状态,更深入地进入催眠状态……让你的眼皮放松……闭上眼睛,你可以让眼睛和眼睑的肌肉放松,让这种舒适和放松从眼睑流向全身,进入每一块肌肉的放松……"

4. 记忆回溯技术 记忆回溯技术指的是一种使受催眠者回溯到导致问题行为的历史事件时的技术。催眠师使用记忆回溯和提问来识别睡眠中断的时刻,从而找到失眠的核心原因。然后,通过使用重构、转换和改变导致失眠的过去记忆和经历的过程,来访者被引导来解决这个问题。这个过程会导致"多米诺效应",睡眠障碍随之减轻。

在催眠中,催眠师将会不断地使用正面暗示来消除受催眠者的负面情绪,并暗示受催眠者不好的事情都已经过去了,从而使受催眠者感到放松和平静,消除带来负面影响的病因。

（二）暗示阶段的技术

1. 直接暗示技术　直接暗示是催眠师对受催眠者施以的执行某种行动的明确命令。催眠中的暗示应当是积极的、简短的、肯定的、易于理解的。尽量避免否定性的词语，例如"今晚你不会失眠"就是否定性的暗示，我们可以把它替换成"今晚你会睡得很香"。在失眠的干预中常常使用放松暗示、睡眠暗示、温暖和沉重暗示。例如："每一次呼吸，你都会感觉到自己越来越放松""你的肌肉变得越来越沉重，越来越沉重，你感觉你的身体完全地陷进床上了"。

2. 间接暗示技术　间接暗示与直接暗示类似，但间接暗示的引导语更加委婉。一些催眠治疗师认为，间接暗示更适用于催眠治疗，因为间接暗示将催眠的控制权交于来访者手中，它更加尊重来访者的界限和临床伦理。相比直接暗示来说，间接暗示的优点在于它不容易引起受催眠者的抵抗和警觉。例如："当你感到放松时，你可能会想要慢慢闭上眼睛。"

3. 隐喻技术　隐喻是一种特殊的间接暗示，它也常常在催眠疗法中被使用。隐喻要求催眠师有足够的灵活性和敏锐性，能够结合来访者的个人特质、过去经验使用暗示。例如，在一个使用催眠疗法治疗失眠的案例中，来访者是一位躁动不安的中年男性，他曾将自己形容为一名战士。对此，催眠师使用了这样一个隐喻：当士兵在战场上时，他们知道不能安全地深睡，因为附近有敌人的威胁。当战争结束后，他们需要一点时间来认识到现在可以享受深度睡眠和休息的乐趣。与此同时催眠师还暗示，他的无意识思维会以一种独特和健康的方式理解这个故事。来访者结束催眠的五天后反馈，他得到了长时间的深度睡眠。

催眠大师艾瑞克森常用的一些隐喻有："你的身体是一辆汽车。给它正确的燃料，它会运行得很好。但如果你总是不维护它，或是使用劣质汽油，它就会发生故障。""你的心灵就像一条宽广的河流，潮起潮落。你可以站在河岸上看着它流逝，也可以尝试逆流游泳。""你是一座山——坚固、高大、坚不可摧。"

（三）唤醒阶段的技术

在唤醒阶段，催眠师通过指导语使受催眠者从催眠状态中脱离开来，其技术原理与催眠的诱导和加深过程一致，只是指导语相反。另外，催眠治疗中催眠师通常还会对受催眠者进行催眠后暗示以巩固催眠效果。催眠后暗示是一种脱离催眠状态后仍然能被受催眠者执行的暗示。由于在治疗中，我们不仅仅期望受催眠者的改变发生在治疗室中，同时改变还要真实地发生在受催眠者的现实生活中，催眠后暗示对此是一种有力的方式。

例如："现在做个深呼吸……你的身体会越来越健康……你感到越来越平静、安详……你觉得自己越来越有信心面对所有的事情，你有能力做好任何你想做的事情……记住你会一天比一天更好……做个深呼吸，接下来当我从 10 倒数到 1 的时候，你将会睁开眼睛回到现实世界,恢复正常状况……然后你会完全清醒,感觉舒服无比……10,慢慢醒来,身体逐渐恢复知觉……9,越来越清醒……8,慢慢地恢复身体的正常感觉……7,越来越清醒……6,内心平静安详……5,越来越清醒……4,你感觉全身都充满了活力……3,越来越清醒……2,就要醒来了,感觉很棒……1,睁开眼睛,揉揉眼睛,揉揉耳朵,擦擦脸,做个深呼吸,让身体动一动,你完全清醒,这是一次非常美妙的催眠经验。"

第四节　自我催眠方案

有时你会在看书时全神贯注甚至忘记时间流逝,有时你会沉迷打游戏甚至听不到身边人的对话……如果你有这些经历,那么你已经经历过了催眠。反过来,我们也可以利用自我催眠,以正面的暗示让自己专注地投入目标,消除问题,提升自我。

下面是一个六步的自我催眠方案。通过该方案,我们可以掌握自我催眠的技术,对失眠进行自助干预。

自我催眠的第一步是学习暗示的力量。下面的练习可以说明暗示的力量。为了更好地进行练习,你可以先用缓慢平静的语气将下面的1~4步念出来,同时用手机留下录音,之后倾听录音进行练习。这个练习可以在坐着或者站立的姿势下进行。

1. 将双臂向前伸出,与肩同高,闭上眼睛,想象你的右手臂被挂上了一个沉重的袋子,你感到右手臂酸麻极了,很难坚持。

2. 想象另一个重物被系在你的右手上。你感到疲倦,这种疲倦蔓延到你的整个右臂。

3. 想象一个大大的气球被绑在你的左臂上。气球越升越高,而你的左手也随着气球越升越高。气球升得越来越高。

4. 睁开眼睛,看看你的手臂现在在什么位置。

大多数经历该练习的人都发现他们的身体在暗示的作用下发生了改变,如果你没有注意到任何变化,你可以再次或多次进行该练习。如果多次练习后你始终没有任何身体姿势或动作的改变,自我催眠并不适合你。

自我催眠技巧的第二步是学习自我催眠的准备工作。

(1) 姿势:坐在一个舒适的椅子上,让你的手臂、手、脖子和头得到足够的支撑。适当地调整坐姿,让你的双腿和双脚也感到放松。脱下眼镜、手表等装饰物。衣服最好是宽松、舒适的。如果方便的话,也可以脱掉紧身的衣物。确保周围没有干扰。

(2) 呼吸:闭上眼睛后,深吸一口气。让空气深深地流通腹部,感受一种放松的感觉在全身的各个部位扩散。

（3）肌肉放松：放松腿部、手臂、面部、颈部、肩部、胸部和腹部的肌肉。感受在这些肌肉的放松过程中，你的身体变得越来越重。

（4）安全岛：在心里想象一个让你感到无比安全、无比放松的地方，它可以是阳光灿烂的花园；可以是舒适惬意的卧室；可以是海风轻抚的沙滩；也可以是想象的场景，例如一个被鲜花簇拥的城堡。这个地方不存在其他人，不存在任何有压力的东西，有的只是充满爱的、温暖的、保护性的存在，让这里成为你的安全岛。在进入安全岛时，从 10 到 0 开始倒计时，每念到 1 个数字，你就会感觉更加地放松，离你的安全岛越来越近。而当你数到数字 0 时，你将达到最大的放松，并身处你的安全岛。

（5）深度放松。不断地使用以下暗示，直到你感到安心和放松。

1）放松得更深，更深，更深……

2）你感到越来越放松，也越来越舒服和安心……

3）无忧无虑……

4）越来越放松，越来越放松……

以下是练习自我催眠时的一些准则：

（1）给自己 20 分钟的时间进入自我催眠的状态中。

（2）不要担心成不成功，也不要担心成功后该怎么做。自我催眠暗示会随着练习而变得越来越容易。

（3）花时间做深层次的肌肉放松和深呼吸。

（4）充分利用你的创造力和想象力，例如：对于肌肉的控制，可以想象你的腿变成一条很长的管道，这样你会发现自己的身体变沉重了。而要想变轻，则可以想象一个大大的热气球把你带到云端。

自我催眠的第三步是录音。在录音时确保每句话之间做几秒停顿，这可以使说话变得缓慢而温和，从而有助于放松和接受暗示。下面是一个自我催眠的例子：

"坐在一个舒适的地方，伸展你的双腿和双臂。让你的视线集中在你面前的一个点上。放松地做一个深呼吸，感受氧气流入腹部……再做一次深呼吸……现在你的眼睛感到疲惫。让你的眼睛半闭，做一个放松的深呼吸……再做一次深呼吸……你的眼睛现在越来越重了……闭上眼睛，你的脑海中想到了什么？觉察你的想法……

现在开始进行肌肉放松……让你的腿放松……然后感受它们的重量……越来越沉……腿越沉，你越感到放松……手臂也变重了……它们现在越来越重……越来越重……当你感受到手臂的重量，你就会感到放松，紧张感从身体的各个部位完全消失。你现在感到腿和胳膊极度沉重；你的肌肉完全地放松了……没有紧张感……你感到放松……现在你的面部非常放松，脖子、头部、脸颊都很舒服，非常安心。同时你的下巴也开始放松，紧张感被释放出来了……你的嘴唇也放松了,你不需要控制它,你的嘴唇越来越放松、越来越放松……

现在你的脖子和肩膀开始放松,你感到轻松和安宁……感觉你的肩膀陷在沙发里……你的肌肉得到了深层的放松……现在,再进行一次深深的呼吸……让氧气和放松的感觉扩散到你的全身,你所有的器官和所有的细胞……再次深吸一口气,你感觉非常舒适、安心和放松……

现在你的胸部和腹部开始放松,更深地放松你的肌肉……越来越深……越来越深。现在你感到困倦……越来越困……越来越困……你感到深深的放松和舒适……越来越深……越来越深。现在想象你的安全岛……这个地方非常安全……现在你会从十数到零,每数一个数,你就达到更深的放松程度。更深……放松……更深……放松,现在开始数 10……9……8……7……6……5……4……3……2……1……0(可以反复数两次或更多)。现在想象你的安全岛的样子、颜色、声音和形状…… 闻一闻都有什么样的味道……想象并看着它……感受它……闻闻它……用耳朵倾听……你在这里感到安全和信任。

现在,你感到越来越困倦了……你越是睡得更深,越是放松……你完全放松了。你感到满足和安心……你知道自己可以安心地睡下去。(可以把这一段落多重复几次)

当你想要回到清醒状态,感受活跃和神清气爽时,从一数到十,当你数到十时,你就完全醒来了。现在开始……1……2……3……你现在越来越清醒……4……5……6……你更加清醒,更加有活力了……7……8……9,开始睁开眼睛……10,你完全清醒了,精神焕发。"

在自我催眠技能的第四步中,我们将会学习一些与身体动作相关的技术,这些技术可以帮助你更快地进入催眠。

(1)我们需要一个摆锤,它可以是穿着钥匙的绳子,也可以是类似的带重物的链子。用一只手拿着绳子,观察摆锤的转动。给自己一个放松和深度睡眠的暗示。做几次非常深的呼吸……深呼吸数次……在脑海中想象蜡烛的光芒闪动……告诉自己,当你进入催眠状态时,你的手会更加放松,当从十数到零后,钟摆会从你的手中落下。

(2)笔的下落。这个技术与摆锤相似,只是这次我们用拇指和示指握住笔,笔尖朝下,笔杆在眼前转动。

(3)在手掌中放一枚硬币,让你的手慢慢转动,硬币会从你手中缓缓滑落,然后闭上眼睛,开始自我暗示式催眠。

(4)将你的视线集中在水平的一个点上。一直凝视这一点,直到眼睛失去焦距。现在闭上你的眼睛,你会产生困倦的感觉,反复两次或更多次。

(5)五指练习。这是一个用于放松的练习。学习并记住它将帮助你进入自我催眠的状态。

1）用示指触摸你的拇指，每当你做这个动作时，你就会回到过去的记忆中，你会回忆起那些让你感受到健康和愉悦的时候，比如健身时那种活跃而快乐的感觉。

2）用中指触摸大拇指，每当你做这个动作的同时，你会回忆起与你所爱的人一起度过的愉快、快乐的经历，享受与他们待在一起时那种健康而流动的关系。

3）用无名指触摸拇指，每当你做这个动作的同时，你会回忆起你收到的那些美好而可爱的赞美。试着真正接受它们，通过感恩赞美你的人来感受它们的意义。

4）用小拇指触摸大拇指，每当你做这个动作的同时，你会回忆起更多对你充满意义的地方。试着想象你现在就呆在那里，享受你的生活。

五指练习不需要超过十分钟就能完成，但它有助于通过克服紧张和焦虑，帮助增加安全感和信心，带来心理慰藉。

自我催眠的第五步，也是最重要的一步，是学习如何给自己积极的暗示，帮助自己改变。为了达到最好的效果，在你处于舒适和放松的状态下说这些暗示。

(1) 告诉自己能够在自我催眠时感到非常平静，对自己充满信任和信心。同时自己有能力控制所有的身体动作。

(2) 给自己积极的暗示，避免消极的暗示性话语。例如"我感觉到轻松"比"我没法感觉到疲惫"要好。多告诉自己想要什么，而不是不想要什么。

(3) 尝试鼓励性而非命令性的暗示。试着说"我能够在今晚感到放松和清爽"，而不是"我今晚感到放松和清爽"。这条并不是必需的，如果你认为自己对命令的反应更强烈，那么就选择对你更有帮助的暗示。

(4) 重复"现在我能感到困倦"，至少重复三次。多次重复同一个想法可以帮助你更明确你的目标。

(5) 尽量多地写下有助于你深度睡眠的暗示。重点描述让你感到积极、愉快、有趣的情境。同时，你也可以写下能够克服恐惧和其他问题的积极暗示。

第六个步骤是针对具体问题的自我催眠，如果你需要解决具体的生活问题，可以参考这一点。

(1) 明确问题，制订目标。首先我们要确定我们当前最需要解决的问题。也许它是难以入睡或睡眠难以保持，或是即使睡着了仍然感到疲惫、早上起不来床。当我们明确问题时，我们就更容易把目标植入积极的暗示中，例如："我可以快速而安静地入睡""当我从睡眠中醒来时，我会感到神清气爽，身体充满了活力"或"我会深深地睡过去，深度的睡眠会保持一整晚"。

(2) 找到导致问题的外部因素：问问自己，影响你睡眠不足的因素可能有什么。也许是房间让你感觉不太舒服，也许有一些噪声或光线打扰了你，也许晚上经历了太多刺激？

（3）找到自己问题的根本原因，例如，一个失眠的人执着于入睡的时间，他总对自己说："我没法在凌晨之前入睡，我根本就睡不着"。我们可以通过停止强化这些非理性的信念来缓解我们的焦虑。下面这些方法可以在入睡前使用：

1）把闹钟翻面，表盘翻到你看不见的位置。告诉自己你现在感觉非常地放松、舒适和平静。

2）如果你总是在脑海中不自主地回想糟糕的事件或想法，试试回忆你在白天中做的积极事情。

3）如果你有时间解决你的担忧和问题，在睡觉前把这些问题写在清单上，告诉自己你会在第二天早上充满活力和满足地解决这些问题，不要担心。

你可以通过录音以下暗示来帮助自己克服问题：

"现在你身处你的安全岛……你不需要去其他任何地方，你不需要做任何事……只需要休息，伸展一下身体躺下来，舒服地睡过去……想象意识中的你在漂流……漂流得越来越远，越来越深……直到进入深深的睡眠……想象你能想到的积极事情，让它们帮助你舒适地入梦……你所有的积极想法都是真实的……你是自由的，你可以摆脱那些负面的情绪和想法，释放那些紧张和压力……积极有建设性的情绪和想法现在开始将变得越来越大。同时，每当你想到放松的时候，这些积极的情绪和想法也会变得更大……你只需要让自己平静地进入睡眠状态，让积极的事物进入你的脑海……引导你进入睡眠和深深的休息中去。

现在感觉你有多么的放松和舒适……继续放松。你的头和肩膀都在舒适的位置……你的背部贴在床上，也是舒适的……不要在意周围的声音，你只需要听到你自己的声音……你可能面临了一些痛苦的、消极的、焦虑的经历……这些经历可能占据了你的脑海，让你感到不适难以入眠……你只需尝试把这些想法轻轻地扫走，就像我们扫除地面上的尘土一样清除掉这些让你不适的想法……想象你把这些想法装进袋子里，把袋子放进罐子里，用盖子盖好罐子。把这个罐子放进柜子里，你可以在另一个合适的时间再来看这个罐子……那个时候不会影响你的睡眠和放松……每当一个消极或不舒服的想法出现时，就把它放进罐子里，然后把盖子盖上……把罐子放回柜子里，不要让这些想法再次困扰你的睡眠……你只需要继续你深深的睡眠和放松。

现在想象那些积极、让你快乐的事……让这些想法在你的脑海中飞来飞去，例如"我是一个很棒的人""我完成了很多很棒的事""我实现了很多的目标"，不断扩大这些想法……让它们在你的脑海中流动……每当你进入深度睡眠时，这些积极的想法就会变得越来越强大。

也许你看到的那些想法不太清晰，很模糊……随着你越来越放松和困倦，它们会变得更加模糊……你只需要想象自己在一个安全的、独特的地方……你的脸上带着笑容,感觉很舒服,很高兴,处于深度的放松之中……在这个安全的地方,你可以轻易地进入深度睡眠……睡眠并不令你厌烦……你的周围很安静,没有噪声干扰你……这是一个非常安静的夜晚……当你想要再次睁开眼时,你只需记住安全岛永远为你而存在……在这里你能够完全地享受深度的睡眠和宁静……现在呼吸开始变得安静而放松,你脑海中繁杂的想法渐渐地沉静下来,沉静下来……想法清空了,你感到放松……你会进入安稳的睡眠状态,想法不会再干扰你的睡眠,当明早你随着闹钟醒来时,你会感到舒适而充满活力。

现在没有什么需要做的,没有什么可烦恼的,你只需要享受你的秘密基地,这里对你来说是安全的……它会让你感到放松……想一下,当你身处你的安全岛时,你会感到怎样的放松……也许你变得更加富有觉察……也许你现在更清楚地闻到,这里的独特气味是令你喜欢的……也许你现在更加清晰地听到你周围不同的声音,那可能是清脆的鸟鸣声、涓涓的流水声或是风吹过树叶的声音……你可能更清楚地感受到白雪柔软微凉的触感或者太阳照射在皮肤上的温度……记住这些体验,越来越深地走向深度睡眠……你的身体变得越来越沉重,你感到越来越放松,你可以放松地进入睡眠……睡吧……睡吧。"

第五节　一个使用记忆回溯治疗失眠的案例

梅梅是一名 45 岁的女性,她每天晚上 10:00 就寝,但直到午夜才能睡着。梅梅每晚睡 4~5 个小时,她觉得自己睡太少了,这个问题已经存在了 4~5 年。失眠刚开始的时候,她的工作压力比较大,但即使现在没有那么多压力了,她仍然不能恢复充足的睡眠。梅梅被诱导进入催眠状态,接受了以下暗示:

催眠师:更深更深地进入催眠状态……一直向下……那些阻碍你入睡的信息,会从潜意识里慢慢浮出水面……你听到的每一句话都会让你更深地进入催眠……你说的每一个字都会让你更深地进入催眠……我问的每一个问题,都会让你会更深地进入催眠……你想到的每一个答案,都会让你会更深地进入催眠……一会儿我将从 1 数到 3,数到 3 时,你将进入你需要的最合适的地方,解决阻碍你安然入睡的核心问题……现在,深吸一口气,想象你要睡觉了,告诉我现在是什么时间?

受催眠者:晚上 10:00。

催眠师:现在是晚上 10:00,你躺在床上,告诉我发生了什么……你感觉怎样……你准备睡觉了吗?

受催眠者:没有。

催眠师:发生了什么?

受催眠者:我在环顾房间。

催眠师:现在是晚上 10:30,发生了什么?

受催眠者:我睡不着。

催眠师:你有什么感受?

受催眠者:我睡不着。

催眠师:"我睡不着"是一种想法,请你描述你的感受。

受催眠者:我心神不宁。

催眠师:发生了什么?

受催眠者:我躺在床上翻来覆去。

催眠师:你翻来覆去时有什么感觉?

受催眠者:我很生气……我心神不宁,很生气。

催眠师:对谁生气? 对什么生气?

受催眠者:我的丈夫。

催眠师:请做几次深呼吸,感受那种愤怒和不安;你从身体的什么地方感受到这些情绪?

受催眠者:从我的心里。

催眠师:你觉得可以释放这些感觉吗?

受催眠者:嗯。

催眠师:谢谢。现在我将从 1 数到 3。到 3 的时候,你将回到愤怒和不安的感觉的源头。1……时间回退,回到过去……2……你马上就要到了……3……你到达了。现在你几岁?

受催眠者:7 岁。

催眠师:你在哪里?

受催眠者:巴哈马。

催眠师:发生了什么?

受催眠者:我很孤独。我觉得……

催眠师:什么?

受催眠者:悲伤……恐惧。

催眠师:做几次深呼吸……是什么事情让你感到悲伤和恐惧。

受催眠者:我不知道。

催眠师:如果你知道……发生了什么?

受催眠者:我妈妈对我生气。

催眠师：你妈妈会对你生气，因为……

受催眠者：因为她总是生气。

催眠师：做几次深呼吸，放松……你是安全的、稳定的……你很安全……请告诉我之后发生了什么……让我们把你往后推几个月、几年……你还带着那种悲伤……孤独……恐惧的感觉吗？

受催眠者：是的。

催眠师：现在回到过去，想象你在巴哈马，感受同样的恐惧。你在害怕谁？

受催眠者：我妈妈。

催眠师：你的妈妈做什么会让你感到恐惧？

受催眠者：对我生气。

催眠师：如果她对你发火，会发生什么？

受催眠者：她会打我。

催眠师：做几个深呼吸，放松一下，她打你了吗？

受催眠者：没有。

催眠师：做几次深呼吸，把时间往后推，你妈妈打你的这种恐惧并没有真正发生，对吗？再倒回去看，她没有打你……妈妈不会打你……知道妈妈不会打你，你现在感觉如何？

受催眠者：还行。

催眠师：你现在还能感觉到悲伤吗？

受催眠者：不，我感觉还行。

催眠师：那愤怒的感觉呢？你现在能感觉到愤怒吗？

受催眠者：不，我还好。

催眠师：回想一个时间，一个你和妈妈在一起快乐的时间，你能感觉到她在爱着你的时刻。

受催眠者：我们在公园里。

催眠师：你和妈妈在公园里时，你的感觉如何？

受催眠者：我觉得很幸福。

催眠师：带着这种幸福的感觉，回到你在巴哈马的时候……深吸一口气，感受幸福的感觉……你是安全的……快乐的。

受催眠者：是的，我是安全和快乐的。

催眠师：把这种幸福感传遍你的全身……感受安全和幸福的感觉。

潜意识现在正在解决各种问题。由于潜意识不知道现实和想象的区别，我们可以用想象的场景来解决负面情绪。

催眠师:深吸一口气……还有其他和妈妈的问题吗?

受催眠者:没有了。

催眠师:看一下你的妈妈,当你看着她时,你有什么感觉?

受催眠者:悲伤。

催眠师:现在你意识到,我们与我们接触到的每个人都有能量上的联系。与亲人会有更强的联系,特别是与你的妈妈,看看你的妈妈……想象你与你妈妈之间的联系。你能看到吗?

受催眠者:是的。

催眠师:想象与妈妈的联系是一根棉线,它是什么颜色的?

受催眠者:黄色。

催眠师:黄色是权力和控制的颜色,你觉得可以改变颜色吗?

受催眠者:是的。

催眠师:请把线换成粉红色,那是爱的颜色。你能做到吗?

受催眠者:是的。

催眠师:现在,想象她正在向你发送爱,同时你也在通过线向她发送爱。做几次深呼吸,在看着对方眼睛的同时向对方发送爱。现在你对妈妈的感觉是什么?

受催眠者:温暖。

催眠师:感受来自妈妈的爱……把它储存在你的身体里。想象一束光出现,将这种爱传播到你的全身。把知道妈妈爱你的记忆带回去……现在回到7岁,你在巴哈马。现在发生了什么?

受催眠者:我在海滩上玩。

催眠师:你感觉如何?

受催眠者:我感觉很好。

催眠师:我感觉很好,我感觉很安全,我感觉很有保障,妈妈会一直爱我。带着这种美好的新奇的感觉,把它一直扩散到此刻,解决所有需要被解决的问题,以便你回到现在,回到治疗中,完成后请为我移动你的手指……谢谢。

受催眠者:我现在感觉很好。

催眠师:你对你的丈夫有什么感觉?

受催眠者:感觉很好。

催眠师:你早些时候的愤怒呢?

受催眠者:它消失了……现在我觉得很好。

在结果测试的阶段,催眠师发现了另一个问题,这个问题也是导致受催眠者失眠的原因之一。

催眠师:现在是晚上 10:00,你要睡觉了,你感觉怎么样?

受催眠者:我感觉很平静。

催眠师:晚上 10:30。

受催眠者:我在睡觉。

催眠师:晚上 11:00。

受催眠者:在睡觉。

催眠师:晚上 11:30。

受催眠者:麻木。

催眠师:你现在是在睡觉吗?

受催眠者:差不多。

催眠师:感受一下麻木,麻木之下的情绪是什么?

受催眠者:无助。

催眠师:感受你身体里的无助感。你在身体的什么地方感觉到它?

受催眠者:在我的胸部。

催眠师:你觉得可以释放它吗?

受催眠者:嗯。

催眠师:谢谢。感受这种无助……深吸一口气……现在回到这种无助感开始的时间。告诉我你多大了?

受催眠者:1 岁。

催眠师:你的感觉是什么?

受催眠者:无助感。

催眠师:我想让你看向未来……看看无论你的生活中发生了什么,你都渡过了。把这个信息带入你的全身……告诉自己"无论多么困难的时候,我都挺过来了"……看向未来……现在是什么感觉?

受催眠者:感觉很好。

催眠师:很好,把这种感觉带到你的全身;现在深呼吸,让自己放松……想象有一道光从你的头顶一直到脚……你的身体变得非常放松……很舒服……你感到安全和有保障……让我们回到床上去……现在是晚上 10:00,发生了什么?

受催眠者:我在睡觉。

催眠师:晚上 10:30。

受催眠者:睡觉。

催眠师:深吸一口气,让所有这些信息和新的感觉流遍你的全身……现在是晚上11:00,发生了什么?

受催眠者:睡觉。

催眠师:11:30。

受催眠者:睡觉。

催眠师:12:00。

受催眠者:睡觉。

催眠师:12:30分。

受催眠者:睡觉。

催眠师:1:00。

受催眠者:睡觉。

催眠师:睡觉一直持续到早上7:30,如果你醒了,动动你的手指。

催眠师:你和你丈夫之间的问题和你妈妈的问题有什么相同之处?

受催眠者:非常霸道。

催眠师:你对这种霸道的感觉是如何反应的?

受催眠者:我觉得非常生气。

催眠师:你现在身体里的愤怒占多大比例?

受催眠者:50%。

通过回到源头,催眠师清除了受催眠者50%的愤怒。在清除愤怒时,催眠师还必须关注悲伤和恐惧,并解决这些问题。

催眠师:现在还有其他负面情绪吗?

受催眠者:没有。

催眠师:在解决问题的同时,我们对一些情绪进行了处理。你现在的感觉如何?

受催眠者:很好。

催眠师:我不知道"好"是什么意思。

受催眠者:平静。

催眠师:你在睡眠模式中有没有遇到任何问题或干扰?

受催眠者:没有。

催眠师:做几次深呼吸,让这些信息与你的核心自我保持一致和协调……想象一束光从你的头顶射出……这是你的新存在……体验它……知道从现在开始你可以随时安然入睡……只有在出现紧急情况时你才会醒来……如果出现紧急情况,你会处理好它,然后轻松、毫不费力、安然地投入睡梦。从现在起,你所有的睡眠问题都消失了……我们把它搞定了。

第六节　贡献与局限

目前,催眠疗法在国际上正成为一种被接受和认可的治疗形式,接受催眠疗法培训的专业治疗师日益增长,对催眠疗法有效性的研究也越来越多。

催眠疗法的优点在于,催眠疗法可以激发个体深度放松的状态。这种放松的状态减少了交感神经系统的活动,降低血压,减慢心率,对个体的生理活动和免疫功能产生有利影响。

第二点在于来访者在催眠疗法中可以体会到控制力的增强。在治疗或干预中,催眠师不能强迫来访者进入催眠,如果来访者不想要,不愿意,或不专注于治疗,那么催眠就没法起作用。因此来访者有责任充分地参与治疗,投入所需的时间和空间,并在治疗之外的时间进行自我催眠练习。来访者在催眠疗法中将会感受到自身对身体功能的控制、对生活和人际关系的联结。随着催眠疗法的进展,来访者会逐渐获得掌控感,意识到自身的强大。

第三点在于催眠疗法可以成为一种自我管理和自我照顾的技术,使个体终身受用。

催眠疗法的一个缺点在于,它不是一个快速的解决办法。大多数情况下,需要 4~6 次治疗,才能使催眠疗法的全部效果发挥出来,完整地达到治愈和改变。在慢性疾病的情况下,可能需要更多次治疗。

催眠疗法的另一个缺点在于并不是所有人都适合进行催眠疗法。一些个体的催眠易感性较低,他们较难进入催眠状态。催眠疗法也不适合有严重心理健康问题的人,例如精神病症状,幻觉和妄想等。

还有一个缺点在于催眠对失眠的干预上缺乏公认的技术和流程。催眠的方法非常之多,在以往的研究中学者们使用了各种各样的技术,常见的技术例如放松技术、分离技术、记忆回溯技术,或是用视觉化技术,想象自己处于温暖安全的环境……虽然实证研究证实了这些技术的有效性,但是,到底哪种技术起到了最重要的效果?哪些技术最适合干预失眠?目前的研究尚未告诉我们答案。

另外,一些学者认为使用催眠进行记忆回溯存在风险。在一些情况下使用记忆回溯可能会导致错误扭曲的记忆。来访者可能会将真实记忆与虚构的想象内容融合起来。另外,当使用记忆回溯揭开来访者压抑的创伤经历时,来访者也可能没有能力处理这些创伤经历,这会导致来访者产生更多的痛苦和焦虑。

最后,个体往往会因为对催眠的恐惧而难以进入催眠状态,在这里不得不提到大众对于催眠的普遍误解,例如催眠会让人丧失意识,催眠师完全控制受催眠者,只有意志薄弱的人才会被催眠——事实上,受催眠者并非陷入睡眠状态,也不会丧失意识。催眠师也并不能控制受催眠者做违背自身意愿的事。催眠不是盲从,接受催眠者在催眠过程中担任着积极的信息处理者一职。显然,催眠师既不能让接受催眠者说出自己的银行密码,也不能让接受催眠者做任何他们不想做的事。在催眠中,接受催眠者始终保持着自己的意识。对催眠疗法的普及,必须要先为催眠正名。澄清这些误解有助于我们科学地看待催眠,从催眠技术中受益。

参 考 文 献

[1] Jensen MP, Adachi T, Hakimian S. Brain oscillations, hypnosis, and hypnotizability. American Journal of Clinical Hypnosis, 2015, 57 (3): 230-235.

[2] Egner T, Jamieson G, Gruzelier J. Hypnosis decouples cognitive control from conflict monitoring processes of the frontal lobe. Neuroimage, 2005, 27 (4): 969-978.

[3] Bauer KE, McCanne TR. An hypnotic technique for treating insomnia. International Journal of Clinical and Experimental Hypnosis, 1980, 28 (1): 1-5.

[4] Modlin T. Sleep disorders and hypnosis: To cope or cure? . Sleep and Hypnosis, 2002, 4: 39-46.

[5] Stanton HE. Hypnotic relaxation and insomnia: A simple solution. Sleep and Hypnosis, 1999, 1 (1): 64-67.

[6] Anderson JA, Dalton ER, Basker MA. Insomnia and hypnotherapy. Journal of the Royal Society of Medicine, 1979, 72 (10): 734-739.

[7] Scholz OB, Ott R. Effect and course of tape-based hypnotherapy in subjects suffering from insomnia. Australian Journal of Clinical Hypnotherapy and Hypnosis, 2000, 21 (2): 96-114.

[8] Borkovec TD, Fowles DC. Controlled investigation of the effects of progressive and hypnotic relaxation on insomnia. Journal of Abnormal Psychology, 1973, 82 (1): 153-158.

[9] Stanton HE. Hypnotic relaxation and the reduction of sleep onset insomnia. International Journal of Psychosomatics, 1989, 36 (1-4): 64-68.

[10] Anbar RD, Slothower MP. Hypnosis for treatment of insomnia in school-age children: a retrospective chart review. BMC pediatrics, 2006, 6 (1): 1-6.

[11] Lam TH, Chung KF, Lee CT, et al.. Hypnotherapy for insomnia: A randomized controlled trial comparing generic and disease-specific suggestions. Complementary Therapies in Medicine, 2018, 41: 231-239.

[12] Mamoune S, Mener E, Chapron A, et al.. Hypnotherapy and insomnia: A narrative review of the literature. Complementary Therapies in Medicine, 2022, 65: 102805.

[13] Cochrane G. The use of indirect hypnotic suggestions for insomnia arising from generalized anxiety: a case report. American Journal of Clinical Hypnosis, 1989, 31 (3): 199-203.

[14] Papadakis D. Exploring the subconscious with hypnosis to alleviate insomnia. Australian Journal of Clinical Hypnotherapy & Hypnosis, 2013, 35 (2): 4-19.

基于音乐的干预理论和解决方案

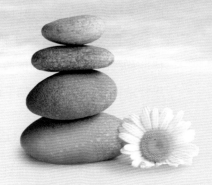

第一节　音乐疗法介绍

一、音乐疗法简介

音乐是一种用于表达及传递情感的独特方式,不同的音调、音色交错编织成优美的旋律,悠扬入耳,有的平静如水、有的激昂似雷,音乐不仅给我们带来听觉的享受,还悄然影响着我们的身体。安静的音乐可以让我们静下心来,甚至有催眠的作用,当人们失眠的时候,常常也会自己尝试寻求音乐的帮助。自古以来,人们就发现音乐可以调节情绪,调养身心。

音乐治疗在国外也有着深远的渊源,早在圣经时代就有人提出将音乐用于治疗,在 20 世纪 40 年代,美国密歇根州立大学和堪萨斯大学先后开办了音乐治疗的课程,标志着现代音乐治疗正式成为一个学科。直到现在,音乐疗法已经应用于各种精神相关疾病当中,如精神分裂症、抑郁症,还有失眠症。

音乐疗法(Music Therapy)可以通过让失眠者聆听安静、舒缓的音乐,使失眠者放松下来,从而缓解其焦虑、抑郁的情绪,可以减少环境睡眠问题,减少睡眠药物的使用。音乐疗法因其非药物性、非侵入性、成本低廉、易于实施且无不良反应的特点,受到了研究人员的广泛关注。Feng 等人通过荟萃分析发现,音乐疗法对原发性失眠症和继发性失眠症的治疗都是有效的,经过音乐干预后患者的匹兹堡睡眠质量指数(PSQI)、整体睡眠质量、入睡潜伏期和睡眠效率有明显的改善,因此 Feng 等人提出,在原发性失眠患者的临床护理中,音乐疗法将成为一线非药物干预手段。

二、音乐疗法原理

音乐促进睡眠的原理具体可以分为三个层面。①对情绪状态的影响:音乐令人心情愉悦、放松,从而达到催眠效果;②对生理指标的影响:这是音乐使人放松的直接原因;③对大脑的影响:这是音乐使人放松的深层原因。

(一)音乐对情绪状态的影响

在这个快节奏的年代,人们的心变得越来越浮躁,同时还有各种各样的媒体制造的、贩卖的焦虑,有来自工作、学习、生活的压力,如今焦虑、抑郁成为了越来越常见的名词。而在这种焦躁的情绪下,睡眠往往也会受到影响。而音乐便可以通过影响人的情绪来辅助睡眠。

首先,音乐可以诱发各种各样的情绪,包括快乐、悲伤、恐惧和平静。相对于其他种类的情绪诱发方法而言,音乐诱发情绪有更高的成功率、更高的强度、更长的持续时间。因此,我们可以通过安静的音乐来诱发平静的心情,通过欢快的音乐来诱发愉悦的心情,从而让人放松下来,安静入睡。

其次,音乐还可以减少压力、紧张和焦虑的心情。Davis 等人(1989)的一项研究发现,受试者在听自己选择的喜欢的音乐可以有效地减少焦虑状态并促进放松,其原因可能受试者对于自己选择的音乐感到非常兴奋,因此聆听音乐产生的享受感促进了放松的感觉从而减少了焦虑的感觉。

最后,音乐还能够减少与睡眠问题相关的挫败感和恐惧感。经历过失眠的人往往会体验过这样一种感受,当自己想睡觉却睡不着的时候,便会开始感到着急、焦虑,甚至感到挫败、沮丧,害怕自己会一直睡不着,于是心情无法平静,更加睡不着了。因此,音乐或许能够抵消睡觉前的不安感受。Johnson 等人(2003)的一项对老年女性的研究发现,使用音乐后受试者的挫败感和恐惧感都得到了有效改善,同时提高了她们放松的能力。在此之前,她们是讨厌、害怕睡觉的,因为难以入睡和常常夜间觉醒。而音乐不仅改善了入睡,还可以改善夜间觉醒的问题,于是她们的恐惧感便消失了,并对自己的睡眠状态感到满意。这是音乐对睡眠的长期效果导致的情绪、心境的改变,而这样的积极情绪也会反过来更加有利于睡眠。

(二)音乐对生理指标的影响

1. 音乐影响心率、呼吸速率、血压和疼痛　当我们听到激昂高亢的音乐时,往往会感到心率加速,呼吸急促,而听到平静的音乐时,会感到心率也渐渐慢下来,呼吸也更平缓。一项研究发现,患者在经过了音乐疗法过后,心率和呼吸的频率与音乐的放松节奏同步,从而促进了患者的放松并减轻了焦虑。此外,平静的音乐还可以降低血压、增加心率变异性、减少疼痛,表明音乐可以减少患者的压力。总的来说,音乐可以通过改变人的心率、呼吸速率、血压、疼痛的生理指标达到促进放松、减少压力和焦虑的作用,从而改善睡眠。

2. 音乐可以提高褪黑素水平　褪黑素的分泌有明显的昼夜节律,白天分泌受抑制,晚上分泌活跃。褪黑素对睡眠有着调节作用,白天褪黑素浓度较低,精神活跃不易入睡,而晚上褪黑素浓度高,可以促进睡眠。褪黑素随着年龄的增长会逐渐减少,因此老年人的睡眠一般比较少,而音乐可以显著有效地提高褪黑素的水平。现在市面上有很多褪黑素类的促睡眠药物,但药物有造成依赖的可能性,相比之下音乐治疗就没有产生副作用的风险,从这个角度上讲,推荐症状较轻的失眠者优先尝试使用听音乐的方式来促进睡眠。

3. 音乐可以降低皮质醇水平　皮质醇,又叫氢化可的松,是肾上腺皮质激素中糖皮质激素中的一种,它是一个“应激激素”,人体内皮质醇升高,反映其压力增高,处于应激状态。一项研究表明,音乐可以显著有效地降低患者的皮质醇水平,反映了音乐减轻了患者的压力,但这个皮质醇水平的升高仅维持 30~60 分钟,60 分钟后皮质醇水平与对照组无显著差异。这说明音乐对皮质醇的影响是短暂性的,可以暂时减轻患者的压力,但是如果压力因素持续存在,则压力状态会卷土重来。但如果只是心理因素导致的压力,在经过了减轻之后,患者平静入睡了,便也不会有再反复的情况。

4. 音乐影响去甲肾上腺素 去甲肾上腺素是一种神经递质,主要由交感节后神经元和脑内去甲肾上腺素能神经元合成和分泌,具有激动 α 受体的作用,可以增强心血管的活动。虽然名字与肾上腺皮质激素相近,但后者是一种由腺体分泌的激素,是两种不同的物质。

音乐对于去甲肾上腺素的影响在不同的研究中发现了不同的结果。一项针对老年人的研究发现,音乐治疗后受试者的肾上腺素和去甲肾上腺素水平都有短暂的提高,其原因可能是去甲肾上腺素和肾上腺素水平的增加对血清褪黑激素水平的增加起到了刺激作用,因为这些生物胺可以通过激活松果体中 N-乙酰转移酶的合成来调节褪黑激素的合成和分泌。而另一项针对健康人的研究发现,冥想类音乐(节奏性弱)可以显著降低皮质醇、去甲肾上腺素的浓度。这说明这类音乐有明显的减少压力、促进放松的效果。总的来说音乐对于人体的调节可能会随着干预对象、音乐种类不同而有所差异,这与人体复杂的调节系统有关。

5. 音乐可以提高血清素水平 血清素,又叫 5-羟色胺,是一种抑制性神经递质,有助于产生愉悦感和幸福感,也是一种抗抑郁药物的作用通道。音乐会影响健康受试者的血清素水平,相比于不愉快的音乐,愉快的音乐感知可以显著增加听者的血清素水平,因此我们可以通过使用愉快的音乐,提高血清素水平,从而提高愉悦感、幸福感,使人放松、享受、改善睡眠。

(三) 音乐对大脑的影响

1. 音乐对自主神经活动的影响 自主神经系统,又叫不随意神经系统或植物性神经系统,包括交感神经系和副交感神经系两个系统。自主神经系统的活动不受意志支配,其中交感神经系统在应激条件下更活跃,使各个器官的活动更兴奋,副交感神经系统在正常情况下更活跃,减缓各个器官的活动,二者拮抗来调节人体的活动。从入睡到深度睡眠,副交感神经系统的活动会更加活跃。而音乐,就有让副交感神经系统更加活跃的作用。一项研究通过心率变异性(heart rate variability,HRV)分析发现,经过音乐治疗后,患者的交感神经活动(LF 成分)与副交感神经活动(HF 成分)的比值显著降低,表明音乐疗法促进了副交感神经活动,使患者更加放松。

上一节中提到,音乐对于心率、呼吸有着显著的影响,而该影响的深层机制包括音乐对自主神经系统的影响。总的来说,音乐可以通过增强副交感神经活动来减缓心率、呼吸的节奏,使听者放松,从而达到促进睡眠的效果。

2. 下丘脑-垂体-肾上腺(Hypothalamic-Pituitary-Adrenal Axis,HPA) 下丘脑-垂

体-肾上腺轴是一个通过直接作用和反馈作用结合来调节肾上腺激素的合成和分泌的复杂系统,是神经内分泌系统的重要部分,参与控制应激的反应,并调节许多身体活动,在上一节中提到的皮质醇即是通过 HPA 轴调节分泌的一种激素。研究表明,放松音乐可以显著影响 HPA 轴的压力激素水平,一种结合放松技巧和听古典音乐的音乐疗法被称为音乐引导意象(Guided Imagery And Music,GIM),这种方法可以显著降低健康受试者的 HPA 激活,在 GIM 干预后,标志 HPA 激活的皮质醇和-内啡肽都有显著的降低。

3. 音乐对情绪相关脑区的影响　众所周知,不同的音乐可以引发不同的情绪,而音乐影响情绪的神经机制也得到了许多验证。使用正电子发射断层成像(PET)和功能性磁共振成像(fMRI)方法进行的脑研究发现,由音乐引发愉快情绪的受试者在眶额皮质、胼胝体下扣带回、额下回、腹侧被盖区、伏隔核、下丘脑、岛叶、Heschl 回和 Rolandic 岛盖有明显的激活,而报告称音乐导致了不愉快情绪的受试者在海马体、海马旁回、杏仁核和颞极有明显的激活。脑电图(EEG)研究结果还表明,男性和女性在听愉快与不愉快的音乐时左右脑的参与是不同的,在男性中,愉快的情绪在左半球处理,不愉快的情绪在右半球处理,而在女性中,愉快的情绪在左半球处理,不愉快的情绪在两边半脑都处理。总而言之,经过不同的脑影像技术可以看出,音乐对情绪的影响是具有神经基础的,这进一步证实了音乐对情绪有确切的影响。

4. 音乐对脑电波的影响　脑电波是由脑电图(Electroencephalogram,EEG)记录的大脑活动的电生理指标,是脑内神经细胞活动的电信号在头皮的总体反映,大致可分为 δ 波(0~4Hz)、θ 波(4~8Hz)、α 波(8~12Hz)、β 波(12~30Hz)和 γ 波(>30Hz)4 种,其中 α 波会在安静的时候最明显,而 δ 波在深睡状态或早期发育不完全的人群中最明显。研究表明,不同的音乐可以诱发不同的脑电波。Dubey 等人发现,使用 432Hz 的音乐对整体睡眠质量有一定影响,睡眠开始时 α 波显著增加,由此可见,432Hz 的音乐具有一定的镇静作用。Gao 等人发现,使用慢波音乐会减少 δ 波,且慢波组的睡眠质量显著提高(图 10-1)。

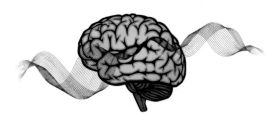

图 10-1　脑电波

三、研究证据

(一)音乐疗法对不同睡眠阶段的作用

睡眠一共有 5 个阶段,分别是入睡期、浅睡期、熟睡期、深睡期和快速动眼期(REM),其中快速动眼期是梦境频发的时期,而前 4 个阶段被称为非快速动眼睡眠时期。测量睡眠时相的方法为多导睡眠监测(Polysomnography,PSG),Chang 等人使用多导睡眠监测探究音乐疗法干预慢性失眠成人的效果,结果音乐治疗组的休息评分显著提高,同时第二阶段睡眠时间缩短而快速动眼睡眠时间延长。但也有另一个研究发现,音乐对多导睡眠监测的各项指标没有显著影响。因此,关于音乐疗法对不同睡眠阶段的作用还需要更多研究进行验证。

（二）音乐疗法对不同年龄段的失眠者的作用

音乐疗法对于各个年龄段的失眠患者都有一定的效果。Tan 在 2004 年的一项研究探讨了音乐对小学生睡眠质量的影响,方法是连续 3 周在每天午睡时间和每晚睡前播放一张 45 分钟的音乐 CD,使用匹兹堡睡眠质量指数(PSQI)测量干预前后的睡眠质量,结果发现三周后 PSQI 指标有所改善。Dos Santos 在 2022 年的一项研究探讨了音乐对失眠大学生的干预作用,使用匹兹堡睡眠质量指数(PSQI)测量干预前后的睡眠质量,结果发现音乐组在入睡时间、睡眠质量、催眠药物、睡眠效率、睡眠障碍、日间功能障碍等方面均显著优于对照组,表示音乐对大学生失眠有很好的干预效果。Wang 等人在 2021 年的一项荟萃分析总结了音乐干预对老年人睡眠质量的影响,结果发现音乐干预有利于改善老年人的睡眠质量,尤其是在睡眠潜伏期、睡眠时长、睡眠效率和日间功能障碍的睡眠方面。

（三）音乐疗法对不同疾病导致的失眠的作用

对于失眠症患者,音乐疗法的作用已经得到了相当多的验证。而除了对于原发性失眠症患者,音乐疗法对于各类疾病导致的失眠症状也有一定的效果。Deshmukh 等人在 2009 年的研究针对重度抑郁症患者使用印度古典音乐进行了 1 个月的干预,发现患者的睡眠质量得到显著提高,且与使用催眠药物的效果相当。Mu 等人在 2022 年发表了一篇关于音乐干预痴呆患者睡眠的系统评价,发现在 8 项研究中有 6 项研究报告了音乐对睡眠的积极影响,尤其是夜间睡眠障碍的减少、白天警觉性的增加和睡眠质量的改善,其他 2 项研究则是没有发现统计学上的显著变化。Bloch 等人在 2010 年对精神分裂症患者进行了 7 天音乐干预,并使用腕部活动记录仪进行监测,结果发现在音乐放松后,患者的睡眠潜伏期和睡眠效率有所改善。

四、特殊的音乐疗法

（一）大脑音乐

大脑音乐是由 Yal 在 1991 年提出的一种将脑电图转换为音乐的方法,通过记录和分析患者的睡眠多态图(Sleep Polygram),识别不同睡眠阶段对应的脑电图片段,并使用一种特殊的算法将其转化为音乐,即为该患者自己的"脑音乐"。研究者在 1998 年使用此方法对 58 例失眠症患者进行了 15 天的干预,其中实验组使用自己的脑音乐,而对照组使用其他患者的脑音乐,研究结果发现超过 80% 的患者在主观和客观睡眠质量上均得到了改善,且没有不良反应。

Gao 等人在 2020 年使用了两种不同的脑波音乐来进行干预,分别是快速动眼(Rapid Eye Movement,REM)脑波音乐和慢波睡眠(Slow Wave Sleep,SWS)脑波音乐,分别由其对应的睡眠阶段的脑电波信号生成,对照组使用白噪声。结果发现 SWS 组的睡眠效率有所提高,但 REM 组和白噪声组的睡眠效率有所下降,且通过脑电图发现在 SWS 组中 δ 波功率谱密度显著降低,而 REM 组和对照组显著增加。此外,通过功能连接分析发现,SWS 组左额叶和左顶叶之间的功能连接与睡眠潜伏期呈显著负相关。因此,SWS 脑波音乐可能可以作为一种安全廉价的改善睡眠的临床方法,但其作用还需要更多实验的验证。

大脑音乐的使用方法也在逐步的发展当中。Fernandes 等人在 2021 年提出了一种将脑电图信号编码为旋律/音乐的新方法,该方法可以将整晚睡眠脑电图信号编码为音符和空拍序列,并获得悦耳的音乐,但尚未进行相关的干预研究。

(二)双耳节拍

双耳节拍是指通过在两个耳朵分别播放两个不同频率的声音从而在大脑中形成特定频率的正弦波的现象。研究发现,双耳节拍可有效减少焦虑,而焦虑降低有利于睡眠,因此这种方法对失眠症的干预有潜在的作用效果(图 10-2)。

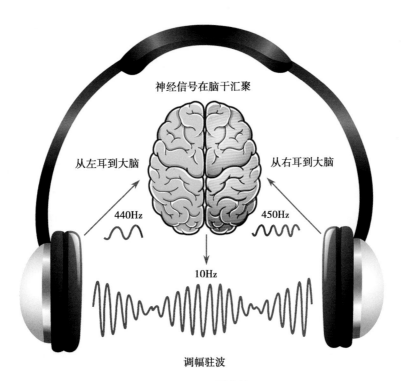

图 10-2　双耳节拍

处理双耳节拍的中枢是脑桥内侧上橄榄核，虽然双耳节拍的确切机制尚不清楚，但其中一种假设是脑电波的夹带效应或频率跟随响应。夹带效应（Entrainment Effect）是指脑电波的频率向外部刺激改变的趋势。有睡眠障碍的人在聆听了可产生 θ 波的双耳节拍后，就会出现夹带效应，低频脑电波会增加，高频脑电波会减少，这样的脑电波变化可以有效减少皮质过度兴奋并诱导嗜睡，从而减轻失眠症状。Lee 等人在 2022 年的研究发现，使用双耳节拍方法干预后，受试者的 β 波有显著的下降而 θ 波显著增加，β 波是高频波，反映的是精神亢奋、情绪激动或注意力比较集中的状态，而 θ 常在人困乏或冥想时出现，因此，双耳节拍的方法可以有效地降低过度唤醒状态，从而诱导睡眠。

Bang 等人在 2019 年的研究得到了类似的结果，经过 2 周的双耳节拍干预后，实验组的脑电图相对 β 波功率显著高于纯音乐组，在对失眠严重程度进行分析时发现，两组的失眠严重程度指数得分在干预后时均有显著下降，但两种音乐之间下降的程度没有显著差异。这说明双耳节拍虽然对失眠有显著的改善效果，但是与普通的纯音乐相比没有明显的优势。

（三）环境音乐

对于像医院 ICU 这种嘈杂的环境，环境音乐疗法（Environmental Music Therapy，EMT）可以减少噪声对患者的有害影响。在 ICU 中，由监护器发出的哔哔声、医护人员的操作及说话的声音等在一个相对封闭的环境中不停地出现，在深夜也无法避免，这些环境噪声可能会让患者感到烦躁、焦虑、愤怒，并直接影响睡眠。环境音乐疗法指的是对现场声音及音乐的即时应用，目的是调节感知噪声的体验。我们可以将其理解为一种即兴过程，它需要音乐治疗师很强的感受性和敏锐性，将环境声音的已有的声音元素轻轻地融入到所选择的音乐音景/配乐中，从而使环境中的噪声不再突兀，甚至如音乐般悦耳。通过这种方法，不仅可以缓解患者的焦虑情绪及其睡眠障碍，还可以减轻医护人员的压力。

（四）五行音乐

中医里面有五行——金、木、水、火、土，五行音乐疗法即为中医对失眠症的一种治疗方法。在中医里面，失眠被称作不寐。所谓不寐指的就是晚上经常不能正常入睡，中医认为不寐的发生机制是由"阳不入阴"导致的气虚血衰、脏腑功能失调、心神失养或不安，主要表现为睡眠时间较短、睡眠不够深、睡着后容易醒且醒来就很难再入睡，或时而醒时而睡，睡醒后疲乏仍未得到完全缓解，不能很好地恢复精力，严重的失眠者有可能会整夜无法入寐。"不寐"的说法最早见于《难经·四十六难》。在《黄帝内经》中则将不寐称作"不能眠""不得卧""卧不安""目不瞑"。《灵枢·大惑论》曰："卫气不得入于阴，常留于阳，留于阳则阳气满，阳气满则阳跷盛，不得入于阴则阴气虚，故目不瞑"，这便是"阳不入阴"引起不寐的理论解释。而导致不寐的原因可能是各种各样的，例如情志不和，肝失条达；

劳倦思虑，伤及心脾；饮食不节，胃气不和；心虚胆怯，心神不安等。中医里针对失眠的方法也有很多，除了中药以外，针灸对于失眠症的治疗也有显著的效果，而五行音乐也是中医里针对失眠的特殊疗法，在唐宋时期开始逐渐应用于临床，在明清时期有了进一步的发展。

《黄帝内经》中引出了音律与人体可能有潜在的关系，"天有五音，人有五脏；天有六律，人有六腑。"，这也是提出"五音"概念的最早记录。五音的概念在不同的文献中存在广义和狭义两种说法，《黄帝内经》中的《灵枢·脉度》记载的"肾气通于耳，肾和则耳能闻五音矣"中，提到的"五音"指的是广义的各种声音，意思是耳朵可以听到所有的声音。而狭义的五音，指的是我国古代的五个音阶，即宫、商、角、徵、羽。而五行音乐的理论最重要的就是将自然中的五音和人体中的五脏意义对应起来，从而以此为依据来将不同调式的音乐用于协调五脏，从而调和内在气血，调节情志心境。中医的治病强调调理身体体质而非对症下药，因此当气血、阴阳、五脏都能正常运行，便可养生祛病，由于阴阳失调导致的不寐症状也可迎刃而解（图 10-3）。

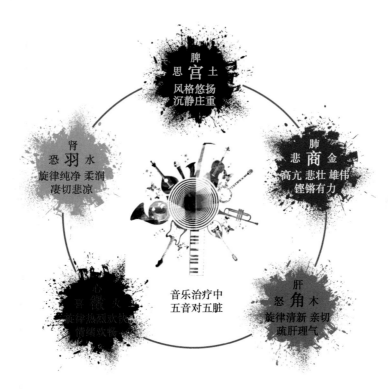

图 10-3　五音对五脏

宫、商、角、徵、羽分别对应七声音阶中的 do、re、mi、so、la，使用宫、商、角、徵、羽中的某一个音作为主音便可形成五种调式的音乐。调式不同，音乐的色彩亦不同，宫调式、徵调式色彩明朗，羽调式、角调式色彩暗淡，商调式介于其中。因此，五音不仅是唱名，而且是调名，不同的调式可以表现不同的音乐色彩。《律历志》曰："宫者,中也,居中央畅四方,唱始施生为四声之径。商者,章也,物成事明也。角者,触也,阳气蠢动,万物触地而生也。徵者,祉也,万物大盛蕃祉也。羽者,宇也,物藏聚萃宇复之也。"这是对五音在听觉感受上结合自然现象的解释。而这五个音阶的特性,正好与五行的属性有相似之处。宫音浑厚雄伟而庄重,有如大地宽广,属五行中的"土";商音嘹亮高亢而肃穆,有如金属锋利而坚韧,属五行中的"金";角音朝气蓬勃而生万物,有如大树生生不息,属五行中的"木";徵音焦躁热烈而欢快,有如火苗热情,属五行中的"火";羽声圆润悠扬而清畅,有如流水般顺滑,属五行中的"水"。由此,五音便可与五行对应起来,如唐代王冰注《素问·阴阳应象大论》曰:"角谓木音,调而直也。徵谓火音,和而美也。宫为土音,大而和也。商谓金音,轻而劲也。羽谓水音,沉而深也。"五行又可以与五脏一一对应,心属火,肝属木,脾属土,肺属金,肾属水,由此五音便可以与五脏对应起来了,如《素问·阴阳应象大论》曰:"心——在音为徵""肝——在音为角""脾——在音为宫""肺——在音为商""肾——在音为羽"。

不同的调试的五行音乐可以用于不同病因导致的失眠症状,对于不同体质的患者需辨证使用不同的五行音乐。宫调式的音乐,在五行中属土,主化、主思,土对应脾胃,因此聆听宫调式音乐具有健运脾胃的效果。而脾主运化,脾胃和畅可以促进全身气机稳定、滋补气血。此外,宫调式音乐具有沉静典雅及悠扬庄重的特点,给人以浓重厚实的感觉,可令人安静、阔达,从而忘却不良思绪,排解忧虑忧愁的情绪,因此适用于由于多愁善感、思虑较重而导致失眠的人。具体曲目可根据体质选择,若体质为阳可选《黄庭骄阳-宫调阳》,体质为阴可选《玉液还丹-宫调阴》。商调式的音乐,在五行中属金,主收、主哀,金对应肺,因此聆听宫调式音乐具有调节肺气的宣发肃降的作用。肺是病邪入体的首要关口,因此肺的功能提高,可以增强机体抵御疾病的能力。商调式音乐具有高亢悲壮、肃静嘹亮的特点,常用于表达悲哀情绪的曲目当中。因此,商调类音乐能发泄内心郁闷,从而缓解悲痛的情绪,适用于由于悲伤情绪导致失眠的人,商调式的音乐有《晚霞钟鼓-商调阳》《山丹丹开花红艳艳》。角调式的音乐,在五行中属木,主生、主怒,木对应肝脏,因此聆听角调式音乐具有疏理肝气、情志条达的作用。而对于愤怒的人,角调式音乐可以疏泄愤怒的情绪。角调式的音乐有《玄天暖风-角调阳》《碧叶烟雨-角调阴》。徵调式的音乐,在五行中属火,主长,火对应心脏,因此聆听徵调式音乐具有养心守神、通调血气的作用。对于焦躁的人,徵调式音乐能使其抒发暴躁焦急的心情,从而心气舒展,有利于调节心态。具体的曲目可选《雨后彩虹-徵调阴》《化蝶》等。羽调式的音乐,在五行中属水,主藏、主恐,水对应肾脏,因此聆听羽调式音乐具有补肾益精,补髓健脑的作用。肾精亏虚、阴虚火旺往往就会导致失眠多梦的症状,且羽调式音乐具有圆润柔和、悠扬婉转等特点,是一种相对平静的音乐,适用于大部分的失眠者。而对于处于恐惧、挫败的人,羽调式音乐可缓解紧张、恐惧的情绪,治愈心灵,从而使人安然入睡。具体的曲目可选《伏阳朗照-羽调阳》《梁山伯与祝英台》《渔樵晚唱》等。

在现代,五行音乐疗法也在应用中不断被验证并得到发展。中国音乐学院基于五行音乐治疗理论编制了一套中国天韵五行音乐,可以结合不同患者体质或证型来进行辨证施乐。2015年的一项综述总结了中医五行音乐对失眠症的治疗现状,发现研究者更多地使用宫调和羽调的音乐来治疗失眠症。梁小利等人在2016年对80例围绝经期失眠症患者进行了干预研究,将患者分为了对照组(常规药物治疗)和实验组(辨证使用五行音乐疗法),并使用匹兹堡睡眠质量指数(PSQI)对患者干预前后的睡眠质量进行测量,结果发现实验组在干预后的PSQI评分比对照组有了更加明显的下降,说明五行音乐疗法相比于药物治疗有更明显的优势,不仅疗效更佳且无副作用。此外,相对于单纯的五行音乐疗法,结合其他治疗方法是更常见的。刘雅丽等人在2017年对120例冠心病失眠患者进行了干预研究,将患者分为对照组(使用冠心病常规药物治疗和护理)和干预组(在药物基础上增加五行音乐疗法和穴位按摩),结果发现在4周的干预后,相比于对照组,实验组的失眠症状、PQSI总分均得到了更加显著的改善。但是由于缺乏单纯的五行音乐疗法和穴位按摩的对比,无法确定患者失眠的改善是哪种方法的作用。张莺等人在2016年对155例脑卒中后失眠患者进行了干预研究,将患者分为了3组:①综合治疗组,使用五行音乐治疗结合耳穴贴压的方法,其中五行音乐的治疗根据患者的体质辨证地选择不同调式的曲目,每天30分钟,每周治疗5天,共治疗4周;②耳穴组,采用单纯的耳穴贴压治疗;③对照组,采用口服艾司唑仑片,是一种安眠药。结果发现综合组总体疗效显著优于其他两组,说明这种方法可以更好地改善失眠症状,同时减少药物带来的依赖性和副作用。耿迪在2014年对120例失眠症患者进行了研究,A组仅使用人参归脾丸作单纯的中药治疗,B组在使用中药治疗的基础上增加五行音乐治疗,C组在B组基础上针对不同文化程度的患者使用相同调式不同曲乐理解水平的五行音乐,并使用匹兹堡睡眠质量指数(PSQI)来对测量患者睡眠前后的睡眠质量,结果发现三组患者在接受治疗后PSQI指均有显著的下降,即睡眠情况得到了显著的改善,而C组在治疗后的PSQI值显著低于前两组,说明根据患者的曲乐理解接受能力来进行曲目的选择是有必要的。

总体而言,五行音乐疗法在治疗失眠上有许多的临床证据,且可以根据不同患者的病症特点进行不同音乐的选择,相比于普通的音乐治疗有更强的针对性,而对于中国人来讲,由于文化的熏陶,我们对于中国的古曲有更加深刻的理解,因此推荐五行音乐疗法。

第二节 具体方案

一、音乐选择

对于平时就有听音乐的习惯的患者来说,选择自己熟悉的、喜欢的音乐可以提高音乐干预的有效性,音乐的选择是个性化的,选择的种类也很多,在实际应用的过程中可以征求参与者的意见,以及他们对于所使用的音乐的感受。尽管没有具体的一个音乐专门用于促进睡眠,但是对于可以助眠的音乐往往会存在一些共同的特征。

(一)助眠音乐具有的特征

Schubert 在 2019 年对有助于促进睡眠的音乐具有的特征进行了调查分析,收取 161 名学生对于他们来说可以助眠的音乐共 167 首,并分析这些音乐所具有的共同之处,并总结出 3 个主要特征:①音乐的频率较低,即音调较低;②歌词发音或者奏乐是连贯的而不是断断续续的;③节奏是低速或中速的而非快节奏的。在收集的曲目中有的被不止一个人认为有助于他们的睡眠,即这些曲目的助眠效果可能是更加突出的,包括德彪西(Debussy)在 *Suite Bergamasque* 中的 *Clair de Lune*,肖邦(Chopin)的夜曲(*Nocturne Op. 9 No. 2*)、*Bloom*、*One Summer's Day* 和 *Dearly Beloved*。总的来说,催眠的曲目都具有平静舒缓的特征,往往节奏缓慢,是由中音组成的流畅旋律,没有高频的声音,旋律线没有快速增加或突然跳跃,没有重音或打击乐的节拍,并且没有突然的节奏变化。因此在选择音乐时,需要注意选择这类安静的曲目,而不要在睡前听一些节奏过快、情绪激昂的曲子。

(二)常见音乐种类

在以往的具体研究中,选择用于音乐治疗的音乐类型范围很广,包括纯音乐(钢琴、竖琴、吉他、长笛等)、古典音乐、爵士乐、乡村音乐、民间音乐(不同国家的特色音乐,如土耳其民间音乐、土耳其艺术音乐、印度古典音乐、中国民歌等)等。除了这些常见的音乐类型以外,一些特殊的音乐种类也会应用于失眠的治疗中,例如在上一节中提到的大脑音乐、五行音乐,还有一些特殊的声音刺激也有助于睡眠的改善,例如白噪声等。下面将列举经典的助眠音乐类型和特殊的声音刺激改善睡眠的研究证据。

1. 镇静音乐(Sedative Music) 镇静音乐具有的特征为节奏为 60~80 拍/min,没有重音节拍、打击乐特征或切分音。Chen 等人在 2014 年使用镇静音乐对 24 名年轻人进行了一项干预研究,并使用多导睡眠监测(PSG)对年轻人睡眠周期的不同阶段的影响,并通过睡眠潜伏期不同将年轻人分为短睡眠潜伏期组和长睡眠潜伏期组,研究结果发现,镇静音乐没有改变两组的睡眠潜伏期,但减少了两组在第二阶段的睡眠时长(两组的减少效果一致),而对于深度睡眠的持续时间(睡眠第三和第四阶段),只有长睡眠潜伏期组得到了显著的增加,这说明镇静音乐仅对于长睡眠潜伏期的失眠者有更好的改善效果,即通过延长深度睡眠的时间来改善睡眠质量。

2. 古典音乐 Harmat 等人在 2008 年使用古典音乐对 94 名学生进行了一项干预研究,探讨在睡前听放松的古典音乐、听有声读物和不听任何声音对睡眠质量的影响。干预共进行了 3 周,并在研究前和研究期间的每周对受试者进行 1 次睡眠情况的测量,收集参与者自主感知的睡眠质量、睡眠潜伏期、睡眠持续时间、习惯性睡眠效率、睡眠障碍、使用安眠药情况和白天功能障碍的情况。研究结果发现,干预后听古典音乐组的睡眠质量有所改善,而听有声书或不听音乐组的睡眠质量没有变化,并发现音乐组在第 2 周和第 3 周的睡眠持续时间也得到了改善(在第 1 周没有发现),这表明音乐会对睡眠质量产生累积的积极影响。

3. 白噪声(White Noise) 白噪声是在不同频率下强度相等的随机声音信号,由于它不包含任何的具体信息,且没在突然提高的声音,因此它相对而言是较为舒适的声音,与音乐不同,白噪声没有任何的旋律特征,但由于它具有掩盖破坏性噪声的作用,因此它也有一定的助眠效果。Riedy 等人在 2021 年对白噪声改善睡眠的研究进行了系统综述,发现不同的研究在白噪声对睡眠的改善效果上有不同的研究结果,但是,对于由环境噪声引起的睡眠问题,白噪声可以有较好的改善效果。

大自然的声音(Nature-Based Sounds,N-BS)是一种特殊的白噪声类型,由于声音的素材来自于大自然当中,这种白噪声在听觉感受上往往更加的舒适,相信大家都有在雨天能睡得香的体验吧,雨声就是一种 N-BS 的常见素材。Saadatmand 等人在 2013 年研究了 N-BS 对 60 名机械呼吸机支持下患者的躁动、焦虑水平和压力生理体征的影响,干预方法是播放 90 分钟的 N-BS(鸟儿的歌声、舒缓的雨声、河流、瀑布的声音等),并在干预前及干预结束后的第 30 分钟、第 60 分钟和第 90 分钟采集患者的生理体征(心率、呼吸频率和血压),使用 Faces 焦虑量表和 Richmond 躁动镇静量表评估焦虑水平和躁动水平。研究结果表明,干预组的收缩压、舒张压、焦虑和躁动水平显著低于对照组,且随着时间的延长减少的幅度增大,说明 N-BS 的干预效果随着时长增加有累积效应。该研究表明大自然的声音可以有效地减少患者的焦虑状态,使患者放松,因此,我们可以推断大自然的声音中的这种白噪声对于失眠的改善有潜在的作用。

二、干预时长

大多数的研究都在睡前使用音乐干预,但具体的干预时长各不相同,Jespersen 等人使用纯音乐的时长为至少 30 分钟,Harmat 等人使用古典音乐的时长为 45 分钟,Chen 等人使用镇静音乐的时长为 1 小时,大部分的研究使用音乐的时长均在 30~60 分钟之间,但尚未有一个研究对不同干预时长的效果进行对比,如果干预时长过短,可能达不到期望的疗效,而干预时长过长,可能反而影响患者的睡眠。因此,对于大多数人来讲,使用 30~60 分钟的音乐干预是更合适的。

而对于疗程的选择,一般至少为 2~3 周,由于音乐对睡眠的干预作用具有累积效应,因此音乐干预的疗程宜长不宜短,当然在干预的效率上可能会存在边际递减效应,但最高效的最佳干预疗程尚未有具体的研究进行探索。

三、治疗方案

(一)一般音乐治疗干预方案

1. 环境准备　选择适用于睡眠的环境,安静、舒适,室温在 25~26℃之间,具体以患者认为舒适即可。如在家进行干预,则选择参与者自己的卧室即可,如在实验室中进行干预,则需要注意准备床铺的舒适程度,如选择在睡前进行音乐干预,则在听音乐前最好将卧室中的灯光关掉或减弱,以促进患者的睡眠。

2. 播放设备的准备　播放设备最好使用专门的音频播放器,而不是患者自己的手机,因为手机中存在过多的信息干扰,睡前使用手机可能反而会导致睡眠质量下降。Jespersen 等人的研究中使用的就是专门设计在床上使用的音频播放器,该音频播放器具有内置的淡入淡出功能,使不同曲目间的切换更加地流畅而不突兀,防止突然地停顿或音乐突然地出现导致听觉上的过度刺激,而在前文中我们谈到助眠音乐的其中一个特征就是流畅而没有中断,因此这样的设置可以更好地辅助睡眠。

播放音乐时可以采用外放的方式或使用耳机,在共振理论中音乐的作用机制是引发身体的微小振动的同步,因此外放的方式可能是更加合适的,但是由于该理论的正确性尚未得到验证,在科学的理论机制的研究中,音乐通过外耳和中耳将声音信息传递到耳蜗,在耳蜗中音乐声音的振动转化为神经活动并传递到听觉脑干,听觉脑干再处理神经信号并将其发送到丘脑,丘脑将这些信号再投射到听觉皮层,从而达到影响大脑的效果,因此笔者认为外放和耳机的方式都是可以的。需要注意的是,耳机在睡眠的过程中可能会存在掉落的风险,且耳机在耳朵里可能会存在异物不适的感觉,因此如果有合适的环境条件,使用外放设备可能是更合适的。

3. 音乐干预的流程　在聆听音乐前,可以先准备一个音乐播放列表,然后让患者自己选择想听的音乐,音乐的选择在上文中有提到,需要选择慢节奏、低频的安静流畅的音乐,可以选择不同种类风格的音乐(如古典、爵士、民间音乐等)供患者选择。选择好音乐后就可以让患者躺在床上在睡前 30 分钟开始聆听音乐,为了保证干预的效果,需要提醒患者在听音乐前应做好睡前的一切准备,例如少量进食(如果需要的话)、洗漱、上厕所等。

在干预期间,可以对患者进行口头的放松指导,例如"将注意力放在音乐上,从头到脚放松自己的身体,缓慢而均匀的呼吸",这就是音乐辅助放松的方法,也可以在干预开始前对患者进行听音乐放松的训练,对患者是否完全学会了使用音乐放松进行评分,根据四个标准:①面部是否放松;②嘴巴周围是否有紧张;③呼吸是否缓慢而均匀;④当评价员在举起一只手臂时是否有紧张。若满足三个标准及以上,则认为患者通过了音乐辅助放松的训练。训练完成后,直接在患者听音乐前嘱咐患者在睡前听音乐时也主动地进行放松即可。

每次干预的时间可在 30~60 分钟以内,具体时间可根据患者入睡潜伏期的时长进行调整,对于入睡潜伏期较短的患者,如果播放过长时间的音乐可能会导致患者在入睡后受到播放音乐的干扰。

4. 干预前后的测量　为了对音乐疗法的疗效进行验证,在干预前后需要对患者的睡眠情况或其他生理指标进行测量,通过统计学方法比较各个指标在干预前后是否存在显著差异,为了更加精确地测量不同干预时长的作用效果,还可以在干预的每一周都进行一次测量。

(1)匹兹堡睡眠质量指数(PSQI):是一个问卷调查量表,用于测量患者前一周内自我报告的睡眠情况。该量表包含七个部分的全面的睡眠衡量标准:感知睡眠质量、睡眠潜伏期、睡眠持续时间、睡眠效率、睡眠障碍、睡眠药物的使用和白天功能障碍。每个部分的得分范围为 0~3 分,分数相加范围为 0~21 的总得分。由于在进行音乐治疗的患者中可能会排除服用安眠药的患者(这类患者的失眠情况一般是更严重的),或为了验证音乐疗法的作用让患者先停用两周的药物,因此在这个量表中往往会只测量其中的 6 个部分(除外睡眠药物的使用),这样总得分的范围就为 0~18 分,分数越高表示睡眠质量越差,一般认为得分超过5 即为睡眠质量较差。

为了提高每周回忆的准确性,可以让参与者每天早上在睡眠日志中记录他们的睡眠,包括就寝时间、入睡潜伏期、起床时间、睡眠小时数和是否存在疼痛等信息,为了提高依从性,干预人员还可以根据日志制作个性化图表,并向参与者展示他们的日常睡眠模式,患者看到正向反馈,就会对音乐干预治疗更有信心,从而更好地坚持完成治疗方案。

(2)失眠严重程度指数(Insomnia Severity Index, ISI):失眠严重程度指数(ISI)由 7 个部分组成,包括入睡困难程度、保持睡眠困难程度、早醒程度、对睡眠的满意程度、失眠对日常生活的影响程度、对生活质量的损害程度、对失眠问题的担心程度,每个部分由患者进行0~4 分的评分,总分在 0~28 分之间,得分越高表示失眠问题越严重,相对于 PSQI 量表,该量表包含了更多主观成分。

（3）其他量表：为了检验音乐干预睡眠的原理，我们还可以对患者的焦虑或抑郁情况进行测量，关于焦虑和抑郁的检测量表较多，例如状态特质焦虑量表（State-Trait Anxiety Inventory，STAI）、抑郁自评量表（Self-Rating Depression Scale，SDS）等，针对不同年龄段的患者，可以选择专门的量表，如对于老年人有老年抑郁量表（Geriatric Depression Scale，GDS）。

（4）生理指标：与睡眠相关的生理指标有心率、血压、呼吸频率等，在干预前后各测量一次，可以检验音乐对于患者放松的短期效果，这种方法适用于干预研究中验证音乐疗法作用的原理，而在一般的干预中可能会在音乐播放完成后对患者存在一定的干扰，反而不利于患者的入睡。另一种特殊的情况是在医院中使用监护仪的患者，对于他们而言不需要其余的措施，而在干预的同时就可以测量其各项生理指标，还可以对于整个干预中实时的数据进行更多地分析，探索音乐作用的累积效应。

5. 睡眠时的测量　睡眠时利用仪器可以更加准确地测量睡眠的具体情况，测量结果比量表更加客观。

（1）多导睡眠监测：多导睡眠监测的测量主要用于进行每个睡眠阶段的研究分析当中，而并不适用于一般的干预当中，因为多导睡眠监测包括了心电图、脑电图、血氧饱和度等各种生理指标的测量，患者需要在头部、面部、四肢、躯干均安放一些测量探头，因此可能会非常影响睡眠。如需进行多导睡眠监测相关的研究，需要使用专门的单间卧室，准备心电图（ECG）、脑电图（EEG，包括 O1-A2、O2-A1、C3-A2 和 C4-A1）、肌电图（EMG，颏下）和左右眼电图（EOG）等。首先第 1 天在无音乐条件下对患者进行 1 次多导睡眠监测的测量，然后在第 2 天加入音乐干预，并再进行 1 次多导睡眠监测的测量，将两次 PSG 的数据进行对比分析得出音乐干预的效果（图 10-4）。

（2）腕部活动记录仪：腕部活动记录仪是一种微型的设备，戴在手腕上不会有过多的负担，而且经过了多导睡眠监测的验证，因此可以在自然条件下用客观数据来监测真实的睡眠情况。该活动

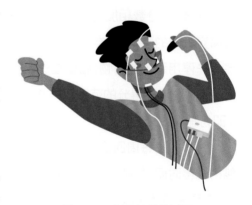

图 10-4　多导睡眠监测图

记录仪使用压电元件测量手腕活动，并将手腕运动转化为数字化和记忆的电信号，每 10 秒进行一次采样，并计算每分钟的数据之和，可以测量躺在床上的时间（从就寝时间到醒来时间的总分钟数）、总计睡眠时间（进入睡眠状态的总分钟数）、睡眠潜伏期（入睡的时间）和睡眠效率指数（总睡眠时间占卧床总时间的百分比）。

（二）联合应用方案

由于音乐疗法的作用是有限的，因此在面对失眠症状较为严重的患者或同时存在其他疾病时，往往会采用音乐疗法结合其他疗法的方式进行综合干预。

1. 药物联合音乐疗法 针对需要药物治疗的患者，在药物治疗的基础上增加音乐治疗，可以得到更好的疗效。马燕娟等人在 2019 年对 98 例青少年抑郁症患者进行了药物结合音乐治疗的干预，将患者分为了对照组和实验组，对照组仅给予药物治疗（抗抑郁药物盐酸曲舍林和镇静催眠药物右佐匹克隆），实验组在药物治疗基础上增加音乐治疗每周 3 次，每次 30 分钟，共干预 1 个月。研究结果发现干预后实验组的 PSQI 总评分和 PSG 指标均好于对照组，说明综合干预对于失眠症状的改善有显著的优势。

除了西药治疗，在上一节中我们还介绍了中药治疗结合五行音乐的相关研究。相比于单纯的药物疗法，药物结合音乐治疗的效果往往更加显著，而音乐治疗成本低廉，易于获取且无副作用，采用二者结合的方法不仅不会增加治疗成本，还可以减少药物治疗带来的副作用，一方面某些其他精神类疾病的治疗药物可能会存在失眠的副作用，而音乐疗法可以缓解失眠，另一方面音乐疗法带来的效果的增加可以减少药物的使用剂量，因此十分推荐。

2. 针刺配合音乐疗法 崔莹在 2021 年的一项荟萃研究分析发现，对于原发性失眠患者来说，相比于单纯的针刺治疗，针刺配合音乐疗法可以更显著地改善患者的失眠治愈率及 PSQI 评分，而不良反应发生率则无显著差异，说明针刺配合音乐治疗可以提高治疗效果而不增加不良反应的发生率。针刺配合音乐疗法的方式即为在使用针刺疗法的同时播放轻柔缓和的音乐，同时要求受试者在睡前再听一段时间音乐。音乐可以放松身体，而在放松的情况下，针刺的作用会更好，同时睡前听音乐放松也有助于睡眠，因此针刺配合音乐疗法也十分推荐。

（三）自助方案

对于较轻型的失眠者（不需要进行医药干预），可以通过在家中自助进行音乐疗法来改善自己的睡眠质量。

首先，选择一些自己喜欢的安静的音乐作为播放列表，并尽量使用专门的音乐播放设备而非手机。其次，在完成了睡眠前的活动（洗漱、上厕所等）后，播放音乐，并定时 30 分钟自动关闭，如果有运动手环或其他监测手环可以在睡前带着来测量自己的睡眠情况，或写睡眠日志来测量睡眠的改善状况，通过给予正反馈来让自己坚持。最后，躺在床上聆听音乐的同时，主动地让自己将注意力放在音乐上，从头到脚放松自己的身体，并进行缓慢而均匀的呼吸，这样就可以最大化音乐的放松效果。一般进行 2~3 周的音乐干预就可以达到较为明显的效果，因此如果一开始没有看到明显的效果也不要灰心，要继续坚持。

当然,音乐疗法的作用对不同的失眠症患者来说是不一样的,如果经过了 3 周的自助干预后失眠情况仍不能令自己满意,说明可能需要及时到医院进一步地干预,以免延误治疗。

参 考 文 献

[1] GASSNER L, GERETSEGGER M, MAYER-FERBAS J. Effectiveness of music therapy for autism spectrum disorder, dementia, depression, insomnia and schizophrenia: update of systematic reviews. European Journal of Public Health, 2022, 32 (1): 27-34.

[2] FENG F, ZHANG Y, HOU J, et al. Can music improve sleep quality in adults with primary insomnia? A systematic review and network meta-analysis. International Journal of Nursing Studies, 2018, 77: 189-196.

[3] CHANDA ML, LEVITIN D J. The neurochemistry of music. Trends in Cognitive Sciences, 2013, 17 (4): 179-193.

[4] 于悦,姜媛,方平,等.音乐诱发情绪测量及其影响因素.心理与行为研究,2014, 12 (5): 695-700.

[5] DAVIS W, THAUT M. The Influence of Preferred Relaxing Music on Measures of State Anxiety, Relaxation, and Physiological-Responses. Journal of Music Therapy, 1989, 26 (4): 168-187.

[6] JOHNSON JE. The use of music to promote sleep in older women. Journal of community health nursing, 2003, 20 (1): 27-35.

[7] CHLAN L. Effectiveness of a music therapy intervention on relaxation and anxiety for patients receiving ventilatory assistance. Heart & Lung, 1998, 27 (3): 169-176.

[8] KEMPER KJ, DANHAUER SC. Music as therapy. Southern Medical Journal, 2005, 98 (3): 282-288.

[9] CHAN MF. Effects of music on patients undergoing a C-clamp procedure after percutaneous coronary interventions: A randomized controlled trial. Heart & Lung, 2007, 36 (6): 431-439.

[10] KUMAR AM, TIMS F, CRUESS D G, et al. Music therapy increases serum melatonin levels in patients with Alzheimer's disease. Alternative Therapies in Health and Medicine, 1999, 5 (6): 49.

[11] NILSSON U. The effect of music intervention in stress response to cardiac surgery in a randomized clinical trial. Heart & Lung, 2009, 38 (3): 201-207.

[12] MOCKEL M, ROCKER L, STORK T, et al. Immediate Physiological-Responses of Healthy-Volunteers to Different Types of Music—Cardiovascular, Hormonal and Mental Changes. European Journal of Applied Physiology, 1994, 68 (6): 451-459.

[13] DUKIC H. Music, Brain Plasticity and the Resilience: The Pillars of New Receptive Therapy. Psychiatria Danubina, 2018, 30: 141-147.

[14] TOBALDINI E, COSTANTINO G, SOLBIATI M, et al. Sleep, sleep deprivation, autonomic nervous system and cardiovascular diseases. Neuroscience and Biobehavioral Reviews, 2017, 74: 321-329.

[15] CHUANG CY, HAN WR, LI PC, et al. Effects of music therapy on subjective sensations and heart rate variability in treated cancer survivors: A pilot study. Complementary Therapies in Medicine, 2010, 18 (5): 224-226.

[16] LIN ST, YANG P, LAI CY, et al. Mental Health Implications of Music: Insight from Neuroscientific and Clinical Studies. Harvard Review of Psychiatry, 2011, 19 (1): 34-46.

[17] FERNANDES CM, MIGOTINA D, ROSA AC. Brain's Night Symphony (BraiNSy): A Methodology for EEG Sonification. IEEE Transactions on Affective Computing, 2021, 12 (1): 103-112.

[18] 肖婵. 基于脑电波的注意力训练研究. 华中师范大学, 2016.

[19] DUBEY P, KUMAR Y, SINGH R, et al. Effect of music of specific frequency upon the sleep architecture and electroencephalographic pattern of individuals with delayed sleep latency: A daytime nap study. Journal of Family Medicine and Primary Care, 2019, 8 (12): 3915-3919.

[20] GAO D, LONG S, YANG H, et al. SWS Brain-Wave Music May Improve the Quality of Sleep: An EEG Study. Frontiers in Neuroscience, 2020, 14.

[21] CHANG ET, LAI HL, CHEN PW, et al. The effects of music on the sleep quality of adults with chronic insomnia using evidence from polysomnographic and self-reported analysis: A randomized control trial. International Journal of Nursing Studies, 2012, 49 (8): 921-930.

[22] LAZIC SE, OGILVIE RD. Lack of efficacy of music to improve sleep: A polysomnographic and quantitative EEG analysis. International Journal of Psychophysiology, 2007, 63 (3): 232-239.

[23] TAN LP. The effects of background music on quality of sleep in elementary school children. Journal of Music Therapy, 2004, 41 (2): 128-150.

[24] DOS SANTOS LM. Study on the Intervention Effect of Music on Insomnia of College Students. Journal of healthcare engineering, 2022, 2022: 4037240.

[25] WANG C, LI G, ZHENG L, et al. Effects of music intervention on sleep quality of older adults: A systematic review and meta-analysis. Complementary Therapies in Medicine, 2021, 59: 102719.

[26] WANG CF, SUN Y L, ZANG H X. Music therapy improves sleep quality in acute and chronic sleep disorders: A meta-analysis of 10 randomized studies. International Journal of Nursing Studies, 2014, 51 (1): 51-62.

[27] DESHMUKH AD, SARVAIYA AA, SEETHALAKSHMI R, et al. Effect of Indian classical music on quality of sleep in depressed patients: A randomized controlled trial. Nordic Journal of Music Therapy, 2009, 18 (1): 70-78.

[28] MU C X, LEE S, BODDUPALLI S, et al. Effects of music interventions on sleep in people with dementia: A systematic review. Dementia, 2022: 147130122210969.

[29] BLOCH B, RESHEF A, VADAS L, et al. The Effects of Music Relaxation on Sleep Quality and Emotional Measures in People Living with Schizophrenia. Journal of Music Therapy, 2010, 47 (1): 27-52.

[30] YAI L. "Brain music" in the treatment of patients with insomnia. Neuroscience and behavioral physiology, 1998, 28 (3): 330-335.

[31] LEE E, BANG Y, YOON IY, et al. Entrapment of Binaural Auditory Beats in Subjects with Symptoms of Insomnia. Brain Sciences, 2022, 12 (3): 339.

[32] PADMANABHAN R, HILDRETH AJ, LAWS D. A prospective, randomised, controlled study examining binaural beat audio and pre-operative anxiety in patients undergoing general anaesthesia for day case surgery. Anaesthesia, 2005, 60 (9): 874-877.

[33] BANG YR, CHOI HY, YOON IY. Minimal Effects of Binaural Auditory Beats for Subclinical Insomnia A Randomized Double-Blind Controlled Study. Journal of Clinical Psychopharmacology, 2019, 39 (5): 499-503.

[34] LOEWY J. Music Therapy as a Potential Intervention for Sleep Improvement. Nature and Science of Sleep, 2020, 12: 1-9.

[35] 王影. 中医五行音乐疗法辨证治疗失眠症的临床研究. 长春中医药大学, 2010.

[36] 姜雪. 音乐疗法对心脾两虚型失眠患者脑电图 α 节律的影响. 长春中医药大学, 2015.

[37] 杨军雄, 张建平, 于建春, 等. 针灸治疗失眠症的临床疗效研究. 中国全科医学, 2013, 16 (05): 466-468.

[38] 刘晓静, 许晶, 常翼. 音乐疗法干预睡眠障碍的研究进展. 医学与哲学 (B), 2017, 38 (09): 75-79.

[39] 林法财, 贺娜娜, 黄德弘. 浅探《黄帝内经》中五行音乐疗法. 中华中医药杂志, 2015, 30 (11): 4161-4162.

[40] 孟昕, 汪卫东. 中医五行音乐疗法的理论和应用探析. 环球中医药, 2017, 10 (10): 1218-1221.

[41] 彭红华, 余方. 五行音乐疗法在中医临床中的运用. 福建中医药, 2013, 44 (1): 45-46.

[42] 林海雄, 左学洁, 王晓彤, 等. 中医五行音乐研究现状综述. 光明中医, 2015, 30 (8): 1822-1824.

[43] 梁小利, 王红艳, 刘月, 等. 中医五行音乐对围绝经期失眠症患者的应用研究. 中国疗养医学, 2016, 25 (1): 1-3.

[44] 刘雅丽, 张军鹏, 王恩杰. 五行音乐配合穴位按摩在冠心病失眠患者中的应用效果. 中华护理杂志, 2017, 52 (7): 849-853.

[45] 张莺, 李星凌, 房连强, 等. PSQI 量表评价五行音乐结合耳穴贴压治疗脑卒中后失眠疗效. 中华中医药杂志, 2016, 31 (8): 3063-3065.

[46] 耿迪. 中医五行音乐疗法分类辩证治疗失眠的临床研究. 长春中医药大学, 2014.

[47] DICKSON GT, SCHUBERT E. Musical Features that Aid Sleep. Musicae Scientiae, 2020: 1-19.

[48] MEGHANI N, TRACY MF, HADIDI NN, et al. Part I: The Effects of Music for the Symptom Management of Anxiety, Pain, and Insomnia in Critically Ill Patients An Integrative Review of Current Literature. Dimensions of Critical Care Nursing, 2017, 36 (4): 234-243.

[49] CHEN CK, PEI YC, CHEN NH, et al. Sedative Music Facilitates Deep Sleep in Young Adults. The Journal of Alternative and Complementary Medicine, 2014, 20 (4): 312-317.

[50] HARMAT L, TAKACS J, BODIZS R. Music improves sleep quality in students. Journal of Advanced Nursing, 2008, 62 (3): 327-335.

[51] RIEDY SM, SMITH MG, ROCHA S, et al. Noise as a sleep aid: A systematic review. Sleep Medicine Reviews, 2021, 55: 101385.

[52] SAADATMAND V, REJEH N, HERAVI-KARIMOOI M, et al. Effect of nature-based sounds' intervention on agitation, anxiety, and stress in patients under mechanical ventilator support: A randomised controlled trial. International Journal of Nursing Studies, 2013, 50 (7): 895-904.

[53] JESPERSEN KV, OTTO M, KRINGELBACH M, et al. A randomized controlled trial of bedtime music for insomnia disorder. Journal of Sleep Research, 2019, 28 (4): e12817.

[54] LAI HL, GOOD M. Music improves sleep quality in older adults. Journal of Advanced Nursing, 2006, 53 (1): 134-144.

[55] BUYSSE DJ, REYNOLDS CF 3rd, MONK TH, et al. The Pittsburgh Sleep Quality Index: a new instrument for psychiatric practice and research. Psychiatry research, 1989, 28 (2): 193-213.

[56] BASTIEN CH, VALLIERES A, MORIN CM. Validation of the Insomnia Severity Index as an outcome measure for insomnia research. Sleep Medicine, 2001, 2 (4): 297-307.

[57] MARTEAU T, BEKKER H. The Development of a 6-Item Short-Form of the State Scale of the Spielberger State Trait Anxiety Inventory (stai). British Journal of Clinical Psychology, 1992, 31: 301-306.

[58] ZUNG W. A Self-Rating Depression Scale. Archives of General Psychiatry, 1965, 12 (1): 63-70.

[59] YESAVAGE J, BRINK T, ROSE T, et al. Development and Validation of a Geriatric Depression Screening Scale—a Preliminary-Report. Journal of Psychiatric Research, 1983, 17 (1): 37-49.

[60] BLANARU M, BLOCH B, VADAS L, et al. The effects of music relaxation and muscle

relaxation techniques on sleep quality and emotional measures among individuals with posttraumatic stress disorder. Mental illness, 2012, 4 (2): e13.

[61] 马燕娟, 张莉, 李玲. 药物联合音乐治疗对青少年首发抑郁症的效果及对睡眠质量的影响. 四川精神卫生, 2019, 32 (01): 42-46.

[62] 崔莹, 董伦, 王海丽, 等. 针刺配合音乐治疗原发性失眠的疗效与安全性 Meta 分析. 世界睡眠医学杂志, 2021, 8 (09): 1545-1550.

基于沙盘游戏与绘画的
干预理论与解决方案

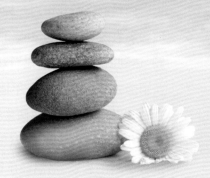

第一节　沙盘游戏疗法的
主要理论和背景介绍

一、沙盘游戏疗法的背景介绍

说到沙盘游戏疗法,不得不先提到游戏。

你一定知道游戏是什么。闭上眼睛想象一下,也许你会想到童年和小伙伴一起跳房子,也许你会想到度假时在沙滩上堆沙子城堡,也或许你会想到周末和朋友们一起玩剧本杀。游戏实在太普遍太常见了,它贯穿了我们从出生到成长的一生。从我们还是婴儿的时候,我们便通过游戏认知事物;上了幼儿园,我们通过游戏与同伴交往;再大些,我们通过游戏缓解压力放松身心……游戏,作为人与生俱来的行为,给人提供了一个自由而充满创造力的空间,让人得以在这个空间中探索未知、体验情感、发展技能、积累问题解决经验。

从心理学的角度来说,游戏对于建立身体控制和人际关系有独特的力量。游戏为核心语言的学习和探究提供了一个基础。游戏培养和发展了更多的注意力、人际关系、感觉表达和技能的发展。游戏对所有年龄的人都有益处,给人们提供了学习的基础或经验。

当我们将游戏作为一种心理治疗工具时,我们得以通过一种生动的、非言语的方式释放当事人内心压抑的想法和感受,让当事人自由地表达自我,获得掌控感,从而解决心理问题,达到治疗目的。沙盘游戏本身也是作为一种游戏疗法发展起来的,它最初被用于治疗言语能力尚未充分发展,不适用于传统谈话疗法的儿童。

1925年,英国儿科医生玛格丽特·洛温菲尔德(Margaret Lowenfeld,1890—1973)踏入了儿童心理治疗的领域(图11-1)。受到地板游戏的启发,洛温菲尔德在治疗过程中使用了一个装满沙子的锌盘和各种各样的微缩模型,让儿童通过玩耍沙子和模型自由地表达他们的需求和幻想。孩子们自发地称其为"世界"。洛温菲尔德注意到,儿童使用沙盘玩耍的同时,也在不断地构建有意义的场景,这些场景代表他们所处的物理和心理世界的投射。洛温菲尔德由此创立了"世界技术(world technique)"。

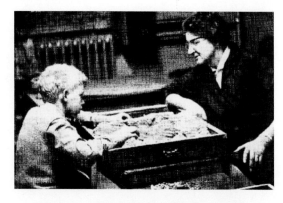

图 11-1　洛温菲尔德与儿童进行沙盘游戏

1956年,瑞士荣格心理学家多拉·卡尔夫(Dora Kalff,1904—1990)跟随洛温菲尔德学习世界技术。整合荣格分析心理学的观点，卡尔夫在世界技术的基础上发展了"沙盘游戏"。沙盘游戏在形式上使用了沙子、水、沙盘和沙具进行意象的三维图像创建，其理论依据则来自荣格对于整合意识与无意识的观念。卡尔夫观察到，对儿童和成人使用沙盘疗法有利于人格的愈合和发展。

在沙盘游戏治疗的过程中，来访者会在专业治疗师提供的"自由和受保护的空间"下，使用沙子、水和沙具在沙盘中进行自我表现（图 11-2）。

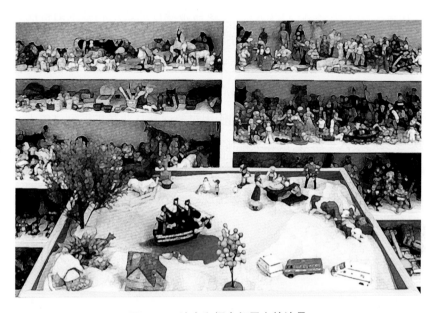

图 11-2　沙盘和摆在架子上的沙具

沙子是沙盘游戏中最重要的元素。"一沙一世界"，沙子在沙盘游戏中是来访者创造世界的基础。沙子既可以承载沙具，呈现意象，也可以隐藏、掩饰、破坏沙盘中的意象。在沙盘游戏疗法中，沙子也是自性化的象征，对沙子的触摸、挖掘、揉捏，让我们与自己的心灵核心重新建立联结。

标准沙盘长 72cm，宽 57cm，深 7cm。沙盘内部的侧面和底部是蓝色的。蓝色用于模拟天空和沙地下的水，当来访者将沙子移开时，蓝色的水呈现给人以"生命"的感觉，同时蓝颜色本身也象征着疗愈的意义，起到放松身心的作用。沙盘旁边准备水，来访者在玩耍沙盘时可以选择是否想要把水加到沙子中。水在沙盘中是无意识和未展现事物的表征，来访者是否在沙盘中使用水可能与其探索内在无意识的动机的强度有关。

沙具则由各种各样的人物模型、动物模型、植物、怪兽、建筑物、交通工具等类型的玩具组成。沙具的模样、种类越多越好，尽可能地涵盖现实生活和幻想的方方面面。这些沙具作为无意识的象征为非语言交流提供了手段。当来访者将沙具摆放在沙子中时，压抑在无意识中的情绪、想法和冲突得以外化。

在沙盘制作的过程中治疗师允许客户在沙盘中构建任何喜欢的东西,很少干预,多是坐在一旁观察记录。治疗师通过前语言和非语言的方式体验来访者呈现出的象征性材料,对沙盘给予共情反应。当治疗师与来访者通过沙盘同时体验到来访者的内心世界时,一个共同的时刻就发生了。治疗师营造的安全感和同理心的环境,有助于减少来访者的阻抗,软化心理防御,鼓励他们逐渐表达自己的内心世界。通过引导,来访者通过选择沙具、创造沙子世界和象征性的叙述来表达他们的内心冲突和负面情绪。随着沙盘游戏的进行,来访者通过破坏和重建场景来表现内心的冲突。沙盘游戏疗法通过刺激来访者视觉和运动感觉通道提供了一个三维的表现方式,使来访者能够从逃避和抵抗的状态中解脱出来,发生角色转变,从以往经历中的受害者角色转变为有能量的创造者角色。来访者将会在这样一个自由和受保护的空间中认识自我,整合身心。

随着沙盘游戏疗法的发展,沙盘游戏的使用对象逐渐从儿童扩展到成年人。通过像孩子一样玩耍,全身心投入于游戏,成年人能够恢复忘记的记忆,释放无意识中的幻想。随着治疗的进展,逐渐实现自性化的过程,收获整合感并构建出和谐的意象。正如荣格所说,童年的意象从未消失,而是在个体成年后再次出现。一个人的自我实现必须要整合他自童年就已经形成的意象。

二、沙盘游戏疗法的理论机制

沙盘游戏疗法自诞生以来,就深受荣格分析心理学的影响。

在荣格分析心理学中,人格结构分为意识、个体无意识和集体无意识三个层面(图11-3)。意识是能够直接被个体感知到的部分,它包含个体对外部世界的感知和经验,也是心灵中象征光明的部分。自我是意识层面的核心,它的存在使人们对于"我是谁"有一个稳定而持续的认知。

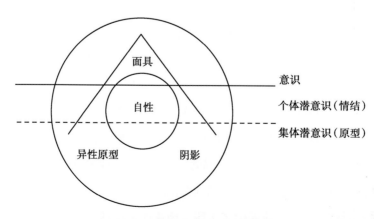

图11-3 荣格的人格三层次结构图

在意识层面的下方,是广阔的无意识。无意识包括所有被压抑或未被个体意识到的心理要素。荣格认为无意识又包括了个体无意识和集体无意识。个体无意识是被特定个体所压抑或遗忘的记忆,它由情结构成,情结是围绕一个概念产生的思想、情感、态度和记忆的集合体。附在情结上的元素越多,它对个体的影响就越大。情结通常来源于创伤、情感冲击、道德冲突等事件,这些事件使心理的某一部分分裂出来,产生了情结。例如,一个人在小时候被截肢,那么这会对他的生活产生深远的影响。即使这个人克服了身体的缺陷,他仍然可能会对被截掉的腿存在许多想法、情绪和记忆。

集体无意识则来自于从远古开始代代相传的人类经验,例如人类对母亲、水、地球等普遍性概念。荣格认为集体无意识的内容是原型,理论上原型是无限多的,荣格重点关注了其中一些原型:人格面具、阴影、阿尼玛、阿尼姆斯、英雄原型、自性等。

荣格认为潜藏在集体无意识中的自性是心灵的核心。过度的强调意识部分的成长而忽视无意识部分会导致心理的不平衡。健全的个体不仅需要与外界接触,获得自我的成长,同时还需要认识自己无意识的内容,与内在自我接触。将无意识的内容带入到意识层面,直面自己压抑回避而不愿意面对的部分并接纳它们,从而使意识与无意识达到和谐统一,这个过程也称为自性化。

沙盘可以成为意识和无意识的桥梁。沙盘游戏疗法的作用机制就在于,通过提供沙盘这一媒介,为当事人创造了一个与无意识对话的窗口。无意识的内容虽然不能直接被个体所认知,但是我们可以通过间接方法接近它。沙盘游戏疗法中所使用的沙具,具有象征的作用,对应来访者无意识层面的原型。来访者使用沙盘时所表现的意象,正是其内心深处无意识内容的投射。通过将无意识内容意识化,个体得以与自己的无意识沟通,从而实现人格的发展。

洛温菲尔德认为,沙盘游戏疗法的作用在于它提供给来访者了一个自由和受保护的空间。沙盘游戏疗法的一个假设是,每个人天生就具有一种的自我疗愈的基本动力。在适当的条件下,自我疗愈的能力会自然而然地发挥出来。在沙盘游戏疗法中,治疗师和治疗室所做的正是为当事人提供这样一种条件,一个"自由和受保护的空间"。

卡尔夫认为,沙盘疗法中咨询师与患者建立了一种母子一体性的关系,从而促进了来访者对自我的探索。她指出,人是作为一个整体而出生的,这个整体最初位于母亲的自我中。母亲满足了婴儿对母性本能的那些需求,如安抚饥饿和躲避寒冷。在这个阶段,儿童通过母爱体验到无条件的安全和保障,被称为母子一体的阶段。而当咨询师抱有母性的态度来关怀、保护、接纳来访者时,来访者也能够感觉到这种安全和接纳感,回归到一种孩童的、本我的状态,将注意力从外部世界转回到内心世界,唤醒其内心的自我疗愈能力,并起到修复整合受损心灵的效果。

2021 年的一项研究测量了沙盘游戏疗法中咨询师与来访者移情的神经基础。研究者通过多通道近红外光谱仪，对参与沙盘游戏的治疗师和来访者的前额叶皮层进行了血流动力学的实时同步测量。由于沙盘游戏是高度个性化的，没有任何会谈或沙盘作品是相同的，研究者假设不同治疗伙伴组（配对的治疗师和来访者）的大脑互动模式之间存在差异。然而，研究结果表明在沙盘游戏条件下，在治疗伙伴组之间，外侧前额叶皮层和额极皮层的信号存在显著的相关。研究者将这种相关性解释为治疗师和来访者之间的远程同步，移情的神经基础。

第二节　沙盘游戏疗法对失眠的干预研究

一项案例研究使用沙盘游戏疗法对 1 例原发性失眠患者进行了治疗。患者为 31 岁的男性，在 3 个月治疗期间除沙盘游戏疗法外不使用其他任何治疗。研究者在治疗前、治疗中期和治疗结束后数月分别对患者进行多次睡眠质量的测量。研究发现，随着沙盘游戏治疗的推进，患者的睡眠质量逐渐提升，并且睡眠质量的改善在治疗结束后仍稳定持续。

另一项沙盘游戏干预研究以 20 名失眠的女性大学生为被试者。主试者对干预组的 10 名被试者进行 8 周共 8 次的沙盘游戏干预，对对照组的 10 名被试者不进行任何干预。研究发现沙盘游戏组在干预后入睡时间、睡眠时间、睡眠障碍、日间功能障碍和总体的睡眠质量上存在显著的改善。

宋晓红等人研究了沙盘游戏疗法对焦虑抑郁共病患者睡眠质量及焦虑、抑郁水平的影响。研究以 77 名焦虑抑郁共病患者作为被试者，将被试者随机分为沙盘游戏组和对照组。对照组只接受常规药物治疗、健康教育和心理护理，沙盘游戏组额外增加沙盘干预。研究发现，虽然两组被试的睡眠质量、焦虑、抑郁症状在干预前后都有所改善，但沙盘游戏组的被试改善显著优于对照组。研究结果表明联合沙盘干预效果优于单纯药物治疗。

另外，研究表明沙盘游戏疗法能够缓解特殊儿童的睡眠障碍。

研究发现沙盘游戏疗法也可以改善注意缺陷多动障碍（attention deficit hyperactivity disorder，ADHD）儿童的睡眠质量。一项研究以 54 名 ADHD 合并睡眠障碍的患儿作为研究对象，将其随机分为沙盘游戏干预组和对照组进行干预。研究发现，沙盘游戏组的儿童在进行 20 周的干预后各项睡眠指标都有所改善，而仅进行常规行为治疗的对照组干预前后睡眠相关指标无显著差异。另外一项以 ADHD 儿童为被试者的干预研究同样证实了沙盘游戏疗法对 ADHD 儿童睡眠质量的改善。

刘桂华等人研究了阶梯式融合性沙盘游戏疗法对干预学龄前轻中度孤独症谱系障碍患儿睡眠管理和核心症状的效果。阶梯式融合性沙盘游戏疗法是一种逐步引导特殊儿童与社交正常儿童共同建立的一种沙盘游戏疗法。研究中发现实验组睡眠阻抗、入睡延迟、睡眠持续时间、睡眠-觉醒、日间困倦和睡眠问题总分均低于对照组。干预前后，实验组的沙盘中创伤主题减少，治愈主题增加。研究者认为在沙盘干预中治疗师与患儿建立了"母子一体性"的接纳关系，促进心理整合与自愈，心理体验逐步从创伤转向治愈，情绪波动减少，睡眠质量得以改善。

目前也有一些研究表明，沙盘游戏疗法对于躯体疾病带来的失眠症状也有所作用。一项研究以 40 名消化道肿瘤化疗患者为研究对象。对照组的 20 名被试者接受常规护理和心理安慰，实验组除常规护理和心理安慰外还接受了沙盘游戏治疗，沙盘干预每周 1 次，共持续 6 周。研究发现沙盘游戏组的被试者在干预后心理痛苦减轻，生活质量显著提升。具体而言包含疼痛下降，失眠症状减轻，疲倦减少和食欲增加，躯体功能、角色功能、情绪功能、认知功能和社会功能均有显著的改善。而对照组的被试者只在认知功能和疼痛症状上有所改善。

沙盘游戏疗法对围化疗期肺癌患者的干预中同样表现出了失眠症状的改善、抑郁和焦虑症状的减轻。研究者认为，沙盘游戏疗法对于癌症患者失眠症状的缓解作用主要是由于它提升了个体的心理健康。罹患癌症使患者遭遇了生活的转变，相比常人，癌症患者往往伴随有与疾病相关的心理问题，这些压力存在于患者的心中无法排解，进一步损害了患者的生活质量。而沙盘游戏疗法则通过将无意识中的负面情绪带入意识层面，释放心理痛苦，唤醒自我疗愈力，患者的心理和生理调节功能开始发挥作用，最终减轻失眠问题。

第三节　整合团体梦工作和沙盘游戏
疗法的干预方案

创伤后应激障碍（post-traumatic stress disorder，PTSD）患者经常会遇到噩梦和慢性睡眠障碍。大约 50%~70% 的创伤后应激障碍患者报告反复做噩梦，70% 的患者报告有睡眠障碍，41% 的患者报告难以入睡，47% 的患者报告难以维持睡眠。

通过整合团体 PTSD 梦工作和沙盘游戏疗法的干预方案，我们可以对 PTSD 患者的噩梦进行干预，从而间接提升其睡眠质量，缓解失眠症。患者通常会由于害怕经历噩梦而回避入睡，直到睡眠本身也成为了一种必须被避免的可怕存在，导致 PTSD 患者的长期睡眠障碍。

威尔莫依据噩梦与现实的相关性将 PTSD 患者的噩梦归类为三大主题：

1. 真实事件的再现，与 PTSD 患者的历史事件完全相同，与当下或创伤前的生活经历无关。

2. 描述扭曲了的真实创伤的梦境，患者用未发生却可能发生的情节加工梦境，或是将创伤事件与其他生活片段融合起来。

3. 普通的幻觉性噩梦。

团体梦工作的目的在于解决后两种问题。第一类噩梦是真实事件的复制，需要做为创伤性记忆来治疗。

通过处理 PTSD 患者的噩梦，能够揭示梦中被扭曲的创伤问题，使创伤幸存者的睡眠问题恢复正常。同时，由于梦工作并非直接对创伤进行干预，来访者在参与治疗时阻抗减少，这有助于打破 PTSD 患者对创伤的回避和疏离，使创伤幸存者能够开始与其他创伤幸存者和专业人员一起处理创伤经历。

本方案主要包括三大模块：睡眠障碍的教导式指导课程、团体梦工作和团体沙盘游戏。

一、睡眠障碍指导课程

在五节睡眠障碍指导课程中，治疗师将提供给来访者与创伤和睡眠障碍相关的信息，使来访者有能力对噩梦做出改变，改善其睡眠。

1. 第 1 课 PTSD 症状的概要课程。在第 1 节课中治疗师将与来访者探讨心理创伤、情感麻木和过度唤醒，并讨论处理睡眠问题、噩梦与梦的重要性。第 1 节课的目的是让来访者在 PTSD 的症状范围中确定自身的症状，并且感受到 PTSD 症状的普同性。当来访者意识到其他人也有与自己相同的困扰和生活经历时，他们能够在接下来的团体治疗中放下羞耻感，更加信赖地与团体的其他成员分享自己的深层困扰。

2. 第 2 课 对创伤群体的睡眠模式和相关研究进行探讨。这门课程介绍了与 PTSD 症状相关的睡眠周期，快速动眼睡眠和睡眠阶段的异常。

3. 第 3 课 噩梦的类型与主题。介绍不同的噩梦分类方式。比如，以真实事情为基础的噩梦，可能会发生在现实但未发生的噩梦，不太可能发生在现实的噩梦，完全荒诞的噩梦。此外，还讨论了诸如"此时此地""暴力/恐怖主题""真实事件主题""军事主题"等主题的噩梦。

4. 第 4 课 第 4 节课治疗师向来访者介绍不同的梦工作技巧。

（1）噩梦改造技术。鼓励做梦的人更改噩梦的内容（比如，梦中建筑的颜色，梦中的天气），或在梦中加入与之相反的内容（比如，在做噩梦的时候，做梦者试着增加一个让自己感到安全的锚点）。

（2）塞诺伊法。鼓励做梦者在噩梦中战胜一个让他感到恐怖的对象，向其索要一件礼物，并邀请被打败的对象成为自己的同盟。

（3）创伤处理。在不改变噩梦内容的情况下处理噩梦中的创伤，应对在重复经历创伤事件时所体会到的悲伤、哀恸、失去感。

第 4 次课程中也将探讨如何表达噩梦，其中包括将噩梦与团体成员进行口头交流，在日记里记录噩梦，在梦团体中将噩梦写在白板上，或是在沙盘游戏治疗中通过沙盘呈现噩梦或梦境。

5. 第 5 课 对梦工作的介绍。在第 5 节课中，课程将会过渡到梦工作治疗，帮助来访者运用对应的技术来处理噩梦。

完成睡眠障碍教育课程后，来访者将会收到一本睡觉日记作为作业。来访者需要在每天早上在日记中记录前一晚的睡眠，休息状态，睡觉时的想法和感受，以及能够回忆的梦。日记也将用于在团体中和其他成员一起讨论噩梦。

二、团体梦工作

治疗师利用来访者报告的基于创伤的噩梦，作为理解来访者所经历的、仍在影响其生活的创伤的通道。在团体梦工作中，有三种方式呈现创伤性噩梦。

第一个办法就是让来访者口头分享噩梦内容。谈论噩梦的过程给来访者提供了一定程度的宣泄，让他们了解到噩梦背后的问题。事实上，许多创伤幸存者都不愿意主动透露睡眠问题和噩梦。这可能是因为尴尬、害怕，也可能是因为他们需要避免谈论任何与创伤相关的事情，或是因为幸存者可能没有意识到创伤和噩梦之间的正常关系。

在梦工作团体中，治疗师要求来访者以口头形式分享梦境或噩梦，分享时使用第一人称、现在时的形式，例如"我走在路上……我看到了……"，以此来发泄噩梦。鼓励来访者将噩梦和梦境从头到尾进行详细的描述。

第二个方法就是让幸存者用笔记录梦境或者噩梦。把噩梦记录下来可以帮助来访者看清噩梦的频率、形式，这也有助于之后对噩梦的探索和处理。来访者可使用梦工作表来记录梦境。把梦写在纸上也能让提供者和幸存者仔细研究梦里的意象和象征，从而更深入地理解和处理梦境。在梦工作团体里，来访者将记录好的梦工作表抄写到黑板上，让团体成员一起进行观察。根据团体成员的反馈、提问和来访者的回答，尽量地找到噩梦的模式，例如：可能的触发因素，在噩梦中（或醒后）的感觉或想法，噩梦发生的频率，噩梦是否是真实的，来访者第一次经历和最后一次经历的噩梦。鼓励整个团体在过程中互相提供帮助。

如果所呈现的梦境并非真实事件，且具有某种怪异性质，那么团体成员可以注意做梦者描述梦境内容时使用的关键字。然后询问做梦者这些关键词背后的象征性意义，从而了解梦中潜藏的无意识内容。

第三个噩梦分享技巧涉及沙盘游戏。通过用沙盘呈现噩梦，来访者和其他团体成员能够与来访者的内心体验建立紧密联系。

三、沙盘游戏疗法

通过沙盘游戏，来访者能够温和而安全地识别并处理创伤性记忆。PTSD 患者的沙盘模式可以揭示出被患者压抑的创伤性事件。沙盘游戏让来访者有机会重现自己的经历，并且让来访者能够理解接纳自己的迷惑、困惑和矛盾。

使用沙盘游戏的优点在于使来访者更接近自身对噩梦或梦境的内心体验。大多数情况下，在做梦时人们接收到的是视觉信息。沙盘游戏可以让做梦者直观地展示他们所经历的噩梦的三维图像。如果使用传统的谈话疗法来描述噩梦，视觉信息需要被转换为言语信息才能表达出来，这一过程可能造成信息的扭曲或者缺失。使用沙盘游戏，做梦者可以更准确和形象地将噩梦传达给他人。

沙盘游戏架上有各种沙具可以选择。梦工作团体成员可以选择任何必要的形象来表现那些难以被描述或识别的情绪或想法。

在沙盘情景建立后，治疗师积极协助来访者识别特定的意象。来访者被要求重现噩梦或梦境的场景，从头到尾讲述梦的内容。同时让一个团体成员在空白的梦工作记录表（表11-1）上记录所呈现的梦的叙述。

表 11-1　梦工作记录表

今日日期	_____	梦境是否再现真实记忆？	_____
最近一次做此梦日期	_____	真实记忆占梦境内容的比重	_____
第一次做此梦日期	_____	该梦境出现的频率	_____
		黑白梦境/彩色梦境	_____

梦的内容

想法/感受	诱发因素	意义/关键信息/缺失信息	行动计划

在听完整个噩梦或梦境后,治疗师或其他小组成员就沙中的具体人物、做梦者的感受、想法和其他联想提出问题。例如:"这个沙具对你来说熟悉吗?""你在梦的这一部分感觉如何?""你在生活中是否遇到过这样的情况?""这个沙具是否能在感受层面真实地象征当时的你?"所有其他团体成员都参与聆听呈现的梦境内容。

临床医生也可以让做梦者改变梦境,根据治疗期间出现的问题,在沙盘上移动他们的人物。例如,"你希望看到这里发生什么?""你想用这个做什么?""如果可以的话,你会如何改变这一切?"通过最后一个问题,来访者能够为自己提建议,使他在噩梦中重新获得力量。例如与其他人结盟,带来其他沙具(代表当前的情感支持),将代表自己的沙具移到沙盘的另一个地方以远离创伤事件,或替换沙具。

此外,治疗中可以考虑使用两个沙盘。这样做梦者就可以在一个盒子里展示他正在经历的噩梦,而在另一个盒子里展示实际的创伤事件。这可以让做梦者、治疗师和团体成员观察到噩梦和实际事件之间发生的扭曲,从而带来干预的机会。

沙盘游戏中还可以融入其他梦工作的干预方法,比如噩梦改造技术或塞诺伊法。鼓励来访者通过沙盘改造噩梦可以作为行动计划的一部分。

在会谈的最后,治疗师将改变后的沙盘拍摄下来,让来访者带走相片。来访者可以在家里通过照片来回忆梦的运转并在入睡之前练习改变噩梦,从而预防噩梦的发生。

第四节　沙盘游戏疗法的案例

疗师使用团体梦工作和沙盘游戏疗法识别了 20 名退伍军人经历的创伤事件并处理了创伤引起的睡眠问题。治疗师在与来访者接触时发现,很多退伍军人起初不太愿意描述战争相关事件,但是当被问及睡眠模式或噩梦内容时,他们没有那么抗拒。

一位越战老兵使用梦境写作技术描述了一个关于儿子在高中踢足球的噩梦。

在梦中,这位老兵正看着他的儿子穿着与自己上高中时一样的球衣参加比赛。老兵看到儿子跑去接球,直直跑出了球场,撞开围栏掉下了悬崖。老兵吓坏了,跑去看儿子的落脚点,却不见儿子的身影。他能听到儿子的呼救声。老兵不知不觉地找到了悬崖底部,四处寻找男孩,但只能听到"救命!"和"医生!"。

通过团体成员的帮助,老兵意识到这个噩梦象征了战争中真实发生的创伤性事件(这位老兵曾经从悬崖上摔落,受了重伤)。在团体中老兵坦白,接受 PTSD 治疗期间他一直感到无能为力,难以解决与儿子之间的矛盾。与妻子的一次电话交谈引发了他的噩梦和相继的无助感。这些情绪与老兵在越南摔下悬崖后未解决的责任感和无助感相似。

当使用沙盘游戏疗法进行团体梦工作时，来访者能够将内心深层的体验象征性地带入意识层面，并传达给其他团体成员。通过使用沙盘和沙具作为自身情绪的投射，那些不擅长表达自身感受的来访者也可以向团体表露他的感受。这些体验的分享能够建立团体成员间的亲密连接。

一位来访者选择了一个被绑在树上的人的形象来代表治疗进展"卡住"的感觉。"我就在那儿，我想要移动，但我动不了"。

起初，退伍军人对使用沙具和沙盘来讨论问题感到犹豫。一些来访者觉得沙盘有些幼稚，也有一些来访者担忧暴露内心世界。为了让来访者投入治疗，治疗师先让来访者浏览书架，熟悉各种沙具，然后让他们选择一个自己在情感层面上认同的沙具。

一位来访者选择了一个蜷缩在球里并遮住脸的小孩子，向其他团体成员描述了他的悲伤情绪，"这就是我想到战争时的感觉"。

通常情况下，当一个团体成员在沙盘中展示了自己的梦境后，团体中的其他来访者就能看到沙盘游戏过程对揭示创伤性事件中潜在问题所产生的作用，更愿意使用沙盘游戏分享自己的噩梦。

在退伍军人团体中，团体成员提出的问题往往转向创伤事件的后勤、技术或战术上的细节，这有时能够阐明治疗师没有注意到的问题。

例如，一位越战老兵在团体中分享他反复出现的噩梦。会谈发生在圣诞假期前后，来访者说他最近经历了噩梦。他描述了噩梦中令人恐惧的内容，并承认对此感到困惑。经过一番讨论，团体成员之一向做梦者询问了他圣诞节期间在越南旅游时发生的事情。然后做梦者意识到，圣诞节期间发生了一个重大的创伤事件，而他刚刚提出的那个可怕的梦实际上是这个事件的扭曲重现。然后，小组成员在这个环节中的提问集中在导致这一创伤事件的战术性军事错误上。

通过使用两个沙盘分别代表噩梦和真实发生的事件，来访者能够观察到噩梦与真实事件之间的区别，从而为噩梦的处理提供干预机会。退伍军人往往会描绘噩梦中自己孤身一人的情境，但真实事件中通常有其他人在场。

一名越战老兵描述了由守卫"登陆区"的创伤性事件引起的一个噩梦。在实际的越南战争中，敌方在远处，来访者可以看到登陆区周围的其他士兵。在来访者反复出现的噩梦中，他独自一人在山上，敌人正在迅速接近，而他却是唯一一个守卫登陆区的士兵。

同样，退伍军人经常将敌人替换为当前的朋友、家人或其他关系密切的人。当来访者在噩梦中重新体验这种替换时，会感到更加恐怖，从而导致创伤的加剧。但也正是由于这些替换品与实际创伤事件不同，治疗师有机会干预噩梦的发展。团体治疗师可以把问题集中在来访者的想法和感受上。

"你对这个人的感觉如何？""你对实际事件的这一部分有什么感觉？""在噩梦的这一部分，你有什么看法？"

治疗师也可以通过观察来访者用梦中哪个形象代表自己来帮助来访者识别被压抑的自我。

一位越战老兵最初用一个怪物形象来代表自己，但当他在沙盘游戏中回忆起一个创伤性事件时，他用另一个骑着马的骑士形象（象征来访者帮助他人的愿望）来取代它。另一位退伍军人用一个小男孩的形象（象征来访者在战争中的天真和恐惧）取代他原来选择的士兵的形象（服从命令）。

通过沙盘游戏，做梦者、治疗师和团体成员都能对这些被压抑的内容有所了解，从而更好地理解创伤性噩梦或事件中存在的潜在情感冲突。

一位老兵分享了一个持续多年的噩梦，这个噩梦是关于他在越南的一场重要战役。整个噩梦和真实事件完全一致，除了结局。梦中被扭曲的结局是，来访者想要用武器攻击敌人，结果武器却是一把爆裂枪。来访者选择小丑波佐代表自己，小丑的形象象征了来访者在战场上感受到的无能为力，表现了来访者的内心冲突。其他团体成员由此出发分享了自己对类似事件的恐惧心理，使来访者对战场的恐惧变得正常化。一些团体成员质疑了做梦者对小丑形象的选择，认为这个选择过于极端，不符合实际情况。

团体治疗的结果反馈显示，67% 的来访者表现出噩梦频率减少或噩梦消失。其中50% 的来访者继续参与了一年以上的团体梦工作，他们获得了更多的治疗效益。

第五节　绘画疗法的主要理论和背景介绍

一、绘画疗法的背景介绍

如果你曾经为青铜器上的精致纹饰或莫高窟的宏大壁画感到惊叹，那么你已经见证了绘画艺术的力量。从人类史的源头开始，绘画一直被用来创造和分享叙事。早在语言、活字印刷和社交媒体出现之前，图像、象征和工艺品就被用来传达个人意志、传承深刻文化。

尽管艺术早早就存在于我们的世界中，但绘画疗法在 20 世纪才真正作为一种心理治疗范式出现。1930 年前后，绘画艺术疗法最早被用于精神卫生机构。此时绘画在精神疾病上的应用主要有两种，一是医生通过创作精神疾病患者的肖像以辅助理解和记录精神疾病，查尔斯·贝尔（Charles Bell，1774—1842）通过绘制精神疾病患者面部表情的神经解剖图，捕捉了精神疾病导致的躯体变化（图 11-4）。绘画的第二种应用是让精神疾病患者进行艺术创作以进行诊断和治疗。在语言交流不成功的情况下,精神病学家和心理学家尝试使用绘画的方式来替代语言交流。

1942年,阿德里安·希尔(Adrian Hill, 1895—1977)第一次用"绘画艺术疗法(art therapy)"一词来描述以图像绘制为基础的治疗方法,他还出版了《艺术与疾病》一书,在其中他记录了使用绘画艺术疗法治疗患者的工作记录。

同一时期,美国精神病学家玛格丽特·南姆伯格(Margaret Naumburg, 1890—1983)也发表了一系列将艺术作为诊断工具和治疗方式的案例研究。受到

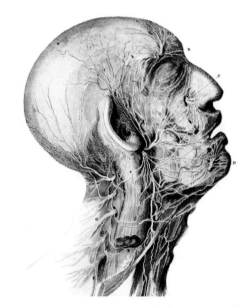

图11-4　一幅由查尔斯·贝尔绘制的面部神经解剖图

弗洛伊德的影响,她的治疗方法是让患者随意作画,然后对艺术创作做自由联想式的解析。南姆伯格的治疗方式被称作动力取向艺术疗法。她将绘画疗法定义为一种独特的心理治疗形式,在该治疗形式中艺术表达被视为一种表现无意识意象的方式。

另一位艺术疗法的先驱,伊迪丝·克拉默(Edith Kramer, 1916—2014)提出了"艺术即治疗"的观点。她指出,创作过程本身便具有治疗的作用,个体的冲突在创作的行为当中被重新体验、处理和整合。绘画的过程就是无意识冲动的升华过程,通过绘画,负面和破坏性的情绪和冲动得以被转化为有意义的生产成果。

1969年,美国艺术治疗协会作为世界上最早的艺术治疗机构成立起来。自此,艺术疗法作为心理疗法的地位得到承认,绘画艺术疗法越来越多地被应用于心理健康和临床医学当中。

现在,美国艺术治疗协会将绘画治疗定义为"治疗师以绘画作为媒介,借助艺术创造过程、应用心理学理论和治疗联盟帮助个人或团体提升生活质量的一种心理治疗方法"。英国艺术治疗师协会则强调,参与绘画疗法的来访者不需要有绘画基础,艺术治疗师的工作并非对来访者的绘画能力做评判。

我国学者宋兴川将绘画疗法分为广义和狭义。广义上来说,任何通过绘画创造的方式宣泄负面情绪,减轻痛苦的行为都可以被视作是绘画治疗。例如随手画出的涂鸦、成人涂色书或数字油画。而狭义上指的是具有专业资质的艺术治疗师提供的绘画艺术治疗服务。来访者在艺术治疗师的指引下作画,艺术治疗师通过观察来访者的神情行为、创作内容、言语信息,与来访者一同对绘画创作进行分析解读,从而帮助来访者在创作中了解自己,解决

问题,实现治疗目标并获得自我发展。

二、绘画疗法的理论机制

(一) 生理学解释

脑功能偏侧化理论经常被用于解释绘画疗法的生理学基础(图 11-5)。美国心理生物学家斯佩里在对裂脑人的研究中发现,大脑左、右半球具有不同的分工,左脑主要负责语言、逻辑推理等功能,它以分析判断等理性的方式处理信息。右脑主要负责视觉、空间关系等功能,它以图像和意象的方式处理经验和源于经验产生的情绪。

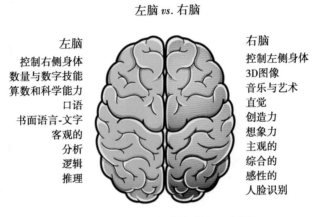

图 11-5　大脑左右半球的功能不对称性

我们的思维和记忆依赖于左脑和右脑的分工合作。左脑以理性的言语化思维为主,它储存了我们言语化的记忆。右脑以感性的视觉化思维为主,它储存了我们所经历的重要事件和与体验过的深刻情绪有关的情景。

在日常生活和教育活动中,左脑由于对言语信息处理的优势得到发展,而非语言性的右脑则缺乏重视。因此,储存在右脑的许多重要情绪体验难以得到认识和释放。而绘画疗法正是以视觉化的艺术创造为媒介,将右脑信息作为主要操作对象,将难以言语化的信息通过意象的方式表露出来,从而直接表现个体的思维和心理活动。

神经影像学的研究表明,绘画疗法有助于刺激杏仁核、海马体和前额叶皮层,这些大脑区域与记忆和情绪的处理相关。个体的皮质醇水平在进行绘画创作 45 分钟后会下降,这有助于减少焦虑,产生放松和愉悦的感觉。

绘画疗法还可以刺激、整合不同感官,使大脑的多个领域被激活。Frith 和 Law 通过正电子发射断层扫描技术发现,在绘画中物体识别和物体位置有关的大脑区域被激活。即使是最简单的画图活动也依赖左、右大脑多个系统之间复杂的交互作用而完成。

King 等人发现,与刻板任务(抛硬币和旋转铅笔)相比,艺术创作使脑电图测量出的脑活动整体增加。研究者认为这证实了大脑激活在创造性活动与纯感觉运动的活动之间存在差异。

Kaimal 等人通过使用功能性近红外光谱技术,研究了涂色、涂鸦和自由绘画 3 种不同的绘画任务下大脑激活情况(图 11-6)。研究使用组块设计让被试接受了 3 种绘画任务,每一次绘画任务进行 3 分钟,每个任务中间休息 2 分钟。研究结果表明,与不进行任何绘画活动的休息状态相比,所有的绘画活动都激活了内侧前额叶皮层。涂鸦条件下氧合血红蛋白浓度最高,内侧前额叶皮层受到了最大的激活。这表明艺术创作可能唤起了大脑中的奖赏通路。

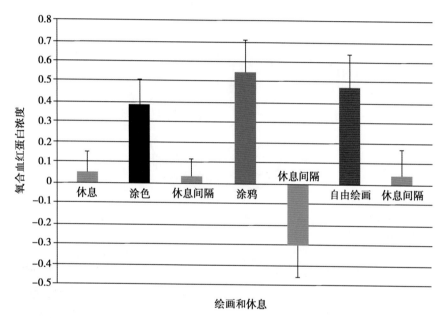

图 11-6 实验中涂色、涂鸦、自由绘画和休息状态下内侧前额叶皮层的氧合血红蛋白浓度

(二)心理学解释

心理投射理论是绘画疗法的重要基石。投射最开始是作为一种心理防御被弗洛伊德提出,它指的是一个人将存在于自身的欲望、想法或情感无意识地归咎于他人或外部世界。荣格认为,投射是一种自发的行为,是存在于无意识中的心理驱动力。

人既会投射积极的特质,也会投射消极的特质。例如,一个人可能会感到被他人的某种品质吸引,实际上他自身也存在这些品质,此时,投射的结果是个体认同他人,建立更加亲密的社会联结。而消极的投射则是个体将自身不能接受的特质排斥出去并转移到他人身上。例如,一个自我憎恨的人,可能会觉得他人都在批评自己。这时,投射会使个体更加厌恶自己,导致破坏性的结果。

荣格分析心理学指出,要想成为健全的人,个体必须要了解自身的阴暗面,即那些被我们潜藏在无意识中不愿面对的特质。认识和分辨投射可以使个体认识自身,整合自己的积极特质和消极特质,从而达到自我实现。

在绘画治疗中,艺术创作作为内心世界投射的载体,使来访者在无需语言表露的情况下,将记忆中隐藏或压抑的内容释放出来。另外,由于绘画作品本身的价值是中立的,不具有批判性,因此人们在绘画时通常心理防御较少,自由地表达自己,尤其是那些不被社会所接纳的内容。当来访者观察描述自己的艺术创作时,他们实际上是在处理自己的想法和情绪。绘画可以帮助来访者从第一人称叙述转向第三人称,站在一个新角度、一个安全的距离外看待自身所面临的问题,这能够提供给来访者安全和稳定感。当压抑的情绪和想法通过绘画这种隐蔽而安全的方式释放出来时,个体就有机会觉察和接纳自身,毁灭性的能量从而被转变为建设性的力量。

相比以谈话为基础的疗法,绘画疗法能够通过一种柔和的、不引起当事人抵触的方式接触到潜藏在不良行为和情绪下的无意识内容。

第六节　绘画疗法对失眠的干预介绍

一项研究使用认知行为绘画疗法改善了失眠症患者的睡眠质量。持续 30 天的实验结果表明,视觉日记和认知行为疗法练习使睡眠质量得到了改善,失眠症状有所减少,睡眠质量有了显著的提高。睡眠质量的提高和失眠症状的减少进而提升了心理健康和幸福感。

绘画疗法也被用于干预维持性血液透析患者的疲劳症状和睡眠质量。在患者的每次透析前进行绘画干预,主试让患者自由选择一套涂色绘本,在绘画前对患者进行放松训练和积极的意象引导,随后在涂色书上选择任何喜欢的颜色进行填充涂色,绘画完成后,让患者为作品命名,并且描述自己在绘画过程中的情绪体验。研究发现,干预后绘画组的疲劳症状和睡眠质量显著低于对照组。

另外,失眠往往和压力相伴相生,绘画疗法对压力的缓解和对紧张情绪的宣泄作用可能有助于我们探寻绘画疗法对失眠的干预作用。

有学者通过记录生理变化来研究曼陀罗绘画对放松的影响。研究发现,曼陀罗绘画降低了被试者的心率和血压,改善了压力和焦虑症状。

Sandmire 等人进行的研究发现,艺术疗法有助于减少大学生在期末考试前的状态焦虑和特质焦虑。

Morris 以恐高症和广泛性焦虑症患者为被试,进行了为期九周的认知行为绘画疗法。

在九周的干预中包括以下内容：①心理教育；②呼吸练习；③认知重构；④内在暴露练习；⑤想象表露练习；⑥实景暴露练习；⑦预防复发；⑧目标导向的绘画活动。结果表明，每个被试的恐高症或广泛性焦虑症症状都表现出显著的下降。

研究中，被试者对绘画干预给予了良好的反馈。2位被试者报告说，艺术创作成为他们回忆自身进展的一种手段。当他们将早期的艺术作品与后来的艺术作品进行比较时，他们的心态得到了改善。被试者还表示，艺术创作的能力有助于将他们抽象的认知信息转化为具体的视觉表现。有形的、易于观看的个人艺术作品成为了进步和成长的视觉提醒，同时也帮助个体抑制对负面想法或感受的反刍。

另外，创伤性情感体验也经常会带来睡眠障碍，绘画疗法可以通过处理创伤体验来减轻失眠和其他睡眠问题。

一项对儿童夜惊的案例研究中使用了绘画疗法来挖掘儿童无意识中的焦虑信息。通过绘画，治疗师发现了小来访者身上潜在的创伤性事件，例如割礼、父亲受到的恐怖袭击。小来访者的画作中经常出现火的主题、燃烧的房屋、坍塌的建筑和惊慌逃跑的人群。来访者还在梦里梦到火，感到非常不安。治疗师通过与来访者讨论并重构火的概念来缓解来访者对梦的焦虑。在咨询师与来访者讨论以火为主题的艺术作品时，来访者想到了消防员救火的故事，这个故事赋予了火这一主题建设性的意义。在使用绘画疗法对创伤体验进行宣泄和重构后，来访者的夜惊症状得到缓解，日间焦虑的表现也减少了。

第七节　基于意象排练的绘画疗法干预方案

噩梦是继发性失眠的原因之一。噩梦导致的惊醒会干扰睡眠的正常运转，对噩梦的恐惧心理也会使个体不愿意入睡，导致失眠等一系列健康问题。

意象排练疗法（imagery rehearsal therapy，IRT）是一种认知行为疗法技术，在意象排练技术中，来访者需要记录噩梦，在清醒时改变噩梦的内容，给噩梦一个积极的结局，并有意识地用新结局排练噩梦，从而阻止噩梦的循环。研究发现意象排练疗法可以有效降低噩梦的频率，但是对一些来访者来说，讲述和暴露创伤的风险过高，这些来访者难以从传统的谈话式意象排练疗法中获益。本方案通过将绘画疗法与意象排练疗法融合，帮助来访者打破回避创伤的固有模式，外化潜意识中的创伤性记忆和情感体验，进而对其进行处理和治疗。

本方案主要作用于复制性噩梦。复制性噩梦指的是在睡眠中再现创伤性事件的梦，这些梦与患者的其他生活片段无关。

一、结构和安全设置阶段

在开始探索创伤性噩梦记忆之前,治疗师需要与来访者在前期建立良好的工作联盟。积极的依恋和信赖对于创伤性事件的恢复至关重要。来访者与治疗师之间的积极信赖关系也是所有心理治疗方法的根本疗效因子之一。

在方案实施前,治疗师通过向来访者介绍绘画疗法和意象排练疗法的结构和原理,确保来访者已经为即将到来的治疗做好准备。

治疗中最好采取结构化的设置,这可以使来访者的情绪处于可控范围。容纳之窗理论认为每个人都有一个情绪的耐受范围,当情绪波动在这个范围内时个体处于最佳唤醒水平,此时情绪是可控制、可管理的,这时个体能够很好地处理情绪体验,正常地发挥大脑功能。创伤体验高于容纳窗的顶部,是过度觉醒的状态,会造成个体的高度警觉、焦虑和惶恐。而若情绪体验在窗口之下,个体则体验觉醒不足的状态,在这种状态下,个体体验到绝望和无助感,失去行动的动力。

一种能够用于提供结构和安全的干预措施是漫画技术。将一张固定大小的纸张分成几格,让来访者在这张纸上画漫画来一步步地探索噩梦。探索噩梦和相应情绪体验需要的漫画分镜通常在 4~7 格。

绘画中使用的绘画材料应该是易于上手的,并且不能太难处理。如果材料太难处理或太花时间,就会给来访者带来额外的压力,或是让来访者过度兴奋。一般来说常用的有蜡笔、水溶彩铅、马克笔等。

二、暴露阶段

暴露阶段中来访者要做的是回忆噩梦故事,重新体验情绪,将噩梦通过绘画的方式记录下来。治疗师可以通过简单的提问鼓励病人探索他们的噩梦故事,例如,"梦中的你在哪里?""有谁和你在一起吗?""你周围的环境是什么样子?"鼓励病人在绘画时发挥他们的想象力。"你在梦里的情绪看起来像什么?""哪些元素需要更大,哪些应该更小?""什么颜色与这种情绪相配?""环境的光线是明亮的还是黑暗的?"通过回答这些问题,压抑的创伤回忆通过视觉的方式被带入到意识层面,来访者在制作绘画作品的同时能够以一个旁观者的身份去查看自己的创伤,这种距离感增加了来访者反思和重构创伤体验的能力。

如果来访者在会谈过程中经历了负面意象的入侵,表现出痛苦、不适等情绪,可以暂停一下,带领来访者做一次呼吸练习,或是想象积极愉悦的情境来放松情绪。

当使用绘画疗法时,暴露阶段通常在一或两次会谈内完成。如果病人表现出特别高的唤醒水平,就只让他们经历一次短暂的暴露。这种情况下,治疗师要求病人一开始就构想他们想要的积极结局,而非引导他们经历整个噩梦故事。当积极结局被构建好后,再引导来访者分阶段地回到创伤性的噩梦故事中,确保来访者的情绪唤醒水平处于可控的范围内,从而促进新故事与噩梦故事的整合。

三、重建和排练阶段

最后一个阶段,治疗师将会指导来访者把噩梦绘画续写成连环画,为噩梦情结来添加一个更容易接受的故事线。需要注意的是,这一步的目标是改变噩梦,而非改变噩梦基于的事件的记忆。

咨询师确保为来访者留出充足的时间使用愉悦图像来重建噩梦。噩梦重建指的是,选择一个基于创伤性记忆的噩梦,将噩梦的情结变成积极或中性的。在咨询师引导来访者重建噩梦的过程中,新构建的梦境需要保持与噩梦相同的开始,直到找到噩梦情感强度最高(最令来访者感到恐惧)的部分,然后开始进行修改。鼓励来访者不受现实或合理性限制地发挥他们的想象力,在纸上画出噩梦的改变情节,将噩梦导向一个积极的结局。例如,可以想象噩梦中出现了救援,受到了来自警察的帮助,或是自己突然拥有了超能力……治疗师可以让来访者做一个头脑风暴练习,其中来访者自由地提出尽可能多的创造性想法去改变噩梦,并将这些想法用画笔记录下来。当来访者能够通过图像的方式看到坏情节的改变时,他们也容易在现实生活中感受到控制感。

鼓励来访者在漫画的最后一张分镜上尽可能多的描绘细节,使用轻松愉悦的颜色去上色。最后治疗师让患者用手机拍照或者将画带回家,在晚上入睡前重温噩梦的积极结局。

第八节　绘画疗法的案例

第 1 个案例是 1 名患有非典型自闭症的 11 岁女孩,她因 "无形的恐惧感" 而做噩梦。她将噩梦转化为第一幅画(图 11-7A),绘画和观察恐惧使她与自己的内心情感体验相联系。在图 11-7B 中,治疗师指导来访者改造了她的噩梦。她腿上拴着的重球现在已经变成了一个网球,球小到来访者可以轻松地把它挂在腿上而不受影响。这个新图像就是噩梦的积极结局,显示了来访者对自身恐惧的一种新解读。有意识地观察和体悟积极结局可以唤起来访者安全和自信的感觉。观察新的绘画作品使来访者能够覆盖原先的恐惧意象,克服恐惧。

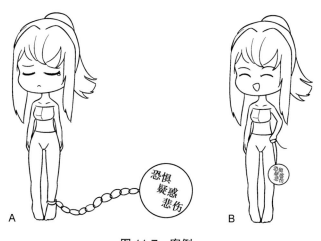

图 11-7 案例一

A.女孩腿上挂着沉重的铁球;B.铁球变成了小网球,恐惧的意象被消解了。

另一个案例是 1 位 35 岁的来自伊拉克的男性。来访者曾在军事检查站发生过创伤性经历,自那之后他不断经历噩梦,睡眠受到严重影响。最开始他使用了传统的意象排演疗法,但噩梦的严重程度和频率几乎没有减少。随后治疗方案更改为基于意象排练的绘画疗法。

他在绘画治疗中画了军事检查站。刚开始他在房间中画了 1 个士兵,这个士兵威胁着他。在暴露阶段中,来访者渐进地暴露了自身的恐惧,他进一步画了 3 名胁迫他的士兵(图 11-8)。场景角色的增加创造了更强烈的暴露体验,图像中强化的威胁使来访者完全地面对了自身的恐惧。

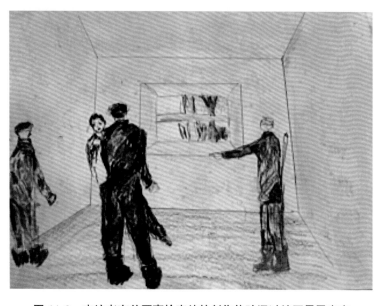

图 11-8 来访者有关军事检查站的创伤体验通过绘画暴露出来

在绘画治疗过程中,重建噩梦情结的重点放在了改变房屋上,通过重新布置房间和缩小房屋在画面中的比重,噩梦情结的威胁性变小了,来访者体验到的恐惧感也相应消失了(图 11-9A、B)。

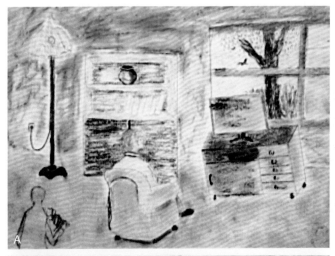

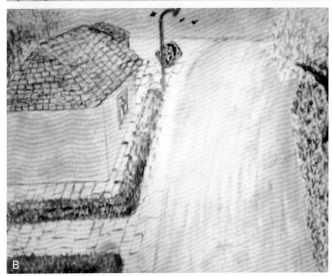

图 11-9 来访者绘画

A. 来访者用温暖、柔软的设计重新布置了噩梦中的军事检查站；
B. 来访者用远景重新绘制军事检查站,检查站在画面中所占的比重缩小了,看起来没有那么大威胁性了。

在绘画的辅助下,来访者可以通过一个安全的方式重新感知噩梦,通过创造性地改变房间的布局、大小,与房间有关的恐怖联想被愉悦的体验所取代。创伤性的能量从而变成了建设性的力量,促进了来访者的自我修复与整合。

第九节 基于绘画的自助干预技术

压力经常和失眠相伴相生,持续的压力会导致睡眠时间缩短和快速动眼睡眠的减少。在睡前花一些时间投入画画有助于我们缓解紧张情绪,减少焦虑,提高睡眠质量。

接下来我们将介绍一些可以在家自己进行的绘画干预技术,这些绘画可以帮助你清空思绪,体验到放松和平静的感觉。不要把它当作一项任务,把它看作是一种放松的游戏,试着去享受绘画的过程。

下面是一些针对具体情况的技术和建议,你可以参考自己的情况,根据自己想要改变的东西、自己感兴趣的绘画方式来选择其中一个或几个绘画技术。通过在日常和睡觉前持续使用这些绘画技术,你能够从绘画的创造性过程中收获许多。你会发现自己得到了更好的放松,焦虑渐渐缓解了,睡眠质量也提升了。

一、烦恼泡泡练习

如果你经常因为思绪太多而无法入睡,你可以在睡前 2 小时使用这个练习来帮助自己宣泄烦恼(图 11-10):

在纸上画一个大圆圈,这个圆圈代表了你的想法泡泡。如果你喜欢的话,还可以在想法泡泡的边上画一个形象代表你自己。在想法泡泡内,画出让你感到焦虑的问题,如果有

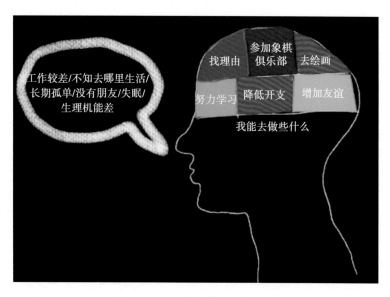

图 11-10 一个烦恼泡泡的参考

在左边的气泡中,是让你烦恼的想法,在右边的自画像中,是一些可能的解决办法。

觉得画不出来的部分,也可以用简单的文字写下来。尽量在3分钟内把你所有的烦恼都填充到泡泡内,在较短的时限内画完能够帮你更好地帮你倾倒你的烦恼。

当你画完这个充满烦恼的想法泡泡后,你可以再看看它。想想看,也许你有能力解决其中的一部分问题?试着把你的解决方案也画上去。也许你会想要在画面上再添一些东西,也或许你会想要改动先前的图案,随意做你想做的事吧。

二、正念涂色练习

正念涂色练习可以让我们屏蔽无关的想法并专注于当下。将思想集中在像涂色这样的简单活动上能够使大脑放松,从而消除杂乱想法的干扰、减少负面自我评价对睡眠的影响。试着在每晚入睡前一小时做一些涂色活动,它能帮助你更加平静地进入睡眠。

涂色时,我们需要准备的材料有画笔和绘画图案。画笔的选择取决于你的个人偏好,蜡笔、彩色铅笔、马克笔或水彩笔等均可。绘画图案可以从成人涂色书上获取,也可以从网上查找打印。绘画图案没有严格的限制,你可以选择曼陀罗图案帮助你更快进入正念状态,或选择其他任何让你感到身心愉悦的图案。

这是两张曼陀罗填色图(图11-11A、B)。如果你喜欢的话,也可以通过下面这个方式创造你自己的曼陀罗图案:

请先在纸上画一个大大的圆圈。然后用你觉得属于这里的任何东西填满圆圈,想想你经历过的最美妙的情绪,想想你感受到的爱、接纳、恩赐、感恩、喜悦、同情、仁慈、幸福和希望。用任何形状、符号填充圆圈,任何你觉得适合的图案、花纹或颜色。也许它是灵活的、抽象的,也许它是精密的、结构化的。尽量不要让自己被任何现实规则干涉,这里没有任何人、没有任何事物能够评判你的画作。让你的直觉引导你,放手去探索你最深的情感和感受。

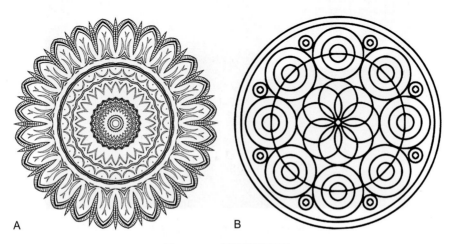

图 11-11　曼陀罗填色图
A.曼陀罗填色图1;B.曼陀罗填色图2。

三、情绪轮盘练习

尽管我们每天的生活都离不开各种各样的情绪体验,但是如果让你去尝试表达自己的情绪,你可能会发现自己能够想到的情绪词汇有限。这并不是个例,当人们觉得压抑的时候,他们具体感受到的是什么情绪呢? 也许是失望,也许是自责,也许是愤怒,也许是委屈,也或许是其他许多复杂的情绪。但对于那些情绪辨识能力不佳的人来说,他们会发现自己很难把具体的情绪描述出来,只好说"我心情不好"。我们可能在感受情绪的同时,对自己的情绪了解甚少,不知道如何描述它们,更不知道如何应对它们。下面这个练习可以帮助你识别你所感受到的情绪,从而让你更好地与你的情绪相处:

先看看下面的情绪轮(图 11-12),它将错综复杂的情绪状态整理分类。轮盘中心是六个核心情绪,边缘则是这六个核心情绪的变体或结合。你可能会发现,你的视线自然而然地被其中一些情绪描述吸引了。这中间有一些情绪是你经常感受到的,有一些情绪符合你最近的感受,也有一些情绪是你希望收获的。记住这些情绪,下面我们会用到它们。

在纸上画一个大圆圈,像切披萨一样将圆从圆心分成八个部分(在划分圆的时候你不一定要用直线,如果你愿意的话也可以尝试用曲线或者你喜欢的花纹,随意和灵活也是绘画技术的一部分),接下来我们会使用这八个区域来画出你的情绪。从上面的大情绪轮中选出八个你觉得对你最重要的情绪,让它们各占据圆圈的一个区域。标记好八个情绪后,

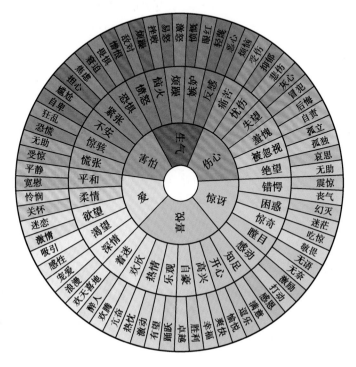

图 11-12　情绪轮

你就可以自由地用彩笔去涂鸦情绪轮了。想一想，这些情绪对你来说分别意味着什么？你觉得哪种颜色最适合这种情绪？这种情绪会让你想到什么样的图案或画面？把它们都画下来（图 11-13）。

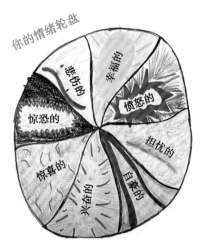

这个练习可以帮助我们重新与自己的感觉建立联结，当你能够花一些时间正面自己的情绪时，你会发现你在生活中变得更加平静、放松。

四、视觉日记练习

就像我们熟悉的文字日记一样，视觉日记是一种使用绘画来记录生活和情感体验的技术（图 11-14）。通过

图 11-13 一幅自制情绪轮盘

在每天睡前规律地记录视觉日记，你可以回顾你一天的经历和体验，同时视觉日记也有减压的作用。每篇视觉日记大概需要 15~30 分钟完成。如果方便的话，最好准备一个空白的本子来记录视觉日记，这有助于我们日后回归：

准备一张空白的纸，然后想想你今天感觉怎么样？都经历了什么样的情绪？有什么事情是让你感到高兴的？有什么事是让你感到担忧的？有什么事是让你觉得自豪的？也许你今天经历了一种特殊的情绪，很想把它分享出来？你可以自由地选择 2~4 个情绪，用你喜欢的方式来"画出"这种情绪，比如情绪对应的事件的卡通简笔画，或是一些抽象的涂鸦。最后，在画作的角落或者背面标上日期，便于你之后阅览。

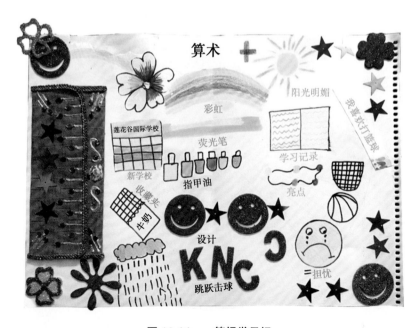

图 11-14 一篇视觉日记

每天花一点时间使用视觉日记来画出"我今天的情绪"，你会发现，这个办法能够很好地帮助你释放情绪，让你更快入睡。

五、自画像练习

自画像练习可以帮助我们与真实的自我建立联系，明确未来的目标，并探索阻碍我们达成目标的障碍。

首先准备一张大的纸张，在纸上画出三条竖线等分画布。先在最左边绘制自己的画像。在画的时候想象值得被爱的那个你是什么样的？最佳状态的你有是什么样的？如果你暂时感觉不到，也可以想象一下你想成为什么样的人，是什么驱动你每天早上从床上爬起来。带着这些对自己的喜爱，绘制你的自画像。

在完成自画像后，接着绘制纸张右半边。在这个区域你需要绘制你的目标。绘制目标的时候可以想象你希望在从这些练习中得到什么，或者你希望在一个月后实现什么样的目标。

最后，在画布的中间绘制阻碍你实现目标的问题。绘制时你可以想象一下，现在你能够改变的问题是什么？你内心深处的问题是什么？

如果你在绘画中感到十分消极，找不到力量感，你可以在自画像的旁边添加一个"力量源泉"。它可以是一个人、一种你身上的才能或一种特殊的象征。

最后，为作品的每个部分起个名字，再整体回顾一下你的作品。把它贴在卧室的墙上，或立在桌子上，让它处于一个你经常能看到的地方。

第十节　贡献与局限

一、贡献

在本章中，我们了解了沙盘游戏疗法和绘画疗法及其干预机制。沙盘游戏疗法和绘画疗法作为以非言语性为特征的心理干预手段，在促进来访者情绪和认知功能恢复、社交功能、精神症状和躯体症状的改善等方面均有着独特的疗效，其运用范围十分广泛。

沙盘游戏疗法和绘画疗法的优势在于它们对非言语信息的捕捉，这是以言语为主的传统心理干预方法所不能比拟的。沙盘游戏疗法和绘画疗法能够通过一种视觉化的方式，将潜藏在来访者内心中以非语言和前语言形式存在的无意识冲突呈现出来，以达到自我疗愈、身心整合和人格发展的目的。

第二个优势在于,沙盘游戏疗法和绘画疗法能够在不引起来访者阻抗的情况下安全地处理来访者内心那些不被接受的想法和情绪体验。

第三点在于,沙盘游戏疗法和绘画疗法在对儿童的治疗上具有得天独厚的优势。一方面,儿童的语言发展尚不充分,有时难以准确地表达自己所思所想,使用传统谈话疗法效果差。另一方面,由于沙盘游戏和绘画的过程中都需要儿童不断进行手部运动,这对于让儿童保持注意力,集中情感表达来说是非常有效的。最后,沙盘和绘画可以为孩子们提供一个安全的地方让他们表达自己的负面感受和情绪,有助于建立咨访关系。总的来说,沙盘游戏疗法和绘画疗法能够允许孩子们通过非言语交流的、趣味性的创造性媒介来与咨询师建立信赖关系,表达他们的感受。

最后,沙盘疗法和绘画疗法能够作为一种辅助性的干预技术,与其他心理干预方法结合使用。在我们本章的案例中,沙盘疗法被用于在团体梦工作中具现梦境,促进来访者的表露。而绘画疗法也在意象排练疗法中起到了视觉化创伤性记忆的作用。非言语疗法与传统谈话疗法的结合,为心理问题的解决寻找到了新的突破口。

二、局限

我们知道每个疗法都必然有其局限性。

有一些来访者不愿意参与沙盘游戏疗法,觉得沙盘太幼稚。也有一些来访者不愿意参与绘画疗法,他们会害怕自己不擅长绘画或缺乏创造力。作为咨询师,可以先尝试与来访者建立更深的信任关系,之后再次提出沙盘游戏或绘画的建议,你会发现来访者的抵触态度在这时消失。如果来访者对沙盘游戏或绘画表现得非常不适,那么我们不应勉强来访者,尊重来访者的感受,允许他自己选择。

另外对于沙盘和绘画的解读,心理学界尚未达成共识。有些咨询师认为沙盘和绘画的解读应该全部依赖于来访者对自身的理解,也有一些咨询师使用原型等理论解释来访者的沙盘和绘画,这些解读有时可能是不准确或者模棱两可的。

最后,基于沙盘游戏疗法和绘画疗法的实证研究有限,缺乏丰富、高质量的研究数据。

参 考 文 献

[1] Akimoto M, Tanaka T, Ito J, et al.. Inter-brain synchronization during sandplay therapy: Individual Analyses. Frontiers in psychology, 2021, 12: 723211.

[2] 史宇, 张日昇, 张雯, 等 . 箱庭疗法治疗原发性睡眠障碍 1 例 . 武警医学, 2012, 23 (7): 623-624.

[3] 林惠彬，陈顺森，刘茂锋. 箱庭干预女大学生失眠的效果. 漳州师范学院学报：自然科学版，2010, 23 (1): 175-180.

[4] 宋晓红，李建明，武克文，等. 沙盘游戏对焦虑抑郁共病患者睡眠质量及焦虑抑郁水平的影响. 中国药物与临床，2019, 19 (2): 252-254.

[5] 郑芸芸，苏雅君. 学龄前注意缺陷多动障碍共患睡眠障碍患儿采用箱庭疗法治疗的效果探讨. 世界睡眠医学杂志，2020, 7 (10): 1774.

[6] 刘桂华，黄龙生，钱沁芳，等. 阶梯式融合性箱庭疗法对学龄前轻中度孤独症谱系障碍患儿核心症状及睡眠管理的效果评价. 中国当代儿科杂志，2019, 21 (8): 743-748.

[7] 卢金晶. 沙盘游戏对消化道肿瘤化疗患者身心状态的影响. 郑州大学，2016.

[8] 周风举，赵云，李竞，等. 沙盘游戏治疗在围化疗期肺癌患者中的应用研究. 中国临床研究，2015, 28 (10): 1312-1315.

[9] Lancel M, Van Marle HJ, Van Veen MM, et al. Disturbed sleep in PTSD: Thinking beyond nightmares. Frontiers in Psychiatry, 2021, 12: 767760.

[10] Daniels LR, McGuire T. Dreamcatchers: Healing traumatic nightmares using group dreamwork, sandplay and other techniques of intervention. Group, 1998, 22 (4): 205-226.

[11] Wilmer HA. Vietnam and madness: Dreams of schizophrenic veterans. Journal of the American Academy of Psychoanalysis and Dynamic Psychiatry, 1982, 10 (1): 47-65.

[12] Halliday G. Direct psychological therapies for nightmares: A review. Clinical psychology review, 1987, 7 (5): 501-523.

[13] Stewart K. Dream theory in Malaya. Psychological Perspectives, 1972, 3 (2): 112-121.

[14] Sachs RG. The sand tray technique in the treatment of patients with dissociative disorders: Recommendations for occupational therapists. American Journal of Occupational Therapy, 1990, 44 (11), 1045-1047.

[15] 宋兴川. 绘画与心理治疗. 厦门：厦门大学出版社，2013.

[16] Kaimal G, Ray K, Muniz J. Reduction of cortisol levels and participants' responses following art making. Art Therapy, 2016, 33 (2): 74-80.

[17] Lusebrink VB. Art therapy and the brain: An attempt to understand the underlying processes of art expression in therapy. Art Therapy, 2004, 21 (3): 125-135.

[18] King JL, Knapp KE, Shaikh A, et al. Cortical activity changes after art making and rote motor movement as measured by EEG: A preliminary study. Biomed J Sci&Tech Res, 2017, 1 (4): 1062-1075.

[19] Kaimal G, Ayaz H, Herres J, et al. Functional near-infrared spectroscopy assessment of reward perception based on visual self-expression: Coloring, doodling, and free drawing. The Arts in Psychotherapy, 2017, 55: 85-92.

[20] Coffee EA. Utilizing art therapy journaling to decrease insomnia and promote sleep hygiene. California: Notre Dame de Namur University, 2016.

[21] 方旭，张坤，魏永，等 . 绘画艺术疗法对中青年维持性血液透析患者疲乏及睡眠质量的干预效果 . 中国实用护理杂志 , 2022, 38 (10): 727-733.

[22] DeLue C. Physiological effects of creating mandalas. Medical art therapy with children, 1999, 33-49.

[23] Sandmire DA, Gorham SR, Rankin NE, et al. The influence of art making on anxiety: A pilot study. Art Therapy, 2012, 29 (2): 68-73.

[24] Morris FJ. Should art be integrated into cognitive behavioral therapy for anxiety disorders? The Arts in Psychotherapy, 2014, 41 (4): 343-352.

[25] Ahluwalia H, Hirisave U. The Terrors of the Night: Creative Psychotherapeutic Approach in a Case of a Child with Parasomnia. Journal of Indian Association for Child & Adolescent Mental Health, 2018, 14 (1): 80-92.

[26] Van Schagen AM, Lancee J, De Groot IW, et al. Imagery rehearsal therapy in addition to treatment as usual for patients with diverse psychiatric diagnoses suffering from nightmares: a randomized controlled trial. The Journal of clinical psychiatry, 2015, 76 (9): 1105-1113.

其他干预理论与解决方案

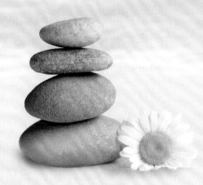

第一节　基于光照的干预理论和解决方案

一、理论背景

（一）光照疗法的起源及发展

对于地球上的所有生物来说,阳光是生命之源,万物的生长离不开阳光。植物需要阳光进行光合作用,而人类及其他恒温动物需要阳光来维持体温,因此,在漫长的生命进化过程中,光照的存在和作用早已刻入了我们的基因当中,这为光照对人体产生影响奠定了基础。

古代人民"日出而作,日落而息",这是农耕社会的人们符合自然规律的生活方式。而现代文明里,人们的生活节奏早已不再那么简单。自从有了电灯,即使在没有阳光的条件下,人们也可以在夜晚工作或进行娱乐休闲活动。由于生产方式的改变和社会经济的发展,我们可以看到各种各样的工作时间模式,有"996"这种白天工作到晚上的加班模式,有像医院工作者那样夜以继日的轮班工作模式。由于飞机这种交通工具的普及,我们可以在非常短的时间内就到达千里以外的地方,而时差的存在导致人体内的生物钟开始混乱。由于手机、电脑等电子设备及各种网络娱乐内容的普及,许多人开始在深夜里沉浸在网上冲浪的快乐当中。这些工作和生活方式的改变无疑是与人类万年以来形成的生物节律不一致的,这就导致当代人的睡眠问题越来越严重。面对由于生命活动与自然昼夜节律不一致而导致的睡眠问题,利用光照来调节人体内的生物节律就成为了自然而然的解决方法。

光照疗法(Light Therapy,LT)最初并不是用来解决睡眠问题的,而是用来治疗结核病和狼疮病这种皮肤类疾病的,利用的是紫外线的杀菌作用。后来,光照疗法被逐渐应用于各种疾病的治疗,包括季节性情感障碍(Seasonal Affective Disorder,SAD)、新生儿黄疸(Neonatal Jaundice)等。最初将光照疗法应用于解决睡眠障碍的研究在是 1985 年,Lewy 等人使用适当时间的明亮人造光治疗阶段分型生物钟睡眠和情绪障碍(Phase Typed Chronobiologic Sleep And Mood Disorders)。此后,光照疗法被广泛应用于各种睡眠障碍的治疗当中,而其中的原理,离不开光照对于生命昼夜节律的影响。

（二）光照疗法的相关理论——昼夜节律

自然界中的昼夜循环对人体昼夜节律的影响是时间生物学的一个基本研究方向。Bunning 在 1936 年最早提出日夜交替会导致生物产生一种内在的节奏,而在这之前,人们认为植物表现出来的日夜变化是完全由自然界的明或暗被动驱动的,不存在内在节律的调节。也就是说,在没有外部时间线索(如昼夜更替)的情况下,这种内源性的节律依然存在,这就是我们在长期的进化过程中演练出来的昼夜节律,与地球自转的周期一致,我们的节律周期也是 24 小时,即我们的生命活动会呈现以 24 小时为一个周期的规律性变化。尽管这是我们已经形成的节律,但光照依然会对我们的节律产生影响,研究者们普遍认为,强光照射可以显著影响人类昼夜节律的幅度和相位,其作用的机制可能是通过松果体与位于下丘脑的视交叉上核(Suprachiasmatic Nuclei,SCN)中的内源性昼夜节律起搏器之间密切的神经解剖学联系,影响松果体对褪黑素的分泌。当强光照射时,褪黑素的分泌会受到抑制,而褪黑素的代谢迅速,于是褪黑素浓度降低,从而促进觉醒。因此,在一定时间里使用强光照射在治疗昼夜节律紊乱相关的各种问题中有巨大的潜力,这便是光照疗法在睡眠障碍中的应用原理。

二、光照疗法介绍

(一) 光照疗法简介

光照疗法是指通过人为地将患者以恒定的距离暴露在不同强度的光线中从而影响患者昼夜节律的方法,光线通过眼睛和视网膜下丘脑束影响视交叉上核(Suprachiasmatic Nucleus,SCN),这是下丘脑中控制昼夜节律的区域,因此光对睡眠和清醒有着重要影响,一般来说,在晚上实施光照疗法,会延迟患者的入睡时间,而在清晨实施光照疗法可以使患者的入睡时间提前。光照疗法作为一种自然、简单、成本相对较低的方法,目前已被用于治疗睡眠障碍。由于光照治疗是接近大自然的一种方法,因此这种疗法也不会存在药物通常会带来的残留效应和耐受性,不过,由于光照疗法使用的光线往往较强,因此有时也可能会带来一些副作用,例如头痛、眼睛疲劳、自主神经过度激活等,甚至可能会引发轻躁狂。

光照疗法可以根据不同的应用方法按照两种分类标准进行分类:①按照强度可以分为强光疗法(Bright Light Therapy,BLT)和暗光疗法(Dim Light Therapy,DLT),强光疗法的光照强度一般至少为 1 000~10 000Lux,暗光疗法的光照强度一般小于 1 000Lux;②按照施行光照疗法的时间点可以分为夜间光照疗法、晨间光照疗法和全天光照疗法。不同的光照疗法适用于不同原因导致的睡眠障碍,主要与昼夜节律有关。

由于光照对于人体昼夜节律的作用,光照疗法常常应用于昼夜节律性相关的疾病,例如睡眠相延迟障碍、早醒失眠症等,此外,科学家们发现生物钟、睡眠和神经退行性病变之间存在一定的关系,因此光照疗法还常常应用于神经退行性疾病,例如帕金森病、痴呆等,由于许多上班族的工作环境可能存在光线不足的现象,因此他们的睡眠也会受到影响,对于这种情况,光照疗法往往也会有非常显著的疗效,最后,需要使用大量电子设备的学生或上班族等人,会受到电子设备中大量蓝光的影响,而人体对短波长的光如蓝光会更加敏感,因此使用大量电子设备尤其在夜间使用电子设备会非常影响睡眠,因此使用防蓝光眼镜

（琥珀色眼镜）可以达到显著的改善效果。总之，与光照不足或光照过多相关的疾病都可以通过不同光照强度的疗法来达到所需的效果。

（二）光照疗法治疗睡眠障碍原理

1. 昼夜节律对睡眠的影响　睡眠有两个基本的生物学决定因素，分别为稳态睡眠驱动机制和昼夜节律系统。稳态睡眠驱动指的是以个体过去的觉醒和睡眠的量来决定个体对睡眠的需求量，就像个体对食物的需求是相对稳定的一样（上一顿吃少了就会更快地饥饿，需要在下一顿吃更多的饭或增加吃饭的次数），个体对睡眠的需求也是相对稳定的，若过去几天缺乏睡眠，那么身体就会需要比平时更多的睡眠来补充之前缺失的睡眠。稳态睡眠驱动机制是大众最为熟悉的驱动睡眠的形式，相信大家都会有一种体验，就是如果今天起晚了，那么今晚就会比之前更晚才能睡着，这就是因为白天清醒的时间不足导致还没有达到睡眠所需要的量。

另一个决定睡眠的因素就是昼夜节律，即我们常说的 24 小时生物钟，它的作用是独立于稳态睡眠驱动机制的，是一种内源性的调节机制，在没有环境时间线索的情况下，睡眠-觉醒、生理活动和基因的表达会持续表现出周期为 24 小时左右的昼夜循环节律。经历过夜班工作的人可能会发现，尽管在夜间是清醒的，按照稳态睡眠机制到了白天应该要困了需要睡觉了，但是到了白天却依然难以入睡或难以维持睡眠，这便是由于个体内源性的昼夜节律的调节作用导致的白天睡眠困难，人体内会默认白天是清醒的时刻而晚上是睡眠的时候，这样的规律不会轻易地被一个晚上不睡觉的行为而彻底打破。

这两种机制共同调节人体的睡眠，稳态睡眠驱动机制是一种暂时性的、灵活的睡眠调节，可以很好地满足人体基本的睡眠需求，而昼夜节律是一种长期的、稳定的睡眠调节，可以使人维持一定程度的生命活动规律，而不至于完全被环境所扰乱，二者协同可以让人更好地适应环境的变化。

2. 光照对昼夜节律的影响　光线是影响昼夜节律的重要因素。由自然界的昼夜交替带来的光线的明暗循环（Light-Dark Cycle）是内源性昼夜节律的主要同步线索。早在 1960 年科学家就发现内源性昼夜节律起搏器会对光线刺激产生反应，表现出昼夜周期相位的偏移。光线对机体的影响是通过眼睛感知到的非视觉信息产生的，区别于感光细胞接受视觉刺激投射到视觉皮层的成像通路，非视觉刺激由光敏视网膜神经节细胞（Intrinsically Photosensitive Retinal Ganglion Cells，ipRGC）进行感知觉察，这种细胞中含有黑视蛋白和垂体腺苷酸环化酶激活多肽，会将接收到的光信号直接通过视网膜下丘脑束传递到下丘脑的视交叉上核（SCN），SCN 就是人体的昼夜节律起搏器，也就是生物钟，它不仅直接调节人体的昼夜节律，还会影响褪黑素、皮质醇的分泌及参与体温的调节，从而影响人体的睡眠-觉醒。这就是光线对昼夜节律影响的神经机制。与视觉信息相比，人体对非视觉信息的感知需要更高的光照强度,且光照的光谱范围和持续时间也会影响人体对光的非视觉信息的反应,这就是为什么光照疗法往往会采用比日常光更强的光线。此外,个体的年龄、基因和自身的昼夜行为特征也会影响对光刺激的非视觉信息的敏感性。

光线对昼夜节律的影响由相位响应曲线(Phase-Response Curve,PRC)来进行描述,可以表示相位移动的方向和幅度,通过这种量化的指标可以测量个体的 SCN 对强光的反应,从而更好地针对不同人的睡眠障碍情况在不同时间实施光照疗法。由于睡眠会受各种各样的因素影响,因此个体的睡眠-觉醒周期不能十分准确地与 SCN 的昼夜节律相吻合,故往往使用其他也具有昼夜节律特征的指标来评估昼夜节律的相移,例如褪黑素水平和核心体温(Core Body Temperature,CBT)。然而,这些指标依然只是对昼夜节律的间接测量,它们的起伏除了可以被 SCN 影响,还会直接被光线影响,因此由这些指标测量画出的 PRC 曲线描述的是外显的昼夜节律。

3. 光照对褪黑素的影响

(1) 褪黑素的作用:褪黑素(Melatonin,MT)是由大脑松果体产生的一种激素,是人体重要的生理睡眠调节剂。一般来说,人体产生内源性褪黑素 2 小时后夜间睡眠倾向会急剧增加,导致人产生困意,同时夜间褪黑素的持续时间也是大脑(包括 SCN)和各个器官获取夜间长度信息的来源。褪黑素的昼夜节律与人的睡眠节律密切相关(图 12-1),首先,褪黑素可以作用于 SCN 以减弱生物钟的唤醒促进信号,从而促进睡眠,此外褪黑素还可以作用于大脑的默认模式网络(Default Mode Network,DMN)区域,促进楔前叶激活中的疲劳和睡眠样变化。总之,褪黑素水平的升高,预示着人体敲响了睡眠的钟声,具有促进睡眠的作用。

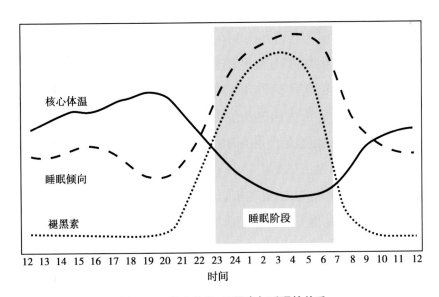

图 12-1　核心体温、褪黑素与睡眠的关系

（2）褪黑素的分泌——受光线影响：褪黑素的分泌受 SCN 的调节，在夜间，SCN 会产生神经信号诱导松果体合成褪黑素并释放到第三脑室进入血液循环。而光照一方面可以调节 SCN 的节律，另一方面光还有直接抑制褪黑素合成的作用，因此到了白天，褪黑素经过迅速的代谢后，在血液中的浓度水平就会很低，这与人们白天的清醒有关。因此，褪黑素水平有着明显的昼夜节律，白天低，夜间高，故其往往被用来作为测量昼夜节律的一个外显指标。

（3）褪黑素的应用：当人体老化或存在某些疾病（如自主神经系统的原发性退化、糖尿病性神经病变、某些类型的肿瘤和阿尔茨海默病等）时，褪黑素的分泌功能可能会下降，因此容易出现睡眠障碍，此外，一些药物也有减少褪黑素产生的副作用（如 β 受体阻滞剂、可乐定、纳洛酮和非甾体抗炎药等），对于这些内源性褪黑素睡眠较低的情况，使用口服外源性褪黑素的方法可以显著地促进睡眠，而对于内源性褪黑素睡眠较高的情况（例如正常昼夜节律下的睡前），使用外源性褪黑素的效果就不明显，而在白天或比平时睡眠早的时间服用褪黑素，也可以显著地提前开始睡眠，因此褪黑素往往被用作比安眠药更安全的调节睡眠周期的方法，尤其对于需要调时差的情况。而除了口服褪黑素外，光照也是一种调节褪黑素节律的方法，因此对于节律性的睡眠障碍、老年人或一些神经退行性病变的患者，使用光照疗法往往可以取得较好的疗效。

4. 光照对核心体温的影响

（1）体温的昼夜节律变化：内源性的核心体温（CBT）随着时间的变化曲线接近正弦曲线的形状（见图 12-1），最低温度通常发生在凌晨 4 点~早上 6 点，随着白天的到来体温逐渐升高，在傍晚 6~7 点达到高峰，然后逐渐降低，一直到早上凌晨，如此循环。最接近核心体温的测量部位是直肠，因此一般测量肛温来描绘核心体温曲线，并采用余弦分析法将测得的数据进行分析，拟合余弦方程得到核心体温的节律特点，还可以通过振幅检验（F 检验）来确定所测的体温曲线是否真的存在昼夜节律。

（2）体温与睡眠的关系：睡眠节律与核心体温的节律密切相关（图 12-1）。睡眠的开始通常在体温节律的下行阶段中，大约在核心体温最小值（CBTmin）之前的 5~6 小时内。核心体温最低点是睡眠最深或困意最严重的时候。例如，对于习惯性睡眠开始时间为 23：00的个体，核心体温最小值将发生在凌晨 4：00 和 5：00 之间，而习惯性的醒来时间通常发生在核心体温最小值后 1~3 小时左右，此时核心体温开始升高。

与失眠最密切相关的体温节律阶段有两个，一个是在核心体温最小值前 6~9 小时和习惯就寝时间前的 1~4 小时内（大约 18：00~22：00 之间），这个阶段被称作"唤醒维持区"，因为睡眠的开始需要延迟到这个阶段之后，因此在这个阶段身体会保持清醒的状态，如果一个人想要在平时的睡眠开始时间基础上提前 1~4 小时，那么就容易出现睡不着的情况。另一个阶段是在早上核心体温最小值后约 4~7 小时(大约在早上 8:00~11:00 之间),这个阶段一般是更容易清醒的,如果一个人想要在平时的睡眠节律基础上延长睡眠到这个阶段,那么就会出现觉醒增加的情况。

(3)光照对核心体温节律的影响:光照对核心体温的昼夜节律有显著的影响,在清晨使用强光治疗可使正常受试者和患有睡眠时相延迟综合征的受试者昼夜节律出现相位提前,而在夜间使用强光治疗可以使正常受试者的核心体温节律出现相位延迟。郎莹等人在2013 年针对轮班睡眠时相障碍患者的光照疗法进行了一项干预研究,先通过收集患者的体温数据来确定患者的基线体温节律,然后根据每个患者的体温曲线,在核心体温最低点后 10 分钟开始 2 小时的光照治疗,连续治疗 3 天(共 3 次),并在后 2 次光照治疗中将治疗的开始时间依次提前 1 小时。研究结果发现,光照治疗可以使患者的核心体温节律曲线出现明显的相位前移。因此,对于昼夜节律失调的睡眠障碍,使用光照疗法可以取得显著的疗效。

(三)光照疗法应用于睡眠障碍的研究证据

由于光照疗法的作用往往与昼夜节律、褪黑素的节律有关,因此它常常应用于昼夜节律相关的睡眠障碍,以及老年人常见的神经退行性疾病中,此外,针对目前大量使用电子设备导致的蓝光对睡眠的影响,也有研究对防蓝光眼镜的作用进行了分析。

1. 光照疗法应用于昼夜节律相关的睡眠障碍 《国际睡眠障碍分类第 2 版》(*The International Classification of Sleep Disorders*,*2nd Edition*,*ICSD-2*)详细介绍了 6 种昼夜节律睡眠障碍的诊断标准,其中有 2 种是与相对于自身之前的睡眠节律不同有关,分别是轮班工作障碍和时差,这是由于外部原因或自愿改变导致的昼夜节律的失调;还有 2 种是由于自身内源性节律改变导致的昼夜节律与期望的时间不同步的睡眠障碍,即睡眠时相延迟和提前;最后 2 种是不规则的昼夜节律。光照疗法可以显著地改变(提前或推迟)患者的睡眠周期时相,因此,美国睡眠医学会(AASM)将光照疗法推荐为治疗睡眠时相障碍患者的 2~3 级推荐方案。其中,光照疗法更加常用于规律的睡眠周期的调整,因此下面主要介绍前 4 种昼夜节律睡眠障碍的治疗研究。

(1)轮班工作导致的睡眠障碍:随着社会经济的发展,为了充分地利用工厂的设备和时间,提高产量,轮班工作制应运而生,轮班工作指的是工作时间至少有一部分位于晚上 7:00~早上 6:00 之间,也就是传统的日间工作时间以外的工作时间。在工业化较高的国家里,轮班工作制度尤为普遍。据统计,大约有 20% 的美国工人在从事夜间工作或轮班工作,而在中国,大约有 17.5% 的工人经历着轮班工作,由于我国的制造业发达,工厂的订单较多,因此为了提高产量,工厂常常会施行轮班工作制,而我们高效的基础建设效率也离不开工人们夜以继日的施工建设,对于医院、消防局、警察所这种需要 24 小时运行的单位而言,也一直会有工作人员值夜班。轮班工作可以说是违背了自然规律的一种工作制度,其对人体的影响也是非常大的,可能会导致身体和精神上的疾病。

面对这些轮班工作,工人最大的挑战就是昼夜节律的失调导致的疲劳和失眠,在打起精神值了一次夜班以后,却不能在白天很好地补充睡眠,容易出现睡眠的中断,并可能出现所谓的轮班工作障碍(Shift Work Disorder,SWD),指的是与轮班工作相关的失眠或过度嗜睡等症状。此外,轮班工人还有可能出现的症状有肠胃不适、认知行为表现受损等。而长期经历由于轮班工作带来的睡眠障碍等压力的工作人员,甚至会面临着抑郁症的风险。

轮班工作也分为多种情况,在医院里有的班次时为白天时为夜间,夜班还分为小夜大夜,这就是俗称的"三班倒",对于这样的轮班工作,可以在夜班开始之前进行强光照射至少 30 分钟,从而将睡眠时相延迟,让工作者在夜班的工作中更加地清醒,提高工作的效率。Huang 等人在 2013 年针对 92 名经历着"三班倒"的护士群体进行了一项光照疗法的干预研究,干预组在夜班开始前进行高强度(7 000~10 000Lux)的光照至少 30 分钟,2 周内干预 10 天以上,而在工作结束后(包括休息日)睡觉前通过佩戴防紫外线的深色太阳镜来避免阳光照射,对照组则不给予强光照射仅佩戴太阳镜,测量两组受试者在干预前后的焦虑和抑郁评分量表。结果发现,经过了光照治疗后的干预组在失眠、焦虑和抑郁量表上的评分显著低于对照组,而在干预前两组没有显著差异,这说明光照疗法显著改善了夜班护士的睡眠问题和焦虑抑郁的情况。

有的轮班工作仅仅需要长期的夜间工作而不需要"三班倒",这种情况就相对来讲比较简单,只需要将正常的昼夜节律调整为适应长期夜班的昼夜节律即可,可以使用光照疗法通过在夜间的强光照射来延迟睡眠时相,这种工作更加适合本来就晚睡晚起的人,他们的昼夜节律更容易转为适于夜间工作的节律。

对于一些已经结束了轮班工作的人来说,想要一下子恢复到正常的昼夜节律依然存在一定的困难,这个时候就可以通过使用光照疗法对其进行睡眠时相的调整。郎莹等人在 2013 年针对已经结束了轮班工作的睡眠时相障碍患者进行了光照疗法的干预,以调整其昼夜节律,具体方法在关于光照对体温的影响部分已进行了阐述,主要利用体温节律变化测量患者的昼夜节律相移,并使用阿森斯失眠量表(Athens Insomnia Scale,AIS)测量患者的睡眠情况,同时使用治疗不良反应量表(Treatment Emergent Symptom Scale,TESS)来观察患者的不良反应情况。结果发现干预组在治疗后的体温峰位相比治疗前明显前移了 5 小时,而对照组的峰位相则没有明显的位移,两组间的峰位相前移幅度具有统计学差异。此外,治疗组的主观睡眠质量(AIS 评分)也得到了显著的改善。对于光照疗法的不良反应观察发现,治疗组的患者中有 1 位出现了轻度的头昏,1 位出现的眼部灼热现象,对于出现不良反应的患者会立即停止光照治疗并给予对症处理。总的来说,光照疗法的效果是显著且高效的(干预仅进行了 3 次),但由于存在个别的不良反应,可能不适用于所有人。

总的来说,轮班工作是社会上普遍存在的现象,光照疗法对于轮班工作导致的睡眠障碍有着显著的效果,因此十分推荐。

(2) 倒时差相关的睡眠障碍:随着飞机的普及与各种跨国求学、工作、旅游的流行,倒时差成为了一个常见的问题,快速跨越多个时区后人们往往会出现一系列症状,包括夜间难以开始或维持睡眠、白天嗜睡、主观警觉性或认知行为表现下降等,这些症状统称为时差反应,其原因可能是由于长途飞行后的疲劳、睡眠不足或自身内源性昼夜节律与当地的昼夜更替时间不一致。如果是由于疲劳或睡眠不足导致的症状往往可以在经过 1~2 天的补觉后就恢复,但是恢复昼夜节律,也就是倒时差所需要的时间就更长了。总的来说,这种情况导致的睡眠障碍也与昼夜节律相关,因此,理论上使用光照疗法来针对不同情况的时差反应进行干预可以缩短倒时差需要的时间。然而,目前关于倒时差相关的光照疗法一般样本量都较小,因此不同研究之间的结果存在较大差异。从理论上解释,使用强光疗法需要注意其使用的时间、强度、时长,根据不同飞行的方向决定需要提前睡眠时相还是延迟。因此,光照疗法对于倒时差相关的睡眠障碍的效果还需要更多研究进行验证。

(3) 睡眠时相延迟综合征:睡眠时相延迟综合征(Delayed Sleep Phase Syndrome, DSPS)指的是整体睡眠周期较一般人延迟,主要症状是睡得晚且起得晚,一般入睡时间在凌晨 1:00 以后,但一旦入睡,其睡眠质量与一般人没有差别,但是反复想要尝试将睡眠时间提前却以失败告终,这种睡眠障碍给患者带来的主要问题在于不能根据社会或工作的要求调整自己的睡眠周期,从而影响工作表现和社会功能。在睡眠障碍门诊人群中,睡眠时相延迟综合征是最常见的睡眠节律失调障碍,约占慢性失眠患者的 10%。这种患者的症状有时会表现为入睡困难,根据之前提到的体温节律我们知道,在个体的昼夜节律下睡前的1~4 小时是清醒维持区,若睡眠相延迟患者试图在自己的睡眠节律中提前 1~4 小时内的时间段里入睡将会非常困难。如果发现自己有长期的早睡困难的情况,那么有可能其实是由于自身睡眠节律延迟的原因。

对于这种睡眠障碍,常见的光照疗法是通过在早晨对患者使用强光照射。Rosenthal等人在 1990 年针对 20 名睡眠时相延迟综合征患者进行了一项光疗干预研究,对治疗组的患者在每天早上 6:00~9:00 之间给予 2 小时的 2 500Lux 全光谱光照治疗,而在下午4:00 开始让患者带上深色护目镜直到黄昏,黄昏后室内的光线仅限于 1~2 盏床头灯的亮度,对照组的患者则是将 2 500Lux 的光换成 300Lux,在治疗前后测量每名患者核心体温曲线。结果发现,治疗后患者早晨的警觉性和睡眠时长有了显著的提高,且患者的昼夜节律相位显著地提前,核心体温最低点平均提前了 1 小时 25 分钟。

尽管全光谱的光线更常见,但是对于长波长(如黄色和红色光)的光线相比,人类的昼夜节律对短波长的光（如蓝光和绿光）更加敏感，因此 Lack 等人在 2007 年使用蓝光针对 18 名 DSPS 患者进行了光照治疗干预研究，蓝光组在每天醒来后进行 2 个小时的蓝光照射治疗（峰值波长为 470nm，辐照度为 65µW/cm），并在治疗周内每天早上的起床时间和蓝光治疗时间逐渐提前 30 分钟，从一开始的平均 9：00 起床一直到目标的 6：00 起床，同时收集他们的唾液样本测量褪黑素水平的昼夜节律。结果发现蓝光组的褪黑素节律相位显著提前了 2.53 小时，而对照组没有显著变化。

睡眠时相延迟综合征在青少年和年轻人群体中更常见（平均发病年龄为 20 岁），患病率约为 7%~16%，因此针对年轻人的干预研究更常见。Richardson 等人在 2019 年对 63 名患有睡眠-觉醒延迟障碍（Delayed Sleep-Wake Phase Disorder，DSWPD）的青少年进行了光照疗法干预研究，患者使用便携式光眼镜进行光疗，每天比前一天早起 30 分钟进行 30~60 分钟的光疗，直到早上 6：00 的目标起床时间，然后停止光疗，使用睡眠日记记录干预前后的睡眠情况，并随访 3 个月。结果发现，治疗组的患者睡眠时相显著提前、睡眠潜伏期减少，且提高了睡眠时间、改善了睡眠质量、日间功能（如日间嗜睡、疲劳、认知功能障碍等），此外，睡眠的改善使得患者重复性的消极思维得到改善。

总的来说，睡眠时相延迟综合征是与昼夜节律延迟相关的疾病，而光照疗法可以迅速且有效地调整昼夜节律。通过清晨的光照疗法可以显著地将患者的昼夜节律提前，并且还可以有目的地逐渐提前光照疗法的时间，将睡眠节律调整到目标时间段里，因此推荐光照疗法作为睡眠时相延迟综合征的治疗方法。

（4）早醒失眠症：早醒失眠症（Early Morning Awakening Insomnia，EMAI）的发生率在成年人中占 25% 左右，且随着年龄增长，其发生比例也逐渐升高。早醒失眠是指早上会比预期起床时间早醒过来（一般凌晨 4：00~5：00）而且无法重新入睡，早醒失眠症患者不一定是早睡的，就算前一天睡得晚第二天依然会早醒，这导致他们常常无法获得充足的睡眠，因此可能会在白天出现嗜睡的现象。与睡眠时相延迟综合征的发病机制类似，早醒失眠症患者可能存在着昼夜节律的过度提前，他们一般可以在晚上 7：00~9：00 就入睡，但这样的睡眠时间段并不是理想的，与社会上大部分人的时间不符，而患者也会尝试将睡眠相延迟但都以失败告终。甚至会因为躺在床上想要恢复睡眠而不能产生挫败感、焦虑和习得性无助的心理问题，同时因为睡眠不足而产生疲劳、动力和注意力受损的现象。

慢性的早醒失眠症与昼夜节律提前相关，这也体现在患者的核心体温与褪黑素的节律曲线上。一般早醒失眠症患者的最低温度会发生在 12：00~ 凌晨 2：00 之间，而上一节我们说到醒来的时间一般是在最低核心体温的 1~4 小时之后，因此患者会比一般人早醒很多，同时夜间褪黑素的发作节律一般晚上 8：00 开始到 10：00，这也比一般人提前了 2 小时以上。早醒失眠症往往与年龄相关，老年人群中睡眠的维持困难和早醒问题更加普遍，原因可能是老年人内源性温度节律周期长度比年轻人短。因此,要治疗早醒失眠症应该从调整患者的昼夜节律开始,使用夜间的光照治疗可以延迟患者的昼夜节律,从而改善其睡眠。

Lack 等人在 1993 年针对 15 名早醒失眠症患者进行了强光治疗的干预研究,干预从晚上 8:00 开始到 12:00(共 4 小时),光照强度为 2 500Lux,一共进行 2 次,记录干预前后患者的褪黑素(尿液)和核心温度(直肠)节律,睡眠情况通过记录睡眠日记以及佩戴腕部活动记录仪获取,并在干预后的 5 天里持续记录睡眠情况。结果显示在强光治疗后,受试者的平均核心温度节律(大约 1 小时 51 分钟)和夜间褪黑素发作时间(大约 2 小时 14 分钟)存在显著的延迟,且患者的最终醒来时间也显著延迟了 1 小时 12 分钟,总睡眠时间显著延迟了 1 小时 13 分钟,而在干预后的 5 天里,治疗的睡眠改善作用是持续存在的,患者最终的醒来时间相比于治疗前依然显著延迟,总睡眠时间显著长于治疗前。但在 1~3 月后,有患者要求再次治疗,因为他们又再次经历了早醒,这说明强光治疗的作用是有效的,且可以持续一段时间,但是由于年龄带来的内源性昼夜节律的改变也无法通过强光治疗来根治。

12 年后,Lack 等人在 2005 年又将自己的实验重复并进行了改良,设置了对照组并连续测量 4 周的睡眠改善情况,而干预措施基本不变。结果发现强光治疗后干预组的睡眠改善显著优于对照组且效果持续了至少 4 周。这说明尽管光照治疗不能根治内源性昼夜节律的改变,但是其疗效显著且可以持续较长的时间,因此对于受早醒失眠症困扰而导致睡眠不足甚至出现其他心理问题的患者推荐使用光照疗法进行治疗。

2. 光照疗法应用于神经退行性疾病　神经退行性疾病(如帕金森病、阿尔茨海默病等)常见于老年人中,而在这些疾病里,睡眠障碍是非常常见的,其原因有很多,包括昼夜节律的失常、阻塞型睡眠呼吸暂停等,而昼夜节律的失常的原因主要是褪黑素节律的异常,因为在神经退行性病变会导致患者的褪黑素分泌减少,因此补充外源性褪黑素的疗法也常用于神经退行性病变导致的睡眠障碍患者。而光照疗法也是调节昼夜节律的一种方法,其治疗神经退行性疾病中睡眠障碍的潜力得到了广泛关注。下面主要介绍光照治疗在帕金森病和痴呆患者中的应用。

(1)光照疗法在帕金森病患者中的应用:帕金森病(Parkinson's Disease,PD)是一种多因素和进行性神经退行性脑病,表现为多种运动和非运动症状,其中非运动症状包括认知障碍、睡眠障碍、抑郁、嗅觉功能障碍等,睡眠障碍是帕金森病的常见症状,会损害白天功能并降低生活质量。导致帕金森病患者产生睡眠障碍的原因有很多,包括药物的不良反应、睡眠调节中枢的原发性神经退行性病变、昼夜节律紊乱等,帕金森病的常用治疗方法是提高多巴胺水平,而这也会干扰昼夜节律功能,因此,光照疗法作为可以调节昼夜节律的一种方法被应用到帕金森病患者中。

Martino 等人在 2018 年对帕金森病患者进行了一项纵向研究,在入睡前 1~4 小时对患者使用 3 000~4 000Lux 的强光照射,干预一共进行 1~2 个月,研究结果发现强光治疗可以有效治疗帕金森病的睡眠障碍症状。Videnovic 等人在 2017 年对 31 位存在睡眠障碍的帕金森病患者进行了光照治疗干预研究,干预组使用 10 000Lux 的强光照射,对照组使用 300Lux 的光照作为安慰剂,患者每天上午 9∶00~11∶00 和下午 5∶00~7∶00 各接受 1 小时的光照治疗,持续 2 周,并使用腕部活动记录仪和睡眠日记来记录睡眠情况。结果发现,光照疗法提高了患者白天的警觉性,并显著改善了患者的睡眠质量及夜间觉醒和入睡困难的情况,腕部活动记录仪显示入睡潜伏期显著减少,但睡眠效率没有显著变化。

然而,光照疗法对于帕金森病患者睡眠障碍的作用在不同的研究中存在着不同的研究结果,Romenets 等人在 2013 年的研究发现光照疗法的作用不显著,且不同研究之间的异质性也较大。因此,光照疗法对帕金森病患者睡眠障碍的作用还需要更多高质量的研究证据来证明。

(2)光照疗法在痴呆患者中的应用:痴呆(Dementia)是一种以认知功能减退为主要症状的疾病,常见于 65 岁以上的老年人,随着社会的老龄化加剧,痴呆的发病率也在逐渐升高,而阿尔茨海默病(Alzheimer's disease,AD)是痴呆中最常见的类型。睡眠障碍在痴呆病人中的发病率可达 25%~80%,还会加剧痴呆患者的认知障碍和情绪失调症状,且可能会给照料者带来心理、身体上的负担,相比于痴呆患者的认知障碍,睡眠障碍更容易引发住院。不同亚型的痴呆伴随的睡眠障碍可能是由于不同的原因导致的,阿尔茨海默病伴随的睡眠障碍可能是大脑昼夜节律调节机制功能障碍导致的,而血管型痴呆的睡眠障碍常与阻塞型睡眠呼吸障碍有关。痴呆患者的睡眠障碍表现有多种,包括睡眠-觉醒节律紊乱、夜间躁动或游荡、尖叫等,而光照疗法对于不同的痴呆患者的睡眠障碍都有一定的疗效。

Mishima 等人在 1998 年对 12 例血管型痴呆和 10 例阿尔茨海默病患者进行了光照疗法干预研究,在随机交叉设计中让患者早晨 9∶00~11∶00 暴露在强光(5 000~8 000Lux)和暗光(300Lux)各两周,并使用肌动图进行夜间活动的观察,结果发现强光对于减少血管型痴呆患者的夜间活动有显著的效果,而在阿尔茨海默病患者中则没有观察到疗效,对此,研究者提出,此光照方案对 AD 患者没有显著效果的原因可能是光照治疗时间的问题,在夜晚使用强光治疗可能对阿尔茨海默病患者的睡眠障碍是更有效的。

然而,不同的研究显示出了不同的研究结果,Hirotaka 等人在 2017 年的研究中也对 8 例 AD 痴呆患者、4 例血管型痴呆患者,还有 5 例路易体痴呆患者进行了晨间光照疗法干预研究,在早晨 9∶00~10∶00 使用 5 000Lux 的强光进行治疗,结果发现该治疗仅对 4 名 AD 患者有效。这些干预研究产生不同结果的原因可能是样本量太小、干预程序不同等,事实上,对于痴呆患者使用光照疗法的研究有很多,但研究的异质性也很大,研究结果存在许多不一致的地方。因此,光照疗法对于痴呆患者的效果还需要更多研究结果验证。

尽管还没有十分强有力的证据证明光照疗法有助于痴呆患者的睡眠障碍,但是在痴呆患者的生活中注意光照的获取和屏蔽还是有必要的。痴呆患者通常白天户外活动和社交接触较少,缺少一定的阳光照射,尤其在冬季的时候。因此应鼓励患者定期锻炼,白天到户外散步,限制白天的打盹,保持规律的睡眠-觉醒周期,减少卧床时间,在夜间减少环境噪声和光照,这些措施可以有效地管理痴呆患者的睡眠障碍。

3. 蓝光眼镜干预　随着电子产品及各类有趣的软件越来越普及,人们越来越喜欢在睡前先玩一会儿手机再睡觉,且无纸化学习和工作也越来越普遍,人们睡前可能也会使用电脑、平板进行工作或学习,这些电子设备,多数由峰值波长在约 460nm 左右的蓝光光谱范围内的 LED 照明,而人体的昼夜节律光感受器对于蓝光更加灵敏,蓝光对于褪黑素的抑制作用更显著,更容易提高人体的唤醒程度。因此,许多人会发现在睡前使用电子产品可能会导致入睡困难,这也是为什么现代人的昼夜节律越来越晚,熬夜现象越来越普遍的原因之一。但禁止使用电子设备对于大多数人来说又难以做到,许多人在白天长时间的工作以后常常希望通过使用线上的各种社交媒体软件来进行放松。因此,佩戴琥珀色的防蓝光眼镜就是一种替代方案(图 12-2),防蓝光眼镜既可以滤除一定的蓝光,减少电子设备背光的影响,还不用限制电子设备的使用,可以一边带着眼镜一边玩手机,因此这种方案更具有可行性。

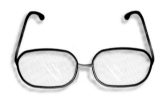

图 12-2　防蓝光眼镜(琥珀色)

Shechter 等人在 2018 年对 15 例失眠症患者做了一项干预研究,让患者在每天晚上睡前 2 小时开始佩戴防蓝光的琥珀色眼镜,熄灯前(睡觉前)摘除,其他活动按照平时习惯进行即可,如果睡眠中途醒来,要重新戴上防蓝光眼镜,干预共进行一周。结果发现,与对照组相比(佩戴普通透明眼镜),睡前 2 小时佩戴防蓝光眼镜可有效改善睡眠,患者的唤醒时间显著延迟,平均主观睡眠总时、整体质量和睡眠健康度显著提高,且患者均未报告不良反应。这说明睡前佩戴防蓝光眼镜是一种安全、有效、简便的干预措施。

除了对改善患者的睡眠,防蓝光眼镜还可以改善失眠症患者的神经心理功能。失眠症患者由于睡眠不足,有时会出现一定的神经心理功能障碍,如注意力、处理速度和执行功能的下降等,Zimmerman 等人在 2019 年进行了一项交叉设计研究,将 14 名参与者分为两组,一组佩戴琥珀色的防蓝光眼镜,另一组佩戴普通透明眼镜。干预 1 周,然后隔 4 周(间歇期)交换条件(原来戴防蓝光眼镜的戴普通透明眼镜)再干预 1 周,测量每次干预前后的睡眠情况、神经心理学功能。结果表明,在琥珀色眼镜干预后参与者在处理速度、工作记忆任务中表现更好,说明防蓝光眼镜对于失眠症患者的神经心理功能也有一定的改善效果。

三、光照疗法具体方案

(一)光照参数选择

1. 光照强度选择 目前对于光照疗法的参数没有统一的标准,但用于光照治疗的光照强度一般都比生活中的光照更强。一般来说 500Lux 的光照强度就可以满足人的视觉工作需要,但是调整昼夜节律需要的光照强度更大,一般强光治疗使用的光线强度在 1 000~10 000Lux 之间,但是,过强的光线也有可能造成患者眼睛的不适感和躁动行为。对此,李博等人对光照疗法改善阿尔茨海默病患者睡眠的研究进行了系统综述,综合各个研究结果,推荐合适的光照强度为 3 000~8 000Lux。

2. 光谱选择 大部分研究使用的都是全光谱的光照,但也有研究使用蓝光来治疗,原因是人体对蓝光(波长峰约为 460nm)这种短波长的光线更加敏感,蓝光对人体的昼夜节律的调节作用最大,两种光线都可以达到一定的效果,选择蓝光可以适当降低使用光线的强度。此外,由于紫外线光谱区间的光线对人眼有一定的伤害,故许多研究会使用紫外线过滤后的光线治疗。

(二)光照时间选择

1. 光照治疗时间点选择 光照治疗的施行时间与其所达到的效果有非常密切的关系,一般来说,晨间的光照可以显著提前参与者的昼夜节律相位,而夜间的光照则恰恰相反。因此,面对不同情况的睡眠障碍,应该选择不同的治疗时间点,例如,针对睡眠时相延迟障碍应该施行晨间的光照治疗,而对早醒失眠症患者应该施行夜间的光照治疗,此外,调整睡眠周期宜循序渐进地进行,如需提前睡眠节律,则可以在前一天醒来的时间基础上提前半小时开始进行光照治疗,每天提前半小时,直到调整到目标的起床时间即可。

2. 光照治疗时长选择 光照治疗的时长一般在 30~120 分钟之间,极少数的研究会使用 4 小时的光照治疗时长,过长的时间会增加不良反应发生的概率,同时会使患者的依从性降低。Kirisoglu 等人在 2004 年分别使用 20 分钟和 45 分钟的晨间光照治疗对老年人的失眠进行了干预研究,结果发现 45 分钟的光照治疗对睡眠的改善更好,且在 6 个月后效果依然维持,而 20 分钟的治疗效果无法维持到 6 个月。黄海华等人在 2015 年使用不同光照时间的全光谱光照治疗对阿尔茨海默病患者睡眠障碍进行了干预研究,比较在晨间使用 30 分钟、60 分钟和 120 分钟 3 种不同光照时间的治疗效果的差异,结果发现 3 种光照时间都可以取得一定的治疗效果,其中光照时间 60 分钟和 120 分钟对整体睡眠质量的改善效果优于 30 分钟的治疗时间,而 120 分钟的光照时间对日间过度嗜睡的改善效果优于 60 分钟。总的来说,在 30~120 分钟的区间里,我们可以预测治疗时长越长,效果越好,但其效果的增加存在边际递减效应,即更长的治疗时长对睡眠质量的改善幅度会减小,但要找到最优的光照时长还需要更多研究进行比较。

3. 光照治疗疗程选择 光照治疗的目的是将昼夜节律调整到目标的时间内，因此针对不同的患者需要的疗程也不一样。对于需要提前昼夜节律的患者，采用的是晨间的强光治疗，因此可逐步将治疗时间提前（每次半小时或 1 小时），直到目标的时间，即完成治疗。对于需要延迟节律的患者，由于睡眠的时间与治疗时间并不完全同步，患者的睡眠时间受多方面因素影响，因此需要通过测量患者的昼夜节律来观察治疗的效果，治疗持续到患者的节律到达目标时间即可停止治疗。

（三）一般治疗方案

1. 治疗前

（1）准备治疗环境：治疗一般在专门的光照治疗室或实验室中进行，因为光照治疗对于光线有一定的要求，需要用到特殊的设备产生所需的强光。光照治疗室要求通风、恒温、相对湿度在 60%~70% 之间，并对外界环境声、环境光等自然昼夜信息隔绝。光源的位置一般设置在患者眼部水平面之上，可以是眼部正上方或侧上方，避免直射对眼睛造成伤害，光源距离患者 0.5m 左右。患者的位置可以安排在书桌面前，方便患者在光照疗法过程中进行阅读、绘画等活动。

若让患者在家中的环境进行光照治疗，则需要安装特殊的照明装置或让患者使用便携式光眼镜。但这种方式的缺点在于无法控制不同患者家中环境是一致的，而且无法保证受试者完全按照要求进行了治疗，因此在有条件的情况下更推荐使用专门的光照治疗室进行治疗。

在光照治疗以外的环境，如病房和患者家中环境，保持一定范围内的正常照度（如100~400Lux）即可，太大的波动可能会提高治疗效果的不确定性，导致研究结果的不准确，明暗周期的不规律会使患者的节律也受到影响。对于需要提前睡眠时相的患者，还需将傍晚后的环境光线控制在一个较暗的水平，促进褪黑素的分泌从而促进患者早睡。

（2）准备治疗设备：光照治疗需要比一般的照明更强的光线，因此使用普通的照明设备无法达到效果，需要专门的光照治疗灯，产生实验所需照度的光线，同时，在患者的位置使用光度计测量光的强度，以确保照度达到要求并保持一致和稳定。为了减少紫外线对眼睛的损害，可以使用无紫外线光谱区间的光线设备，或使用专门的紫外线过滤器、紫外线过滤塑料屏来将全谱光中的紫外线滤掉。

除了固定设备，还有像便携式光眼镜这样的轻便设备，这种眼镜是在 2 个眼镜框中内置了 2 个 LED 灯，可产生不同波长光谱的光线，患者可以一边佩戴这样的眼镜一边完成其他活动，如阅读、看电视、晨练等。这种方式可以节省光疗室的成本，且对患者而言不需要额外进行治疗的时间，只需佩戴眼镜的同时完成自己平时的活动，在实验完成后只需在完成试验后将眼镜回收即可,且便携式的眼镜还可以支持长期的治疗,因此,便携式光眼镜是一种有潜力的治疗方式。

除了用于强光治疗的设备,在需要控制昏暗光线的时候一般会让患者佩戴深色太阳镜(具有防紫外线功能),或防蓝光眼镜来避免光线对眼睛的刺激,促进褪黑素的分泌,使患者提前进入夜间节律。

(3)昼夜节律的测量:光照疗法的主要作用是调节患者的昼夜节律,因此在进行治疗之前需要测量患者的昼夜节律,根据患者的昼夜节律时相来确定光照的时间,针对性地进行治疗。同时,测量昼夜节律还有利于检测光照治疗的效果,给予患者正向反馈,以提高患者的依从性。昼夜节律是一个内源性的无法直接测量的内在生命活动的规律,会影响个体的褪黑素分泌、体温变化和睡眠节律,因此一般通过测量外周褪黑素水平、核心体温和睡眠情况来反映昼夜节律的变化。

1)褪黑素:测量褪黑素水平可以使用唾液、血液或尿液样本,如果需要测量个体每晚或每天的褪黑素整体水平,可以在24小时内每2~8小时收集1次尿液,测量尿液中褪黑素的主要代谢物6-磺基褪黑素,但如果需要精确地描述个体24小时昼夜节律的相位变化,通常需要使用血液(血浆)或唾液样本进行更频繁地采样,一般每10~30钟采样1次,血浆褪黑素浓度通常比唾液中测到的浓度高3倍左右。

观察褪黑素的昼夜节律可以通过做相位响应曲线(PRC)来观察褪黑素水平的变化,而通常研究者们更加关注的是夜间褪黑素发作(Dim Light Melatonin Onset,DLMO)的时间,定义为褪黑素水平持续超过基线值两个标准差的时刻,该时刻标志着患者的褪黑素分泌处于活跃阶段,是昼夜节律阶段分界的标志。Voultsios等人通过比较血液褪黑素和唾液褪黑素的浓度变化发现,唾液测出的DLMO比血液延迟40分钟左右。如果我们只是需要判断节律相位的相对变化也不需要十分精确的阶段标志,况且测量外周血的褪黑素的浓度变化也是存在一定延迟的,因为褪黑素最初分泌的位置是第三脑室,那想要测量脑脊液显然更不可能。尽管使用血液样本可以更准确地测量褪黑素水平,但是频繁地侵入性操作可能会导致患者的痛苦增加,从而依从性降低,因此使用唾液样本进行测量也许是一种更加好的选择。

2)核心体温:常用的核心体温测量部位有腋下、口腔、耳道、直肠等,其中直肠的温度是最接近核心体温的,因此为了得到最准确的核心体温数据一般测量肛温。专门的肛温测量仪可以放置在直肠24小时外接导线连接显示屏监测,测量前需嘱患者排空大便,将肛温测量仪表面润滑后插入直肠约3cm,测试期间嘱患者卧床休息,从早上8:00开始记录24小时的体温,每1分钟记录1次,从而画出患者的体温节律曲线图,并据此找到患者的体温最低点,从而有针对性地安排光照治疗的时间。这种测量方法的好处是可以监测患者24

小时的体温变化从而确定最低体温点,由于最低体温点一般处在患者深度睡眠时期,如果测量患者的口腔和腋下体温可能会干扰患者的睡眠,不利于疾病的治疗,而肛温测量仪自动化的特点规避了此问题,因此在需要记录患者的体温变化曲线时推荐使用此方法。

3) 睡眠情况:前两种方法相对于直接记录睡眠情况来说更加客观,而睡眠情况往往会受到患者的情绪、信念等主观因素的干扰,但睡眠情况直接反映了昼夜节律的变化对患者睡眠节律的影响,因此往往也会作为一种参考因素。首先成本最低的睡眠情况记录方法就是让患者写睡眠日记,记录睡眠的入睡时间、入睡潜伏期、醒来时间、睡眠总时长、中途醒来的次数等,也可以使用测量睡眠质量的量表来收集睡眠情况数据,如匹兹堡睡眠质量指数(PSQI)、失眠严重程度指数(ISI)等,这两个量表在上一章(音乐疗法中有详细的介绍)。此外,在上一章中,我们还详细介绍了两种客观记录睡眠情况的方法,包括多导睡眠监测和腕部活动记录仪。其中多导睡眠监测的精度更高,但是需要许多的仪器设备,需要在特定的实验室或病房中进行,带着许多的导线睡觉以及更换睡眠环境可能也会对患者的睡眠产生影响。而腕部活动记录仪只需要戴在手腕上即可,可以让患者带回家在熟悉的睡眠环境中进行测量,腕部活动记录仪一般戴在非惯用手上,因此几乎不会对患者的睡眠产生影响,但相对于多导睡眠监测来说精确度更低,如果只是测量睡眠大致的情况,使用腕部记录仪即可,若需要测量睡眠周期的具体情况,如不同睡眠阶段的时长,以及患者阻塞型睡眠呼吸暂停的情况可以使用多导睡眠监测进行测量。

2. 治疗中——不同疾病的治疗方案 对于不同类型的昼夜节律型失眠障碍,常采用不同的治疗时间、光照参数等,使用光照疗法调整节律主要有两种情况,分别是将昼夜节律提前和延后,这两种方案主要存在治疗时间上的不同,而对于由于现在常见的由于电子产品导致的失眠现象。

(1) 提前昼夜节律:常见的需要提前昼夜节律的疾病有轮班睡眠障碍和睡眠时相延迟综合征。对于轮班工作结束后仍受睡眠障碍困扰的患者来说,他们的昼夜节律特点往往就是晚上睡不着、白天感到疲劳。因此,可以使用光照治疗将患者的睡眠节律逐渐提前,使其晚上以正常的入睡时间开始睡眠。不同患者的睡眠节律情况可能不一样,需要首先进行一次精确的昼夜节律的测量,以核心体温为例,测量患者24小时肛温的变化曲线后,找到患者的体温最低点,然后第2天在体温最低点的10分钟后开始光照治疗,治疗时间为2小时,接着在后续的次治疗中依次将治疗时间提前1小时。这种方法可以将患者的节律提前,根据不同患者初始节律的不同,逐渐调整患者的节律至目标的睡眠时间。

睡眠时相延迟综合征的治疗与上述过程相似,也是在清晨开始光照治疗,但治疗时间点也可以选择在患者醒来以后,或者早晨6:00~9:00开始。此外,除了在早晨进行强光治疗,在夜间管理室内的光线,使患者在睡前提前开始褪黑素的分泌也有助于将患者的昼夜节律尽快提前。

(2) 延迟昼夜节律:需要延迟昼夜节律的情况主要有需要进行轮班工作中的夜班工作者和早醒失眠症患者。对于夜班工作者,需要保证其在夜班工作期间是清醒的,因此根据不同夜班工作开始的时间,在夜班工作开始前进行至少30分钟的强光治疗,在夜班结束后,需保证其可以得到良好的休息,因此需要在工作后,睡觉前通过佩戴防紫外线的深色太阳镜来避免强光的照射,促进睡眠。

早醒失眠症的特征是睡眠节律的提前,因此治疗的要点是将患者的昼夜节律推迟,主要的方法是使用夜间的强光治疗,一般在晚上8:00开始,持续时间应较长(如4小时),确保褪黑素的分泌得到有效抑制。通过收集患者的昼夜节律来判断患者昼夜节律的变化,治疗持续到患者的昼夜节律调整为目标时间即可。

3. 治疗后

(1) 不良反应管理:光照疗法由于使用的光线较强,对眼睛可能产生一定的刺激,而且较强的光线对机体有唤醒的作用,易受刺激的患者可能会出现烦躁不安的现象。因此在治疗的过程中应由医护人员在现场全程观察患者的治疗反应,若患者出现眼睛刺痛、流泪、头痛、烦躁不安等不适症状,应立即停止光照治疗,并给予对症处理,在之后的治疗中适当降低光照的强度,或中止后续的光照治疗。

在每次治疗完成后,可以使用治疗不良反应量表(TESS)收集每一位患者的不适症状,评估所用的光照疗法方案(光照强度、光照时间等参数)的安全性。该量表由美国国家精神健康协会(National Institute Of Mental Health,NIMH)编制,它所列举的不良反应类型最多,覆盖面最广,项目最全,主要包括口干、头痛、头晕、视物模糊、失眠等,TESS量表中还列举了每一项症状的7个严重程度赋以1~7分的评分,以及7个水平的处理措施。但TESS量表是一个普适的量表,当中许多不良反应可能与光照治疗没有关系,因此可以选择其中光照疗法常见的不良反应制作调查表,主要包括头痛、眼疲劳、不安、易怒、恶心、视物模糊等,对于TESS量表中未列出的项目可以加上,如眼疲劳等。

(2) 预后:光照疗法的效果往往会延续一段时间,但是也存在疾病反复的情况,因此在进行治疗后需对患者进行至少3个月的随访,观察患者的昼夜节律的变化,对于存在复发的患者再进行进一步的治疗。此外,为了维持健康的昼夜节律,在治疗结束后应嘱咐患者在日间多接受阳光,在睡前调低室内光照,减少电子产品的使用,尽量保持治疗时调整好的作息时间,避免因为个人事务的原因打破健康的昼夜节律。

(四) 自助方案——蓝光眼镜干预方案

由于强光治疗需要使用专门的光照设备且治疗前需要通过评估来有针对性地制订治疗方案,并可能产生一些不良反应,需要医护人员陪同观察及处理,因此不建议自行进行干预,但我们可以从光照疗法的原理中得到启发,利用自然光线对自身的昼夜节律进行调整。例如,早上起来后拉开窗帘,让阳光自然地唤醒身体,睡前将室内光线调暗,让身体尽快进入睡眠状态。此外,针对现在电子产品的蓝光所带来的夜间过度的唤醒,可以通过在睡前佩戴琥珀色的防蓝光眼镜来减少蓝光的影响,促进睡眠。

琥珀色的防蓝光眼镜可以滤除一定比例的蓝光并通过大部分其他可见光,在市面上可购买到,只需在睡前2小时开始佩戴防蓝光眼镜,而其他活动如常,直到睡前准备熄灯时摘除,然后直接进入睡眠,若中途起来需要再把眼镜戴上。自助方案中对于睡眠的监测可以通过自行记录睡眠日志或使用运动手环中的睡眠监测功能来记录自己的睡眠,从而进行自我调整。

第二节　高原失眠干预

与中枢性睡眠呼吸暂停相关的周期性呼吸是在高海拔地区观察到的睡眠扰动的标志,导致睡眠结构改变和白天嗜睡增加。这些睡眠紊乱现象非常普遍,属于急性高山病的特征症状[AMS,根据路易斯湖评分(LLS)]。为了改善高海拔地区的睡眠,人们建议使用催眠药,登山者使用这些药物来提高睡眠质量和恢复。国外研究表明高海拔地区的药物使用,如催眠药在勃朗峰(法国夏蒙尼)登山者的尿液中普遍存在(12.9%,包括8.4%的唑吡坦)。

在海拔高度上升到500米以上时,睡眠可能会受到许多不同因素的干扰。虽然有时需要具体的解决办法,但应首先采取一些一般步骤。这些包括常见的海平面做法,例如避免白天睡觉,只在疲倦时才睡觉,在睡觉前限制身体和心理压力及戒除咖啡因、酒精和烟草。除了实际的解决方案外,还可以努力解决缺氧的直接影响。根据荒野医学协会(Wilderness Medical Society,WMS)发布的循证临床指南《急性高原病的预防和治疗》,适应环境最好通过缓慢上升来实现。建议每晚睡眠高度不超过500m,每3或4天休息1天。虽然这被广泛认为可以降低急性高山病(AMS)等疾病的发病率,但其对睡眠的影响尚未得到正式研究。尽管如此,在中等海拔的几个晚上,睡眠结构明显改善。例如,在海拔4 559m的四晚住宿期间,平均动脉血氧饱和度(Mean Arterial Oxygen Saturation,SAO_2)从74%增加到81%($P<0.05$),而周期性呼吸的发生率下降了一半以上($P<0.05$)。这些结果促使人们研究在上升之前将个体暴露于缺氧暴露程序的血氧水平。在海拔上升之前,人们在缺氧室中睡了7个晚上,发现海拔4 300m的游客有更高的SAO_2(80% $vs.$76%,$P<0.05$)。个人经历海拔变化,需遵守上述WMS指南,必要的干预措施仍然是需要的。

一、碳酸酐酶抑制剂

多年来,乙酰唑胺一直用于预防和治疗 AMS。虽然其影响广泛,但其在高海拔地区的好处在很大程度上被认为是由于代谢性酸中毒的形成,导致通气增加和随后氧合改善。最近,乙酰唑胺已被证明可以改善高海拔地区的睡眠。在海拔 3 454m 处,平均 SAO_2 与接受安慰剂的个体相比,服用乙酰唑胺(250mg,每天 2 次)的 30 名健康志愿者睡眠水平显著更高(86.2% $vs.$ 81.0%,$P<0.05$)。使用乙酰唑胺也与较少的觉醒以及从非快速动眼睡眠(REM)Ⅰ和Ⅱ~Ⅲ与Ⅳ睡眠的转变有关。乙酰唑胺也已成功用于那些患有睡眠障碍的前往高海拔地区的人。在海拔 2 590m 处,与服用安慰剂相比,45 名阻塞型睡眠呼吸暂停患者在接受乙酰唑胺(250mg,每天 2 次)后,具有较高的 SAO_2(88% $vs.$ 85%)和较低的 AHI(61.4/h $vs.$ 6.2/h)。这不仅改善了睡眠标志物,而且还抑制了全身血压的增加,这在高海拔地区新手中很常见。

二、苯二氮䓬类受体激动剂

短期使用苯二氮䓬类药物通常与行为干预相结合,以治疗初级保健环境中的失眠。这些药物抑制 HVR 的能力鼓励许多研究人员检查它们对高海拔睡眠障碍的影响。正如预期的那样,小剂量的替马西泮(睡前 10mg)已被证明可以减少许多海拔位置的周期性呼吸。虽然使用苯二氮䓬类药物可以减少觉醒,转向更深的睡眠阶段并主观改善睡眠质量,但在某些情况下,HVR 的抑制已被证明可以减少平均 SAO_2 测量。在海拔 5 000m 以上的两个晚上,平均 SAO_2 在健康徒步旅行者中,服用替马西泮的人比安慰剂低 2%($P=0.01$)。上述研究发现,苯二氮䓬类药物改变了身体对缺氧的反应,但与乙酰唑胺不同,它们不能纠正高海拔地区睡眠障碍的根本原因。

三、γ-氨基丁酸受体激动剂

非苯二氮䓬类 γ-氨基丁酸激动剂唑吡坦和扎来普隆的作用已经在高海拔新来者中进行了研究。在海拔 3 613m 处度过的三个晚上,研究人员发现,与安慰剂相比,这两种药物都导致了向更深层睡眠的转变,睡眠效率的提高及随后 AMS 严重程度的降低。支撑这些益处的机制尚不清楚。与苯二氮䓬类药物和碳酸酐酶抑制剂相比,这两种药物都不影响周期性呼吸或觉醒频率,也不影响 SAO_2 测量。

上述药物具有一定的副作用,包括成瘾及损害记忆等。因此,急需非药物的辅助手段改善高原地区居民机体尤其是大脑供血及供氧,有效干预高原性睡眠障碍,降低对药物的依赖。

四、氧

改善氧分压已被证明是改善高海拔地区睡眠的有效方法。根据 1953 年参加珠穆朗玛峰首次登山的科学家的说法，"氧气带来了即时的温暖感，良好的睡眠，并大大改善了疲劳的恢复"。使用通过鼻塞供应的氧气，珠穆朗玛峰大本营（海拔 5 300m）的徒步旅行者具有更高的 SAO_2（81.4 $vs.$57.5%）和较低的 AHI（20.0 $vs.$51.0）比单独呼吸环境空气的人低。在较低的海拔高度，可以将补充氧气直接输送到睡眠区。通过将吸入氧气的比例增加到 0.24，非 REM 睡眠阶段 III 和 IV 在海拔 3 800m 时从 13.9% 增加到 17.2%（$P<0.05$）。通过无创正压通气系统呼吸环境空气，也可以改善高海拔睡眠期间的氧合。使用 9~12cmH$_2$O 的吸气气道正压和呼气道正压通气为 4~6cmH$_2$O，SAO$_2$ 均值在 3 800m 处的 7 名健康志愿者中，比摘下口罩时大 4.6%（$P=0.002$）。这可能是由于肺泡通气增加和呼气时气道塌陷的预防的综合作用。

无创性非药物的干预手段，可改善心脑循环及心脑组织灌注，促进大脑供氧，有效改善高原性睡眠障碍症状、促进高原居民脑作业功能和身体机能。

参 考 文 献

[1] 王路，屈燕花，邹海欧. 光照疗法在阿尔茨海默病中的应用进展. 中国康复理论与实践，2019, 25 (3): 267-270.

[2] LEWY A, SACK R, SINGER C. Treating Phase Typed Chronobiologic Sleep and Mood Disorders Using Appropriately Timed Bright Artificial-Light. Psychopharmacology Bulletin, 1985, 21 (3): 368-372.

[3] VAN MAANEN A, MEIJER AM, VAN DER HEIJDEN KB, et al. The effects of light therapy on sleep problems: A systematic review and meta-analysis. Sleep Medicine Reviews, 2016, 29: 52-62.

[4] BAGLIONI C, BOSTANOVA Z, BACARO V, et al. A Systematic Review and Network Meta-Analysis of Randomized Controlled Trials Evaluating the Evidence Base of Melatonin, Light Exposure, Exercise, and Complementary and Alternative Medicine for Patients with Insomnia Disorder. Journal of Clinical Medicine, 2020, 9 (6): 1949.

[5] LACK LC, LOVATO N, MICIC G. Circadian rhythms and insomnia. Sleep and Biological Rhythms, 2017, 15 (1): 3-10.

[6] DIJK DJ, BOULOS Z, EASTMAN CI, et al. Light treatment for sleep disorders: Consensus report 2. Basic properties of circadian physiology and sleep regulation. Journal of Biological Rhythms, 1995, 10 (2): 113-125.

[7] TAHKAMO L, PARTONEN T, PESONEN AK. Systematic review of light exposure impact on human circadian rhythm. Chronobiology International, 2019, 36 (2): 151-170.

[8] ZISAPEL N. New perspectives on the role of melatonin in human sleep, circadian rhythms and their regulation. British Journal of Pharmacology, 2018, 175 (16): 3190-3199.

[9] LACK LC, GRADISAR M, VAN SOMEREN EJW, et al. The relationship between insomnia and body temperatures. Sleep Medicine Reviews, 2008, 12 (4): 307-317.

[10] 郎莹, 蒋晓江, 马国重, 等. 光照疗法对轮班睡眠时相障碍患者昼夜节律恢复作用的疗效观察. 中国临床神经科学, 2013, 21 (3): 284-288.

[11] AMERICAN ACADEMY OF SLEEP MEDICINE. International Classification of Sleep Disorders II: Diagnostic and Coding Manual. Westchester (IL): American Academy of Sleep Medicine, 2005.

[12] WYATT JK. Circadian rhythm sleep disorders. Pediatric Clinics of North America, 2011, 58 (3): 621-635.

[13] HUANG LB, TSAI MC, CHEN CY, et al. The effectiveness of light/dark exposure to treat insomnia in female nurses undertaking shift work during the evening/night shift. Journal of Clinical Sleep Medicine, 2013, 9 (7): 641-646.

[14] WICKWIRE E M, GEIGER-BROWN J, SCHARF SM, et al. Shift work and shift work sleep disorder clinical and organizational perspectives. Chest, 2017, 151 (5): 1156-1172.

[15] RICHTER K, ACKER J, ADAM S, et al. Prevention of fatigue and insomnia in shift workers-a review of non-pharmacological measures. Epma Journal, 2016, 7: 16.

[16] EASTMAN CI, BOULOS Z, TERMAN M, et al. Light treatment for sleep disorders: Consensus report .6. Shift work. Journal of Biological Rhythms, 1995, 10 (2): 157-164.

[17] BOULOS Z, CAMPBELL SS, LEWY AJ, et al. Light treatment for sleep disorders: Consensus report .7. Jet lag. Journal of Biological Rhythms, 1995, 10 (2): 167-176.

[18] LAHTI T, TERTTUNEN J, LEPPAEMAEKI S, et al. Field trial of timed bright light exposure for jet lag among airline cabin crew. International Journal of Circumpolar Health, 2007, 66 (4): 365-369.

[19] THOMPSON A, BATTERHAM AM, JONES H, et al. The practicality and effectiveness of supplementary bright light for reducing jet-lag in elite female athletes. International Journal of Sports Medicine, 2013, 34 (7): 582-589.

[20] SIMMONS E, MCGRANE O, WEDMORE I. Jet lag modification. Current Sports Medicine Reports, 2015, 14 (2): 123-128.

[21] LATHROP NJ, LENTZ M. Melatonin, light therapy, and jet lag. Air Medical Journal, 2001, 20 (5): 30-34.

[22] REGESTEIN Q, PAVLOVA M. Treatment of delayed sleep phase syndrome. General Hospital Psychiatry, 1995, 17 (5): 335-345.

[23] ROSENTHAL N, JOSEPHVANDERPOOL J, LEVENDOSKY A, et al. Phase-Shifting effects of bright morning light as treatment for delayed sleep phase syndrome. Sleep, 1990, 13 (4): 354-361.

[24] RICHARDSON C, MICIC G, CAIN N, et al. Cognitive "Insomnia" processes in delayed sleep-wake phase disorder: do they exist and are they responsive to chronobiological treatment? . Journal of Consulting and Clinical Psychology, 2019, 87 (1): 16-32.

[25] LACK L, WRIGHT H, KEMP K, et al. The treatment of early-morning awakening insomnia with 2 evenings of bright light. Sleep, 2005, 28 (5): 616-623.

[26] LACK L, WRIGHT H. The effect of evening bright light in delaying the circadian-rhythms and lengthening the sleep of early-morning awakening Insomniacs. Sleep, 1993, 16 (5): 436-443.

[27] 叶盛，陈利群. 阿尔茨海默病相关睡眠障碍的非药物干预研究进展. 护理研究，2016, 30 (22): 2707-2710.

[28] LIN F, SU Y, WENG Y, et al. The effects of bright light therapy on depression and sleep disturbances in patients with Parkinson's disease: a systematic review and meta-analysis of randomized controlled trials. Sleep Medicine, 2021, 83: 280-289.

[29] VIDENOVIC A, KLERMAN EB, WANG W, et al. Timed light therapy for sleep and daytime sleepiness associated with parkinson disease a randomized clinical trial. Jama Neurology, 2017, 74 (4): 411-418.

[30] MARTINO JK, FREELANCE CB, WILLIS GL. The effect of light exposure on insomnia and nocturnal movement in Parkinson's disease: an open label, retrospective, longitudinal study. Sleep Medicine, 2018, 44: 24-31.

[31] ROMENETS SR, CRETI L, FICHTEN C, et al. Doxepin and cognitive behavioural therapy for insomnia in patients with Parkinson's disease—A randomized study. Parkinsonism & Related Disorders, 2013, 19 (7): 670-675.

[32] ROTH HL. Dementia and sleep. Neurologic Clinics, 2012, 30 (4): 1213.

[33] MISHIMA K, HISHIKAWA Y, OKAWA M. Randomized, dim light controlled, crossover test of morning bright light therapy for rest-activity rhythm disorders in patients with vascular dementia and dementia of Alzheimer's type. Chronobiology International, 1998, 15 (6): 647-654.

[34] HIROTAKA, SEKIGUCHI, SHUJI, et al. Bright light therapy for sleep disturbance in dementia is most effective for mild to moderate Alzheimer's type dementia: a case series. Psychogeriatrics : the official journal of the Japanese Psychogeriatric Society,

2017.

[35] KIM S, SONG HH, YOO SJ. The effect of bright light on sleep and behavior in dementia: An analytic review. Geriatric Nursing, 2003, 24 (4): 239-243.

[36] ZIMMERMAN ME, KIM MB, HALE C, et al. Neuropsychological function response to nocturnal blue light blockage in individuals with symptoms of insomnia: a pilot randomized controlled study. Journal of the International Neuropsychological Society, 2019, 25 (7): 668-677.

[37] SHECHTER A, KIM EW, ST-ONGE MP, et al. Blocking nocturnal blue light for insomnia: A randomized controlled trial. Journal of Psychiatric Research, 2018, 96: 196-202.

[38] 李博, 李亚杰, 王哲. 光照疗法对改善阿尔茨海默症患者睡眠障碍的系统综述. 中国护理管理, 2020, 20 (9): 1299-1305.

[39] LACK L, BRAMWELL T, WRIGHT H, et al. Morning blue light can advance the melatonin rhythm in mild delayed sleep phase syndrome. Sleep and Biological Rhythms, 2007, 5 (1): 78-80.

[40] GORDIJN MC M, T MANNETJE D, MEESTERS Y. The effects of blue-enriched light treatment compared to standard light treatment in seasonal affective disorder. Journal of Affective Disorders, 2012, 136 (1-2): 72-80.

[41] KIRISOGLU C, GUILLEMINAULT C. Twenty minutes versus forty-five minutes morning bright light treatment on sleep onset insomnia in elderly subjects. Journal of Psychosomatic Research, 2004, 56 (5): 537-542.

[42] 李明秋, 江皋轩, 牟鑫, 等. 不同光照时间全光谱治疗对阿尔茨海默病患者睡眠障碍临床疗效的影响. 中华行为医学与脑科学杂志, 2015, 24 (7): 629-632.

[43] CONNOLLY LJ, PONSFORD JL, RAJARATNAM SMW, et al. Development of a home-based light therapy for fatigue following traumatic brain injury: two case studies. Frontiers in Neurology, 2021, 12: 651498.

[44] VOULTSIOS A, KENNAWAY DJ, DAWSON D. Salivary melatonin as a circadian phase marker: Validation and comparison to plasma melatonin. Journal of Biological Rhythms, 1997, 12 (5): 457-466.

[45] BOUZAT P, SÉCHAUD G, BANCO P, et al. The effect of zolpidem on cognitive function and postural control at high altitude. Sleep, 2018, 41 (10): 1-11.

[46] KHODAEE M, GROTHE HL, SEYFERT JH, et al. Athletes at High Altitude. Sports Health, 2016, 8 (2): 126-132.

[47] WINDSOR JS, RODWAY GW. Sleep disturbance at altitude. Curr Opin Pulm Med, 2012, 18 (6): 554-560.

[48] JOUANIN JC, DUSSAULT C, VAN BEERS P, et al. Short half-life hypnotics preserve physical fitness and altitude tolerance during military mountainous training. Mil Med, 2009, 174 (9): 964-970.

[49] ROBACH P, TREBES G, LASNE F, et al. Drug Use on Mont Blanc: A Study Using Automated Urine Collection. PLoS One, 2016, 11 (6): e0156786.

[50] LUKS AM, MCINTOSH SE, GRISSOM CK, et al. Wilderness Medical Society consensus guidelines for the prevention and treatment of acute altitude illness. Wilderness Environ Med, 2010, 21 (2): 146-155.

[51] BLOCH KE, LATSHANG TD, TURK AJ, et al. Nocturnal periodic breathing during acclimatization at very high altitude at Mount Muztagh Ata (7 546 m).Am J Respir Crit Care Med, 2010, 182 (4): 562-568.

[52] WICKRAMASINGHE H, ANHOLM JD. Sleep and breathing at high altitude. Sleep Breath, 1999, 3 (3): 89-102.

[53] FULCO CS, MUZA SR, BEIDLEMAN BA, et al. Effect of repeated normobaric hypoxia exposures during sleep on acute mountain sickness, exercise performance, and sleep during exposure to terrestrial altitude. Am J Physiol Regul Integr Comp Physiol, 2011, 300 (2): R428-436.

[54] FALLOON K, ARROLL B, ELLEY CR, et al. The assessment and management of insomnia in primary care. Bmj, 2011, 342: d2899.

[55] JONES JE, MUZA SR, FULCO CS, et al. Intermittent hypoxic exposure does not improve sleep at 4 300 m. High Alt Med Biol, 2008, 9 (4): 281-287.

[56] MUZA SR, BEIDLEMAN BA, FULCO CS. Altitude preexposure recommendations for inducing acclimatization. High Alt Med Biol 2010; 11 (2): 87-92.

[57] LUKS AM. Which medications are safe and effective for improving sleep at high altitude? High Alt Med Biol, 2008, 9 (3): 195-198.

[58] FISCHER R, LANG SM, LEITL M, et al. Theophylline and acetazolamide reduce sleep-disordered breathing at high altitude. Eur Respir J, 2004, 23 (1): 47-52

[59] LATSHANG TD, BLOCH KE. How to treat patients with obstructive sleep apnea syndrome during an altitude sojourn. High Alt Med Biol, 2011, 12 (4): 303-307.

[60] DUBOWITZ G. Effect of temazepam on oxygen saturation and sleep quality at high altitude: randomised placebo controlled crossover trial. Bmj, 1998, 316 (7131): 587-589.

[61] NICKOL AH, LEVERMENT J, RICHARDS P, et al. Temazepam at high altitude reduces periodic breathing without impairing next-day performance: a randomized cross-over double-blind study. J Sleep Res, 2006, 15 (4): 445-454.

[62] BEAUMONT M, BATÉJAT D, PIÉRARD C, et al. Zaleplon and zolpidem objectively

alleviate sleep disturbances in mountaineers at a 3 613 meter altitude. Sleep, 2007, 30 (11): 1527-1533.

[63] WINDSOR JS, RODWAY GW. Supplemental oxygen and sleep at altitude. High Alt Med Biol, 2006, 7 (4): 307-311.

[64] PUGH LG, WARD MP. Some effects of high altitude on man. Lancet, 1956, 271 (6953): 1115-1121.

[65] RODWAY GW, EDSELL ME, WONG B, et al. Improving sleep at altitude: a comparison of therapies. Wilderness Environ Med, 2011, 22 (4): 316-320.

[66] BARASH IA, BEATTY C, POWELL FL, et al. Nocturnal oxygen enrichment of room air at 3 800 meter altitude improves sleep architecture. High Alt Med Biol, 2001, 2 (4): 525-533.

48

Psychological Intervention
for Insomnia